李振芳 主编　汤 光 主审

实用儿科药物剂量速查手册

第五版

中国健康传媒集团
中国医药科技出版社

内容提要

本书载药 1800 多种，其中中成药 365 种，是目前国内载药品种最全的儿科药物手册。选药范围涵盖临床治疗、诊断、防疫及常用中成药各个方面。以叙述及表格的形式介绍药物的作用与用途、注意事项、不良反应及用法用量。体例新颖，方便阅读，索引齐全，便于查对。

本书是各级儿科医师和药师必备的案头参考书。

图书在版编目（CIP）数据

实用儿科药物剂量速查手册/李振芳主编 . —5 版 . —北京：中国医药科技出版社，2018.1（2024.9重印）

ISBN 978 - 7 - 5067 - 9566 - 1

Ⅰ . ①实…　Ⅱ . ①李…　Ⅲ . ①小儿疾病 - 药物 - 手册
Ⅳ . ①R985 - 62

中国版本图书馆 CIP 数据核字（2017）第 213257 号

美术编辑　张　璐
版式设计　郭小平

出版　**中国健康传媒集团**｜**中国医药科技出版社**
地址　北京市海淀区文慧园北路甲 22 号
邮编　100082
电话　发行：010 - 62227427　邮购：010 - 62236938
网址　www. cmstp. com
规格　880 × 1230mm $^1/_{32}$
印张　16 $^5/_8$
字数　415 千字
初版　1994 年 11 月第 1 版
版次　2018 年 1 月第 5 版
印次　2024 年 9 月第 4 次印刷
印刷　北京金康利印刷有限公司
经销　全国各地新华书店
书号　ISBN 978 - 7 - 5067 - 9566 - 1
定价　58.00 元

| 前言 |

　　近十几年来医药事业迅速发展，科学创新成果累累，许多卓有疗效的新品种、新剂型、新疗法层出不穷，儿科的医疗范围也有扩大，药物的应用也随之广泛。本书强调了儿科用药的特点、儿科用药的剂量和药物在小儿体内的代谢过程，以便结合儿童年龄、体征特点合理用药，确保用药安全、有效。

　　该书所载药物均按临床应用和药理作用分类，对其作用与用途、不良反应、注意事项、规格、用法与用量等，以叙述和表格的方式作了简要说明，以便查对。

　　收载药物包括治疗、诊断、防疫等各个方面，包含西药、中药和生物制品，其名称主要采用通用名和英文国际非专利药名，便于医师处方使用，同时也兼载了专利名和别名，方便读者查对。

　　虽经多次审读，疏漏之处在所难免，祈恳广大读者和同仁予以批评斧正。由于药品生产厂家不同，工艺各异，若本书内容与药品说明书有不符之处应以说明书为准。

编者

| 编写说明 |

　　1. 本书所载药物根据临床应用和药理作用进行分类。同一药物可能在不同章节反复出现，此时则在该药主要应用处着重介绍，在其他章节的用途只做简单叙述，内容相同时，则以"参见"的形式表示，请读者再查阅。

　　2. 所用计量单位均采用法定计量单位。

　　3. 书中采用的常用拉丁文或英文缩写如下，未能涉及的其他缩写均在各章中分别注释。

配液缩写：

D. D. W.　灭菌注射用水

G. S.　葡萄糖注射液

G. N. S.　葡萄糖生理盐水注射液

N. S.　0.9% 氯化钠注射液

S. B.　碳酸氢钠注射液

化验缩写：

BE　剩余碱

γ – GT　谷氨酰转肽酶

ALP　碱性磷酸酶

ALT　丙氨酸氨基转移酶（谷丙转氨酶）

AST　天门冬氨酸氨基转移酶（谷草转氨酶）

HCT　血细胞比容

LDH　乳酸脱氢酶

时间缩写：

d　日　　h　小时　　min　分　　s　秒　　w　周　　mon　月

用法缩写：

q. n.　每晚　　　　h. s.　睡时　　　　a. c.　餐前

p. c.　餐后　　　　q. s.　适量　　　　or　或者

qod　隔日　　　　　qow　隔周　　　　po　口服

qd　一日1次　　　　bid　一日2次　　　tid　一日3次

qid　一日4次　　　　prn　需要时

／（kg·次）　每千克体重每次用量

／（kg·d）　每千克体重每日用量

／（m²·次）　每平方米体表面积每次用量

／（m²·d）　每平方米体表面积每日用量

次/d　每日用药次数

次/w　每周用药次数

次/mon　每月用药次数

gtt/min　每分钟输注滴数

g/（kg·min）　每千克体重每分钟输注克数

4. 用法栏内"静注"为静脉注射;"静滴"为静脉滴注。其他如肌内、皮下、鞘内等均于后面省略了"注射"二字。为防备实际使用与本书中记载规格的差异,用法可能有出入,此情况按药品说明书执行。

5. 注射剂规格表示2mg（1ml）,即每安瓿为1ml,内含药物2mg。

6. 药物稀释浓度表示1mg/ml 即稀释药物后每毫升含药物1mg。

7. 有的药物以包装单位表示规格如1g/瓶、0.9g/支等。

| 目　录 |

绪论 ……………………………………………………………… (1)
　一、儿科用药的特点 …………………………………………… (1)
　二、儿科药物剂量的计算 ……………………………………… (3)
　三、药物在小儿体内的过程 …………………………………… (6)

第一章　抗病原微生物药物 …………………………………… (10)
　一、抗生素 ……………………………………………………… (10)
　　（一）青霉素类 ……………………………………………… (10)
　　　青霉素/10　　　　苄星青霉素/11　　　青霉素Ⅴ钾/11
　　　氨苄西林/12　　　阿莫西林/12　　　　羧苄西林/13
　　　呋布西林/14　　　哌拉西林/14　　　　氨苄西林/舒巴坦/15
　　　阿莫西林/克拉维酸/15
　　（二）头孢菌素类 …………………………………………… (16)
　　　头孢噻吩/16　　　头孢噻啶/17　　　　头孢氨苄/17
　　　头孢唑啉/18　　　头孢拉定/18　　　　头孢克洛/19
　　　头孢丙烯/19　　　头孢泊肟酯/20　　　头孢呋辛/21
　　　头孢美唑/22　　　头孢米诺/23　　　　头孢西丁/23
　　　头孢甲肟/24　　　头孢噻肟/25　　　　头孢哌酮/25
　　　头孢哌酮钠/舒巴坦钠/26　头孢曲松/27　头孢他定/27
　　　头孢布烯/28　　　头孢地尼/29　　　　头孢吡肟/29
　　（三）其他β-内酰胺类 ……………………………………… (30)
　　　亚胺培南－西拉司丁/30　美罗培南/31
　　（四）氨基糖苷类 …………………………………………… (32)
　　　庆大霉素/32　　　妥布霉素/32　　　　小诺米星/33
　　　西索米星/34　　　核糖霉素/34　　　　异帕米星/35
　　　新霉素/35
　　（五）大环内酯类 …………………………………………… (36)

红霉素/36   琥乙红霉素/37   罗红霉素/37

克拉霉素/38   阿奇霉素/39   麦迪霉素/40

交沙霉素/40   乙酰麦迪霉素/40   乙酰螺旋霉素/41

（六）林可酰胺类 ………………………………………………（42）

克林霉素/42

（七）多肽类 ……………………………………………………（42）

多黏菌素 B/42   杆菌肽/43

二、硝咪唑类 ………………………………………………………（43）

甲硝唑/43   替硝唑/44   奥硝唑/45

三、噁唑酮类 ………………………………………………………（46）

利奈唑胺/46

四、其他抗菌药物 …………………………………………………（47）

鞣酸小檗碱/47   大蒜素/47

五、抗结核药 ………………………………………………………（48）

异烟肼/48   帕司烟肼/48   吡嗪酰胺/49

六、抗真菌药 ………………………………………………………（50）

球红霉素/50   灰黄霉素/50   制霉菌素/51

曲古霉素/52   克霉唑/52   特比萘芬/53

七、抗病毒药 ………………………………………………………（53）

利巴韦林/53   阿昔洛韦/54   更昔洛韦/55

阿糖腺苷/55   齐多夫定/56   酞丁胺/57

羟苄唑/57   膦甲酸钠/57   干扰素 α/58

第二章　抗寄生虫药物 …………………………………………（60）

一、抗疟药 …………………………………………………………（60）

（一）控制疟疾症状的药物 ……………………………………（60）

硫酸奎宁/60   盐酸奎宁/60   优奎宁/61

（二）预防疟疾的药物 …………………………………………（61）

乙胺嘧啶/61

二、抗阿米巴病药 …………………………………………………（62）

卡巴肿/62   喹碘方/63   磷酸氯喹/63

双碘喹啉/64

三、抗血吸虫病药 ································ (64)

酒石酸锑钾/64　　　　没食子酸锑钠/65　　　　吡喹酮/66

四、抗黑热病药 ···································· (67)

葡萄糖酸锑钠/67　　　　喷他咪/67

五、抗丝虫病药 ···································· (68)

乙胺嗪/68　　　　呋喃嘧酮/68

六、驱肠虫药 ······································ (69)

枸橼酸哌嗪/69　　　　磷酸哌嗪/69　　　　己二酸哌嗪/70

甲噻嘧啶/70　　　　甲苯咪唑/70　　　　复方甲苯咪唑/71

氟苯达唑/71　　　　奥苯达唑/72　　　　恩波维铵/72

噻苯唑/73　　　　阿苯达唑/73　　　　噻乙啶/74

鹤草酚/74　　　　氯硝柳胺/75

第三章　作用于中枢神经系统的药物 ················ (76)

一、中枢兴奋药 ···································· (76)

洛贝林/76　　　　细胞色素 C/76　　　　氨酪酸/77

尼麦角林/77　　　　茴拉西坦/78

二、解热镇痛抗风湿药 ······························ (79)

阿司匹林/79　　　　吲哚美辛/79　　　　贝诺酯/80

桂美辛/81　　　　苄达明/81　　　　非普拉宗/82

氨基葡萄糖/82

三、镇痛药 ·· (83)

吗啡控释片/83　　　　芬太尼/83　　　　可待因/84

氨酚待因片/84　　　　复方樟脑酊/85　　　　曲马多/85

布桂嗪/86　　　　麦角胺咖啡因片/86

四、抗痛风药 ······································ (87)

别嘌醇/87　　　　丙磺舒/87　　　　磺吡酮/88

苯溴马隆/88

五、抗癫痫药 ······································ (89)

苯妥英钠/89　　　　扑米酮/90　　　　丙戊酰胺/90

　　卡马西平/90　　　　　　抗痫灵/91

六、镇静、催眠及抗惊厥药 ·· (92)
　　苯巴比妥/92　　　　　　戊巴比妥/92　　　　　　司可巴比妥/93
　　水合氯醛/93　　　　　　溴化钠/94　　　　　　　溴化钾/94
　　地西泮/94　　　　　　　硝西泮/95　　　　　　　氯硝西泮/96
　　艾司唑仑/96

七、抗精神病药 ·· (97)
　　氯丙嗪/97　　　　　　　乙酰丙嗪/98　　　　　　复方氯丙嗪/98

八、抗躁狂药 ··· (99)
　　碳酸锂/99

九、抗抑郁药 ·· (100)
　　吗氯贝胺/100　　　　　　丙米嗪/100　　　　　　多塞平/101
　　舍曲林/101　　　　　　　文拉法辛/102

十、小儿多动症用药 ·· (102)
　　哌甲酯/102　　　　　　　匹莫林/102　　　　　　文拉法辛/103

十一、抗帕金森病药 ·· (103)
　（一）拟多巴胺类 ·· (103)
　　左旋多巴/103　　　　　　卡比多巴/103　　　　　多巴丝肼/104
　　司来吉兰/105　　　　　　溴隐亭/105
　（二）中枢抗胆碱药 ·· (106)
　　苯海索/106　　　　　　　比哌立登/106
　（三）其他抗帕金森病药 ·· (107)
　　金刚烷胺 ·· (107)

第四章　麻醉药及麻醉辅助药 ··· (108)
一、全身麻醉药 ·· (108)
　　麻醉乙醚/108　　　　　　恩氟烷/108　　　　　　甲氧氟烷/109
　　七氟烷/109　　　　　　　硫喷妥钠/110　　　　　丙泊酚/111
　　羟丁酸钠/111　　　　　　米索比妥/112　　　　　丙泮尼地/112
　　氯胺酮/113
二、局部麻醉药 ·· (113)

普鲁卡因/113　　　利多卡因/115　　　复方利多卡因/116

三、骨骼肌松弛药 ……………………………………………… (116)

筒箭毒碱/116　　　泮库溴铵/117　　　哌库溴铵/117

琥珀胆碱/117　　　己氨胆碱 ……………………………… (118)

第五章　作用于自主神经系统的药物 ………………………… (119)

一、拟胆碱药 …………………………………………………… (119)

新斯的明/119　　　吡斯的明/119　　　加兰他敏/120

毛果芸香碱/120　　毒扁豆碱/121　　　安贝氯铵/121

石杉碱甲/122　　　他克林/122

二、抗胆碱药 …………………………………………………… (123)

阿托品/123　　　　颠茄/124　　　　　复方颠茄片/124

东莨菪碱/125　　　丁溴东莨菪碱/125　山莨菪碱/126

樟柳碱/127　　　　丙胺太林/127

三、拟肾上腺素药 ……………………………………………… (128)

麻黄碱/128　　　　肾上腺素/129　　　去甲肾上腺素/129

异丙肾上腺素/130　多巴胺/131　　　　间羟胺/131

甲氧明/132　　　　美芬丁胺/133　　　多巴酚丁胺/133

四、抗肾上腺素药 ……………………………………………… (134)

酚妥拉明/134　　　妥拉苏林/135　　　酚苄明/136

二氢麦角碱/136　　噻吗洛尔/137　　　比索洛尔/137

索他洛尔/138

第六章　作用于呼吸系统的药物 ……………………………… (139)

一、祛痰药 ……………………………………………………… (139)

氯化铵/139　　　　复方甘草合剂/139　愈创甘油醚/139

息可宁糖浆/140　　氨溴索/140　　　　羧甲司坦/141

脱氧核糖核酸酶/141　厄多司坦/142　　美司钠/142

溴己新/143　　　　乙酰半胱氨酸/143　碘化钾/144

联邦小儿止咳露/145　糜蛋白酶/145

二、镇咳药 ……………………………………………………… (145)

可待因/145　　　　　右美沙芬/146　　　　　氯哌斯汀/147

二氧丙嗪/147　　　　奥昔拉定/148　　　　　依普拉酮/148

替培啶/148　　　　　福米诺苯/149　　　　　苯佐那酯/149

福尔可定/150　　　　喷托维林/150

三、平喘药 ·· (151)

（一）β肾上腺素受体激动剂 ································· (151)

麻黄碱/151　　　　　异丙肾上腺素/152　　　沙丁胺醇/153

特布他林/154　　　　班布特罗/155　　　　　丙卡特罗/156

氯丙那林/156　　　　克仑特罗/157　　　　　妥洛特罗/158

沙普特罗/158　　　　福莫特罗/159

（二）磷酸二酯酶抑制剂 ····································· (160)

茶碱/160　　　　　　氨茶碱/161　　　　　　二羟丙茶碱/162

（三）M胆碱受体拮抗剂 ····································· (163)

异丙托溴铵/163　　　异丙东莨菪碱/163

（四）过敏介质阻释剂 ·· (164)

色甘酸钠/164　　　　酮替芬/165　　　　　　多索茶碱/165

（五）白三烯受体拮抗剂 ····································· (166)

扎鲁司特/166　　　　孟鲁司特/167

（六）肾上腺皮质激素类药物 ······························ (167)

布地奈德/167　　　　倍氯米松/167　　　　　氟替卡松/167

第七章　作用于循环系统的药物 ······························ (168)

一、治疗心功能不全的药物 ································· (168)

洋地黄/168　　　　　洋地黄毒苷/169　　　　地高辛/169

氨力农/170　　　　　米力农/171

二、抗心律失常药 ·· (171)

奎尼丁/171　　　　　普鲁卡因胺/172　　　　美西律/173

丙吡胺/173　　　　　苯妥英钠/174　　　　　妥卡胺/175

溴苄铵/175　　　　　氟卡尼/176　　　　　　吡美诺/177

氯卡尼/177　　　　　三磷腺苷/178　　　　　普罗帕酮/178

异丙肾上腺素/179　　阿托品/179　　　　　　氯化钾/180

门冬氨酸钾镁/180　　二磷酸果糖/181

三、β肾上腺素受体阻断药…………………………………………（182）

　　普萘洛尔/182　　　　　氧烯洛尔/182　　　　　阿替洛尔/183

　　美托洛尔/183　　　　　吲哚洛尔/184

四、钙拮抗剂　………………………………………………………（185）

　　硝苯地平/185　　　　　氨氯地平/185　　　　　尼卡地平/186

　　尼莫地平/186　　　　　维拉帕米/187　　　　　地尔硫䓬/187

　　噻帕米/188　　　　　　吲达帕胺/189　　　　　非洛地平/189

　　桂利嗪/190　　　　　　氟桂利嗪/190

五、降血压药　………………………………………………………（191）

　（一）中枢性降压药………………………………………………（191）

　　可乐定/191

　（二）肾上腺素受体阻断药………………………………………（192）

　　妥拉唑林/192　　　　　酚苄明/192　　　　　　乌拉地尔/192

　　酚妥拉明/193

　（三）影响交感神经递质释放的药物……………………………（193）

　　川芎嗪/193　　　　　　硝普钠/194　　　　　　硫酸镁/194

　（四）血管紧张素转换酶抑制剂及血管紧张素Ⅱ受体拮抗剂………（195）

　　卡托普利/195　　　　　依那普利/195　　　　　西拉普利/196

　　贝那普利/197　　　　　缬沙坦/197　　　　　　厄贝沙坦/198

第八章　作用于消化系统的药物……………………………………（199）

一、抗酸药及治疗消化道溃疡病药…………………………………（199）

　（一）抗酸药………………………………………………………（199）

　　碳酸氢钠/199　　　　　氢氧化铝/199　　　　　复方氢氧化铝片/200

　　铝碳酸镁/200

　（二）胃酸分泌抑制剂……………………………………………（201）

　　兰索拉唑/201　　　　　埃索美拉唑/201　　　　丙谷胺/202

　（三）胃黏膜保护剂………………………………………………（203）

　　铝镁加/203　　　　　　胃膜素/203　　　　　　替普瑞酮/203

　　复方铝酸铋/204

二、胃肠解痉药………………………………………………………（205）

　　丙胺太林/205　　　　　山莨菪碱/205　　　　　颠茄/206

阿托品/206　　　　溴甲阿托品/206　　　　东莨菪碱/207
丁溴东莨菪碱/207

三、助消化药 ··· (207)
胃蛋白酶/207

四、止吐药 ··· (207)
甲氧氯普胺/207　　　多潘立酮/208　　　　西沙必利/209

五、催吐药 ··· (209)
阿扑吗啡/209

六、止泻药 ··· (210)
鞣酸蛋白/210　　　　药用炭/210　　　　　洛哌丁胺/210
乳酸菌素/211　　　　蒙脱石/212　　　　　复方樟脑酊/212

七、泻药 ··· (213)
硫酸镁/213　　　　　酚酞/213　　　　　　液体石蜡/214
甘油栓/214　　　　　开塞露/214

八、微生态药物 ·· (215)
乳酶生/215　　　　　嗜酸乳杆菌/215　　　妈咪爱/216
双歧杆菌/216　　　　培菲康/217

九、肝胆疾病用药 ··· (217)
（一）治疗肝昏迷药 ·· (217)
谷氨酸/217　　　　　谷氨酸钠/218　　　　谷氨酸钾/218
氨酪酸/218　　　　　盐酸精氨酸/219　　　谷氨酸钙/219
乳果糖/220

（二）治疗肝炎辅助用药 ·· (220)
联苯双酯/220　　　　葡醛内酯/221　　　　促肝细胞生长素/221
磷酸胆碱/222　　　　马洛替酯/222　　　　水飞蓟宾/223
水飞蓟宾葡甲胺盐/223　牛磺酸/223　　　　甘草酸二铵/224

（三）利胆药 ··· (224)
苯丙醇/224　　　　　非布丙醇/225　　　　曲匹布通/225
去氢胆酸/225　　　　熊去氧胆酸/226　　　茴三硫/226
肌苷/227　　　　　　肌醇/227　　　　　　维丙胺/228
辅酶 A/228　　　　　门冬酸钾镁/228　　　能量注射液/229

第九章　作用于泌尿系统的药物 …………………………………………（230）

一、利尿药及脱水药 ……………………………………………………（230）

呋塞米/230　　　　　依他尼酸/230　　　　氢氯噻嗪/231

环戊噻嗪/231　　　　苄氟噻嗪/232　　　　托拉塞米/232

氯噻酮/233　　　　　螺内酯/233　　　　　氨苯蝶啶/234

阿米洛利/234　　　　布美他尼/235　　　　乙酰唑胺/235

枸橼酸钾/236　　　　甘露醇/236　　　　　山梨醇/237

异山梨醇/237　　　　甘油果糖注射液/238　尿素/238

丙米嗪/239

二、治疗尿崩症药 …………………………………………………………（239）

去氨加压素/239　　　垂体后叶粉鼻吸入剂/240　氯磺丙脲/241

第十章　影响血液及造血系统的药物 …………………………………（242）

一、促凝血药（止血药） …………………………………………………（242）

维生素 K_1/242　　　亚硫酸氢钠甲萘醌/242　甲萘氢醌/242

酚磺乙胺/243　　　　氨基己酸/243　　　　氨甲苯酸/244

氨甲环酸/244　　　　硫酸鱼精蛋白/245　　凝血酶/245

巴曲酶/246　　　　　凝血酶原复合物/246　冻干人纤维蛋白原/247

醋甘氨酸乙二胺/247

二、抗凝血药 ………………………………………………………………（248）

枸橼酸钠/248　　　　肝素钠/248　　　　　华法林/249

尿激酶/249　　　　　蚓激酶/250

三、抗贫血药 ………………………………………………………………（250）

硫酸亚铁/250　　　　葡萄糖酸亚铁/251　　富马酸亚铁/251

硫酸亚铁维生素复合物/251　　　　　　　　多糖铁复合物/252

右旋糖酐铁/252　　　亚铁血红素/253　　　维生素 B_{12}/253

甲钴胺/254　　　　　腺苷钴胺/254　　　　叶酸/255

亚叶酸钙/255　　　　红细胞生成素/256

四、促进白细胞增生药 ……………………………………………………（256）

维生素 B_4/256　　　鲨肝醇/257　　　　　地菲林葡萄糖苷/257

白血生/258　　　　　利可君/258　　　　　小檗胺/258

茴香烯/259　　　　氨肽素/259　　　　　莨菪双酯/260

核苷酸/260　　　　肌苷磷酸钠/260

重组人粒细胞－巨噬细胞集落刺激因子/261

重组人粒细胞集落刺激因子/261

五、抗血小板药 …………………………………………………（262）

阿司匹林/262　　　双嘧达莫/262　　　　曲克芦丁/263

噻氯匹定/263

六、血浆代用品 …………………………………………………（264）

中分子羟乙基淀粉 ………………………………………（264）

第十一章　抗变态反应药物 ………………………………（266）

一、抗组胺药 ……………………………………………………（266）

苯海拉明/266　　　异丙嗪/266　　　　　茶苯海明/267

美喹他嗪/267　　　去氯羟嗪/268　　　　阿司咪唑/268

氯雷他定/269

二、过敏反应介质阻释剂 ………………………………………（269）

色甘酸钠/269　　　酮替芬/270　　　　　曲尼司特/270

第十二章　激素类药物 ……………………………………（272）

一、脑垂体激素及其有关药物 …………………………………（272）

生长激素/272　　　重组人生长激素/272　促皮质素/273

二、肾上腺皮质激素类药物 ……………………………………（273）

可的松/273　　　　甲泼尼龙/274　　　　地塞米松/275

曲安奈德/275　　　布地奈德/276　　　　氟氢可的松/277

三、性激素及同化激素 …………………………………………（277）

甲睾酮/277　　　　丙酸睾酮/278　　　　苯乙酸睾酮/278

苯丙酸诺龙/278　　司坦唑醇/279　　　　美雄酮/279

十一酸睾酮/280　　复合睾酮酯/281　　　羟甲烯龙/281

达那唑/282　　　　氯地孕酮/282　　　　复方炔雌醚片/283

绒促性素/283

四、甲状腺激素类药物及抗甲状腺药 ……………………（284）

甲状腺粉/284　　　　碘塞罗宁/284　　　　左甲状腺素钠/285
降钙素/285　　　　　丙硫氧嘧啶/286　　　甲巯咪唑/286
卡比马唑/287　　　　碘化钾/287　　　　　碘/碘化钾/288

五、降血糖及升血糖药物 ……………………………………………… (288)

胰岛素/288　　　　　低精蛋白胰岛素/289　精蛋白锌胰岛素/289
混合人胰岛素/290　　半慢胰岛素锌混悬液/291　慢胰岛素锌混悬液/291
特慢胰岛素锌混悬液/292　重组人胰岛素/292　门冬胰岛素/293
甲苯磺丁脲/293　　　氯磺丙脲/293　　　　格列本脲/294
格列齐特/294　　　　格列喹酮/295　　　　格列波脲/296
格列吡嗪/296　　　　格列美脲/297　　　　瑞格列奈/297
那格列奈/298　　　　盐酸二甲双胍/298　　罗格列酮/299
吡格列酮/300　　　　阿卡波糖/300　　　　伏格列波糖/301
依帕司他/301　　　　高血糖素/302

第十三章　维生素类药物 ………………………………………………… (303)

维生素 A/303　　　　维生素 AD/303　　　维生素 D_2/304
维生素 D_3/305　　　胆维丁/305　　　　　阿法骨化醇/305
骨化三醇/306　　　　维生素 E/307　　　　维生素 B_1/307
维生素 B_2/308　　　维生素 B_6/308　　　复合维生素 B/308
烟酸/309　　　　　　烟酸肌醇酯/310　　　烟酰胺/310
维生素 C/310　　　　芦丁/311　　　　　　维生素 K_1/312
维生素 K_3/312　　　维生素 K_4/312　　　小儿善存/312
小施尔康/313　　　　小儿九维他/313

第十四章　酶类及其生化制剂 …………………………………………… (314)

一、酶类药物 ……………………………………………………………… (314)

胰蛋白酶/314　　　　糜蛋白酶/314　　　　玻璃酸酶/315
菠萝蛋白酶/315　　　双链酶/316　　　　　抑肽酶/316
溶菌酶/317　　　　　复合磷酸酯酶/317　　泛癸利酮/318
辅酶 A/318

二、生化制剂 ……………………………………………………………… (318)

三磷腺苷/318　　　　细胞色素 C/319　　　肌苷/320

三磷酸胞苷/320　　　　　　环磷腺苷/320

第十五章　调节水、电解质及酸碱平衡药物 ·················（322）

氯化钠注射液/322　　　　　　复方氯化钠注射液/322

复方乳酸钠注射液/322　　　　高渗氯化钠注射液/323

葡萄糖注射液/323　　　　　　葡萄糖氯化钠注射液/324

氯化钾/324　　　　　复方氯化钾/325　　　　改良达罗液/325

氯化钙/325　　　　　复方电解质葡萄糖注射液 – MG₃/326

乳酸钠/326　　　　　氯化钠乳酸钠注射液/327

葡萄糖氯化钠氯化钾注射液/328　　　　　　口服补液盐/328

碳酸氢钠/328　　　　　氨丁三醇/329　　　　乳酸钙/329

葡萄糖酸钙/330　　　　右旋糖酐/330　　　　果糖/331

硫酸镁/331　　　　　复方电解质葡萄糖 – R4A /331

复方电解质葡萄糖 – M3A/332　　　　　腹膜透析液/332

第十六章　营养药···（335）

多种氨基酸/335　　　　　小儿氨基酸注射液（18）/335

复方氨基酸/336　　　　　支链氨基酸3H/336　　　肝安注射液/336

复方 α 酮酸/337　　　　　脂肪乳/338　　　　　维他利匹特/339

多种维生素注射液/339　　　安达美/340　　　　　派达益儿/340

L – 赖氨酸/341　　　　　小儿增食乐/341　　　硫酸锌/341

葡萄糖酸锌/342　　　　　亚硒酸钠/342　　　　高能要素合剂/343

第十七章　抗肿瘤药物 ·······························（344）

一、烷化剂类 ···（344）

氮芥/344　　　　　硝卡芥/344　　　　　环磷酰胺/345

异环磷酰胺/346　　　卡莫司汀/346　　　　洛莫司汀/347

司莫司汀/347　　　　尼莫司汀/348　　　　苯丁酸氮芥/348

塞替派/349　　　　　白消安/349

二、抗代谢药物 ·······································（350）

甲氨蝶呤/350　　　　巯嘌呤/351　　　　　硫鸟嘌呤/352

硫唑嘌呤/352　　　　氟尿嘧啶/353　　　　替加氟/353

阿糖胞苷/354　　　　安西他滨/355　　　　吉西他滨/355

羟基脲/356

三、抗肿瘤抗生素 …………………………………………………… (357)

放线菌素 D/357　　　丝裂霉素/357　　　　博来霉素/358

平阳霉素/358　　　　柔红霉素/359　　　　多柔比星/359

表柔比星/360　　　　阿柔比星/360　　　　吡柔比星/361

伊达比星/361

四、抗肿瘤植物药 …………………………………………………… (362)

长春新碱/362　　　　长春碱/362　　　　　长春地辛/363

依托泊苷/364　　　　替尼泊苷/364　　　　高三尖杉酯碱/365

紫杉醇/365

五、其他抗肿瘤药及其辅助用药 …………………………………… (366)

门冬酰胺酶/366　　　米托蒽醌/366　　　　顺铂/367

卡铂/368　　　　　　丙卡巴肼/368　　　　达卡巴肼/369

维 A 酸/369　　　　亚叶酸钙/370　　　　美司钠/370

短棒菌苗/371

第十八章　影响机体免疫功能的药物 …………………………… (372)

一、免疫抑制剂 ……………………………………………………… (372)

硫唑嘌呤/372　　　　聚肌胞/372　　　　　雷公藤多苷/372

甲氨蝶呤/373　　　　麦考酚吗乙酯/373　　他克莫司/373

来氟米特/374　　　　抗人 T 细胞免疫球蛋白/374

二、免疫调节剂 ……………………………………………………… (375)

α-甘露聚糖肽/375　　转移因子/376　　　　卡介苗多糖核酸/376

胸腺肽/377　　　　　匹多莫德/377　　　　左旋咪唑/377

重组人白介素-2/378　干扰素/379　　　　　香菇多糖/379

云芝多糖/380　　　　异丙肌苷/380　　　　乌苯美司/380

免疫核糖核酸/381

第十九章　解毒药物 ……………………………………………… (382)

一、金属中毒解毒药 ………………………………………………… (382)

二巯丙醇/382　　　　二巯丁二钠/382　　　二巯丙磺钠/383

依地酸钙钠/384　　　　去铁胺/384　　　　　青霉胺/385

二、有机磷中毒解毒药 ·· (386)
碘解磷定/386　　　　　氯解磷定/386　　　　双复磷/387
阿托品/388

三、有机氟中毒解毒药 ·· (388)
乙酰胺/388

四、氰化物中毒解毒药 ·· (389)
亚甲蓝/389　　　　　　亚硝酸钠/390　　　　硫代硫酸钠/390

五、催眠药类中毒解毒药 ··· (391)
（一）巴比妥类药物中毒解毒药 ································· (391)
贝美格/391
（二）苯二氮䓬类中毒解毒药 ··································· (391)
氟马西尼/391

六、吗啡类中毒解毒药 ·· (392)
左洛啡烷/392　　　　　纳洛酮/392　　　　　烯丙吗啡/393

七、对乙酰氨基酚中毒解毒药 ··· (394)
乙酰半胱氨酸/394

八、其他解毒用药 ··· (394)
阿扑吗啡/394　　　　　高锰酸钾/395　　　　活性炭/395
硫酸镁/396　　　　　　硫酸钠/396　　　　　蝮蛇抗毒血清/397

第二十章　生物制品 ·· (397)
一、血液制品 ·· (398)
人血白蛋白/398　　　　人血丙种球蛋白/398
静脉用人血丙种球蛋白/398
冻干人纤维蛋白原/400　水解蛋白/400
乙型肝炎免疫球蛋白/401
破伤风免疫球蛋白/401
冻干铜绿假单胞菌免疫人血浆/401

二、诊断制品 ·· (402)
旧结核菌素/402　　　　结核菌素纯蛋白衍化物/403

布氏菌素/403　　　　锡克试验毒素/404

三、疫苗 ……………………………………………………… (404)

四、类毒素 …………………………………………………… (415)

五、免疫血清、噬菌体 ……………………………………… (416)

第二十一章　诊断用药 …………………………………… (420)

一、器官功能检查药 ………………………………………… (420)

（一）心功能检查药 ……………………………………… (420)

乙醚/420　　　　偶氮蓝/420　　　　糖精钠/421

荧光素钠/421

（二）肾功能检查药 ……………………………………… (421)

靛胭脂/421　　　　酚磺酞/422　　　　刚果红/422

（三）胃酸分泌功能检查药 ……………………………… (423)

组胺/423　　　　倍他唑/423　　　　五肽胃泌素/423

（四）肝功能检查药 ……………………………………… (424)

磺溴酞钠/424

二、X 线诊断药 ……………………………………………… (424)

硫酸钡/424　　　　碘番酸/425　　　　胆影葡胺/425

泛影酸钠/426　　　　泛影葡胺/427　　　　醋碘苯酸钠/427

碘酞葡胺/428　　　　碘奥酮/428　　　　碘苯酯/428

碘化油/429　　　　乙碘［^{131}I］油/429　　　　甲泛葡胺/430

碘卡酸/430　　　　碘帕醇/431　　　　碘普胺/431

碘曲仑/432　　　　钆喷酸葡胺/434

第二十二章　小儿常用中成药 …………………………… (435)

一、解表药 …………………………………………………… (435)

二、清热解毒药 ……………………………………………… (440)

三、止咳、化痰、平喘药 …………………………………… (448)

四、息风开窍药 ……………………………………………… (455)

五、调理脾胃药 ……………………………………………… (458)

六、补益药 …………………………………………………… (465)

七、活血化瘀药 ……………………………………… (471)

八、固涩药 ……………………………………………… (473)

九、泻下药 ……………………………………………… (473)

十、祛暑药 ……………………………………………… (474)

十一、祛湿药 …………………………………………… (474)

十二、其他类 …………………………………………… (476)

十三、外用药 …………………………………………… (479)

中文索引 …………………………………………… (484)

英文索引 …………………………………………… (497)

| 绪　论 |

一、儿科用药的特点

小儿正处在生长发育时期，在每个发育阶段都有着他们各自不同的生理特点。尤其是新生儿器官功能尚未发育完全，酶系统也不够健全，药代动力学参数随着年龄变化表现出对一些药物很耐受，而对另一些药物则又十分敏感。所以，很难用几个公式简单地计算出小儿用药的剂量。

如新生儿肠管相对较成人长，吸收面积相对增大，肠壁薄，黏膜血管丰富，通透率高，所以药物容易吸收，血药达峰时间也快，但是药物稍一过量即会引起不良反应。

新生儿细胞外液容积大，药物相对地多分布在细胞外液中，于是血中药物浓度相对较低，表现出对水溶性药物有较大的耐受性，同时药物排泄变缓，半衰期延长，给药的间隔要相对延长。

新生儿血脑屏障功能差，一些镇静催眠药物容易进入脑脊液而损伤中枢神经，吗啡、哌替啶、可待因等麻醉药物也可进入中枢引起呼吸抑制。

尽管新生儿肝脏相对较成人大，但在解毒、结合等代谢功能方面是很薄弱的，新生儿如果用了氯霉素，则会由于缺乏葡萄糖醛酸转移酶而不能和葡萄糖醛酸结合，致使氯霉素在血中大量游离，而极易引起"灰婴综合征"。有遗传性 6 - 磷酸葡萄糖脱氢酶（G - 6 - PD）缺乏的新生儿可能因用了氯霉素、丙磺舒、磺胺药、呋喃类及水溶性维生素 K 而出现溶血性贫血。

新生儿肾功能发育不全，肾脏有效循环血流量及肾小球滤过率均较成人低，影响了许多药物的清除率，可使药物血浓度过高，半衰期延长。此时，应注意用药剂量宜偏小，特别是经肾脏排泄、对肾脏毒性大的药物一定要减量慎用，如头孢噻啶、卡那霉素、庆大霉素、万古霉素等；有的药物则是禁用于新生儿的，如氯霉素。

到了婴儿期，就药物代谢来说虽较新生儿显著成熟，但就其生理解剖特点观察，发育依然尚未完善，用药仍须予以注意。如口服给药时吞咽能力尚差，因惧怕服药的心理，往往哭闹拒服，易造成呛咳、气管异物，5岁以下小儿不宜整吞固体（如片剂、丸剂）药物，宜用糖浆剂、冲剂、速溶糖浆等口服。

肌内注射由于局部血液循环不足，往往不易吸收，产生硬结，给药方法应以静滴为主。

婴儿的另一个特点是呼吸道狭窄，炎症时黏膜肿胀，渗出物较多，故治疗气管炎、肺炎，化痰止咳时，应以祛痰为主，保持呼吸道通畅，有利于机体的恢复，而不主张用中枢性镇咳药使气管阻塞，喘憋加重。

婴幼儿可能因血脑屏障通透性较强，故服用吡哌酸偶可致使颅内压增高。

婴幼儿药物血浆蛋白结合能力弱，磺胺类药物、水溶性维生素K、水杨酸盐、含氨基的退热药、新生霉素等可将与白蛋白结合的胆红素置换出来，造成高胆红素血症，甚至进入脑组织造成核黄疸。

婴儿腹泻，不宜过早用止泻剂，以免使肠毒素吸收增加，而加重全身中毒症状。婴儿便秘应以调整饮食为主，多吃些水果、青菜、蜂蜜等食品，不应轻易使用缓泻剂，更不能使用峻泻剂，否则会导致腹泻不止引起脱水。

儿童期正在生长发育阶段，应该注意长期应用激素可造成难愈性的骨质疏松症，影响儿童的生长发育。长期服用中枢抑制剂也可造成中枢及智力的损害。

儿童新陈代谢旺盛，水盐转换率较成人快，但对水及电解质的调节功能差，容易失衡，对影响水盐代谢或酸碱代谢的药物非常敏感，较成人易于中毒。在应用利尿剂时也容易产生电解质紊乱。

雄性激素的长期应用，常使骨骼闭合过早，影响发育，甚至女婴男性化。学龄期及学龄前儿童禁服四环素，因其可使牙齿黄染、影响骨骼发育。

　　喹诺酮类药物影响软骨发育，也不适用于儿童。

　　国外报道，阿司匹林用于病毒性感染性疾病，可使儿童发生瑞氏综合征（Reye's Syndrome），亦值得警惕。

　　具有特异质体质的儿童可产生严重的特异质反应，如有些小儿使用氯霉素、乙胺丁醇、乙硫异烟胺、异烟肼等药物时，可出现球后视神经炎。有的小儿用灰黄霉素、肼屈嗪、青霉素、四环素以及硫脲嘧啶类衍生物时，可出现血清病样症状。有的具有特异质体质的小儿用灰黄霉素、肼屈嗪、异烟肼、青霉素、保泰松、普鲁卡因酰胺、磺胺药、硫脲嘧啶类，可出现系统性红斑狼疮。故临床儿科医师在熟练地掌握用药的同时，还必须充分地注意到这些生理特点。

　　另外，根据适应证合理选择用药至关重要。随着我国人民生活水平的日益提高，国家对儿童保健事业的极端重视，全国计划免疫工作的实施，使得一些严重的传染病得以控制；某些地区医疗卫生条件也已基本好转。现在的问题是如何防止药物滥用、误用，杜绝药源性疾病，尽管各种药物都有它的毒性和副作用，但使用得合理得当，就能提高疗效，缩短疗程，减少一些不必要的不良反应的发生，达到预期效果，这也是作为一名儿科医师的首要考虑之点。

二、儿科药物剂量的计算

　　儿科药物剂量是一个复杂问题，一直为国内外儿科医师所重视。随着小儿年龄的增长，身材、体重、生理器官不断地发育并逐渐成熟，使之在各个时期的用药剂量都有差异；即使是同一年龄组的小儿亦因身高、体重、胖瘦、营养、机体对药物的反应、治疗目的、给药途径的不同而有差别。

　　近代临床药理学的发展，药代动力学揭示了药物在人体的吸收、分布、转运、代谢与排泄的本质，进一步表明了药物与人体、药物与病原体以及药物与药物间的相互作用与影响，况且尚有社会心理等诸多因素的干扰，这些都阐明了儿科药物剂量的计算绝不是依照成人剂量按比例地递减所能得出的，也不能单纯依靠某些公式机械地计算出来。迄今为止，也很难找到一个非常理想的科学公式，全面地反映出病人真正的实际需要量。在临床实践中，儿科医师都是借助这些公式得出的数据作参考，再结合病人的情况，周密地思考，依据自己的临床经验进行恰当地调整，得出合适的剂量。

小儿剂量换算公式力求科学、合理、简便、易算，无须推导演算。对此，中外学者做了大量的工作，创立了许多计算小儿药量的公式，其中几种使用广泛，普遍为儿科医师所接受，下面对这些方法作扼要介绍。

1. 根据小儿体重计算

多数药物在临床前实验阶段早已得出每千克体重、每日或每次的用量，乘以已知体重即可得出用药量，计算简便，易普及推广。对没有称量体重的患儿可用下列公式推算体重。

婴儿6月龄前体重估计（kg）　　月龄×0.7+出生体重（kg）

7～12月龄体重估计（kg）　　月龄×0.5+3

1岁以上体重估计（kg）　　年龄×2+8

若知道成人剂量而不知道每千克体重的用量时，可将成人剂量除以60即得每千克体重的药量，这种计算方法所得药量对年幼儿童偏小，年长儿童偏高，应适当调整。

2. 根据体表面积计算

近年来，广为推荐的小儿剂量计算方法是按小儿体表面积计算。认为此法科学性强，可按一个标准给药，既适合用于成人，也适用各年龄的小儿；但计算方法较为烦琐，首先要知道各年龄的体表面积值，还要记住每平方米的用药量。

计算各年龄体表面积值的方法有两种。

（1）根据实验测出的某几个体重及体表面积作图，以体重为横坐标，体表面积为纵坐标，画出曲线，由此曲线可得出任何体重应得的体表面积值，如下表所示。

绪表 –1　体重对应体表面积值

体重（kg）	3	5	10	20	30	50	70
体表面积（m²）	0.20	0.27	0.45	0.80	1.10	1.50	1.72

成人的体表面积可按 $1.7m^2$ 计算。

（2）根据公式计算出体表面积：

体表面积（m^2）：0.035（m^2/kg）×体重（kg）+0.1（m^2）

此公式仅限于体重在 30kg 以下者。

$30 \sim 50kg$ 者，则不用以上公式，而应按体重每增加 5kg，体表面积增加 $0.1m^2$ 计。

例如，40kg 重的儿童用地高辛饱和量为：

40kg 体重，体表面积约为 $1.3m^2$，地高辛的饱和量一律为 $1.5mg/m^2$，则

$$1.5mg/m^2 \times 1.3m^2 = 1.95mg$$

如果知道成人剂量，亦可根据体表面积比率计算出小儿的剂量。

例如，地高辛成人的总量为 2.5mg，40kg 患儿的剂量应为：

$$2.5mg \times \frac{1.3m^2}{1.7m^2} = 1.91mg$$

但应注意，在婴幼儿时期按体表面积计算时，某些药物的剂量较依体重计算有较大的悬殊，尤其是新生儿时期差异更甚。因此按体表面积计算药量不适合于新生儿及小婴儿，因为他们的生理要求不能与体表面积值相符合。因此新生儿及早产婴儿必须根据药物的特殊作用，按照特别规定的剂量，按日龄计算，才能恰如其分地使药量恰到好处。

3. 根据成人剂量折算

认真细致地按小儿各年龄的体重、体表面积、细胞外液量和成人体重、体表面积及细胞外液的比例，折算出小儿用药量比例，如下表所示。按此法计算出来的药量，各年龄期均较其他方法为小。

绪表 -2 据成人剂量折算表

小儿年龄	相当于成人用量的比例	小儿年龄	相当于成人用量的比例
初生~1月龄	$\frac{1}{18} \sim \frac{1}{14}$	2~4岁	$\frac{1}{4} \sim \frac{1}{3}$
1~6月龄	$\frac{1}{14} \sim \frac{1}{7}$	4~6岁	$\frac{1}{3} \sim \frac{2}{5}$
6月龄~1岁	$\frac{1}{7} \sim \frac{1}{5}$	6~9岁	$\frac{2}{5} \sim \frac{1}{2}$
1~2岁	$\frac{1}{5} \sim \frac{1}{4}$	9~14岁	$\frac{1}{2} \sim \frac{2}{3}$

　　根据我国幅员广阔、人口众多、体质有异的国情，该表采用了中等偏小的体格组剂量，使用起来安全可靠，亦值得采用，但记忆起来显得有些麻烦。

　　在实际工作中，药物剂量受各种因素的影响，任何一个公式都不能用来计算所有的药物，有的药物如营养剂、维生素、钙剂、鞣酸蛋白、小檗碱、酵母、微生态制剂等小儿剂量只略小于成人，不必计算；而需要计算的所得剂量，也只仅供参考，尚需综合各种因素处理决定，绝不可机械地照搬。

三、药物在小儿体内的过程

　　药物在小儿的体内过程和成人一样要通过吸收、分布、代谢和排泄等几个步骤，所不同的是小儿处于不断变化着的生长发育阶段，从生理功能的健全到器官组织的完善，是一个逐步成熟的过程，此外尚有遗传因素的影响，因而表现出许多不同于成人的特点，在小儿用药剂量上，要慎重考虑。

1. 药物的吸收

　　成熟新生儿出生后，胃内 pH 大约是中性（6~8），1h 后下降至 1.5~3，8~10 日后又回到中性，未成熟儿未确认有此变化。胃酸分泌至成人水平（pH 1~3）的年龄报道不一，有报道说 3 岁或 5~12 岁时才能达到。

　　胃液 pH 如此变化影响着药物的吸收，新生儿对酸不稳定的药物，如氨苄西林、红霉素的吸收上升。新生儿胃排空时间长，因药物最佳的吸收部位在小肠，因此会影响一些药物的吸收，如磺胺、地高辛的吸收率会下降。据报道需出生后 6～8 个月才能接近成人的胃排空时间。

　　新生儿因胆汁、胰腺功能不足，使一些脂溶性药物吸收不多。在婴儿肠道内 β - 葡萄糖醛酸苷酶活性很高，为成人的 6～7 倍，因此与葡萄糖醛酸结合被排出的药物，由于此酶的作用可以水解成游离型药物又被吸收，形成肠肝循环，造成药物的蓄积。

　　药物经皮肤吸收与真皮的厚度及含水量成正比，小儿皮肤薄嫩富含水分，所以吸收较成人好，故常有外用药物中毒的报道，如水杨酸软膏、硼酸洗剂等引起的中毒。

　　肌内注射药物的生物利用度，与注射部位的末梢循环、肌肉的厚度、肌肉的含水量、皮下脂肪等有关，所以新生儿肌注吸收往往不理想，故多主张静脉注射给药。

　　2. 药物的分布

　　药物的体内分布受机体内体液、脂肪量、血清蛋白，特别是药物与后者的结合率所影响。

　　体液分布与年龄有关，细胞内液恒定占体重的 35%～40%；细胞外液可因年龄而异，早产儿、新生儿占体重的 45%～47%，3 岁～成人为 20%，下降了一半以上。脂肪量新生儿少，婴儿多。因此即使体重相当，投药量相同，在年长儿水溶性药物分布密度高，脂溶性药物分布密度低，故婴幼儿对水溶性药物较年长儿耐受。

　　血清蛋白是决定体内药物分布的重要因素，药物吸收入血后可与血浆蛋白呈疏松、可逆性的结合，凡与血浆蛋白结合的药物分子量变大，不再能透过毛细血管壁而进入组织液抵达靶细胞产生效应，只有游离型药物才能保持其药理活性。药物间可能发生竞争血浆蛋白结合部位，结合力强者可置换出弱者使其游离，同时后者血浆浓度增高，生理效应增强。血浆蛋白结合率不反映全身药物被结合的比率，这是因为在血浆之外还有相当的游离药物未被结合，如血浆蛋白结合率为

50%，仅使体内的游离药物减少了7%～20%，因此对药物治疗影响不大，若结合率超过80%时，就可因药物间的竞争性置换，使某种药物的浓度突然增高，生理活性增强，甚至发生毒性反应。

婴幼儿血清蛋白含量低（较成人及年长儿童约低1g/100ml），与药物的结合力远小于成人，新生儿血中游离药物浓度可为成人的1.2～2.4倍，这是小儿对药物较成人敏感的原因之一；肝肾功能不全，血浆蛋白含量减少，蛋白结合率高的药物血中游离浓度可增高，作用增强，可能出现毒性反应。

新生儿出生后由于红细胞大量破坏，血中胆红素浓度很高而葡萄糖醛酸结合能力很低，大部分与血浆蛋白结合，此时若使用血浆蛋白结合率高的药物（磺胺类、水杨酸盐、苯妥英钠等），可将大量结合型的胆红素游离出来，发生高胆红素血症，游离的胆红素可通过血脑屏障与脑核蛋白结合，而引起核黄疸。

3. 药物在肝脏的代谢

药物的作用取决于药物的吸收和分布，药效的终结决定于药物的消除。药物的消除方式是在体内的生物转化，最后排出体外。绝大多数药物经生物转化后失去药效，也有的使活性增强，有的则不被代谢以原形排泄。

药物在体内生物转化的部位主要在肝脏，其次在消化器官，也有一些在肾、肺、血液中进行。

在肝脏的生物转化主要是靠肝微粒体酶，又称"药酶"，其中主要的氧化酶是细胞色素P450，此酶系统中还有还原酶、水解酶和结合酶，都参与药物的转化。药酶的特异性低，能催化各种药物的不同反应，主要分两类反应：第一类反应包括氧化、还原和水解，通过此反应使药物的结构发生改变；第二类反应即经过第一类反应的代谢物或原形药物与体内的某些物质结合成为极性高的、水溶性强的代谢物易于排出体外，如与葡萄糖醛酸结合、谷胱甘肽结合、甘氨酸结合、硫酸结合、乙酰化、甲基化等，也有不参与此两项反应，而以原形直接排泄的。

新生儿没有微粒体药物代谢酶系，直到出生后8周左右，此酶系活性才接近正常人水平。所以新生儿（特别是早产儿）在出生后前8周对于主要依靠微粒体代谢酶系灭活的药物特别敏感。新生儿还原硝基和偶氮的能力，以及进行葡萄糖醛酸、甘氨酸、谷胱甘肽结合反应的能力很低，对依靠这些反应灭活的药物也特别敏感，如新生儿用氯霉素后，由于不能及时与葡萄糖醛酸结合排出体外，而大量在体内蓄积造成毒性反应，在新生儿期主要靠硫酸结合反应。

药酶可受某些药物的作用活性加强或减弱，凡能提高药酶活性，促进其自身代谢或其他药物代谢，从而减弱自身药效或其他药物疗效的现象，称为酶促作用（药酶诱导作用），具有酶促作用的药物叫做药酶诱导剂，常用的药酶诱导剂有苯巴比妥、苯妥英钠、保泰松、利福平等；而另有一类药物可使"药酶"活性减弱，代谢减少，此现象称为酶抑作用，常用药物有异烟肼、氯霉素、奎宁、奎尼丁等。

4. 药物经肾排泄

药物在肾单位中的转运，可分肾小球过滤、肾小管的主动分泌和被动重吸收三个方面。

药物经肾排泄的体内动态与肾脏功能、肾血流量密切相关。新生儿肾功能低，肾小球滤过率在出生后5个月，肾血流量在出生后7个月才能达到成人水平。因此青霉素、氨基糖苷类抗生素和一部分头孢菌素等的肾排出量是低的，仅为成人的30%~40%。

新生儿由于肾小管载体分布密度不及成人，故消除速率较成人慢，如呋塞米，新生儿在达到利尿作用时，其血中浓度要比成人高。

尿液pH也与药物排出有关。新生儿尿液偏于酸性，故弱有机酸的药物重吸收亢进，而弱有机碱的药物重吸收低下。

原形药物在体内不复存在的现象称之为消除。实际上，它是代谢作用和排泄作用的总和。

第一章
抗病原微生物药物

一、抗生素

（一）青霉素类

青霉素　Benzylpenicillin

【别名】 青霉素 G　Penicillin G

【作用与用途】 为窄谱抗菌药，抗菌谱主要包括球菌，其次为螺旋体、革兰阳性杆菌。用于猩红热、扁桃体炎、咽炎、丹毒、亚急性细菌性心内膜炎、脑膜炎、大叶肺炎及败血症等。

【不良反应】 常见为过敏性休克，大剂量注射要注意电解质的紊乱、二重感染、药热反应和神经毒性反应。

【注意事项】 用前应详细询问过敏史，若在 3 天内未曾用过本品者需做过敏试验。在试验中亦应密切观察，如发生休克应立即抢救。心衰病人慎用静滴。本品 0.6g 为 100 万 u，每 100 万 u 钠盐中含钠量为 46mg，每 100 万 u 钾盐中含钾量为 65mg。大剂量静滴宜用钠盐。皮试液 500u/ml，皮内注射 0.1ml，观察 20min，判断为阴性反应时始能注射。注射后应留滞 0.5h 进行观察。

【用法与用量】

规　格	用　法	小 儿 剂 量
粉针剂 20 万 u 40 万 u	肌内	2.5 万 ~5 万 u/（kg·d），分 2 次
80 万 u 100 万 u	静滴	5 万 ~20 万 u/（kg·d），分 2~4 次

新生儿治疗化脓性脑膜炎剂量：15 万 ~25 万 u/（kg·d），分 2 次。

肌注亦可按 80 万 ~160 万 u/（m^2·d）计算。

苄星青霉素 Benzathine Benzylpenicillin

【别名】 长效青霉素 长效西林

【作用与用途】 本品用于青霉素敏感菌所致的轻度感染，或需长期使用用于预防的病人，如风湿性心脏病。

【不良反应】 除过敏反应外，长期应用可影响肠道 B 族维生素的合成。

【注意事项】 严重感染不可单用本品，须以青霉素取得疗效后，配合使用。本品不可做静脉注射，用前需做皮试。

【用法与用量】

规 格	用 法	小 儿 剂 量
粉针剂 120 万 u	深部肌注	60 万~120 万 u/次，1 次/2~4 周

青霉素 V 钾 Penicillin V Potassium

【别名】 苯氧甲青霉素钾 Phenoxymethylpenicillin Potassium

【作用与用途】 本品是一种耐酸的青霉素口服制剂。抗菌作用与青霉素同。对产生青霉素酶的细菌无活性。对本品敏感的细菌有葡萄球菌（非产酶株）、A 组溶血性链球菌、肺链球菌等革兰阳性球菌和某些口腔厌氧菌、螺旋体等，对敏感菌的治疗效果比青霉素差。适用于上述敏感细菌所致的轻、中度感染及用于预防风湿热。

【不良反应】 ①过敏反应 服用本品少数病人可能发生过敏反应，以皮疹为主如荨麻疹。个别病人可能发生过敏性休克反应。②消化道反应 少数病人可能有轻度恶心、呕吐、腹泻、上腹不适等不良反应。③其他反应 个别病人可能发生 ALT、AST 增高或嗜酸性粒细胞增多。

【注意事项】 ①用药前必须详细询问青霉素过敏史，其他药物过敏史及过敏性疾病史。皮试阳性者禁用。②可能出现皮肤变态反应（例如皮肤发红、瘙痒、荨麻疹等），出现上述反应应停药并咨询医生。荨麻疹的出现一般指示患者对青霉素过敏，应立即停药并给予处理。③个别患者可能出现血常规变化（粒细胞减少、血小板减少、嗜酸性细胞增多、贫血、各类血细胞减少）及 ALT、AST 增高。④泌尿生殖系统偶见急性间质性肾炎。⑤长期反复使用本品易导致耐药菌株或真菌感染。⑥心脏病或严重电解质紊乱患者不宜长期使用本品。

【用法与用量】

规　格	用　法	小儿剂量
片剂 250mg（40 万 u） 625mg（100 万 u）	口服	>12 岁：同成人剂量；< 12 岁：25 ~ 50mg/（kg·d），分 3 ~ 4 次。 预防风湿热复发：10mg/（kg·d），每日 1 次

氨苄西林　Ampicillin

【别名】 氨苄青霉素　Ampicillin Sodium　Penbritin S　Polycillin - N　Alpen N

【作用与用途】 对革兰阳性菌的作用不及青霉素，对大肠埃希菌、流感杆菌、沙门菌、志贺菌、百日咳杆菌、布氏杆菌和奇异变形杆菌敏感。用于敏感细菌所致的呼吸道感染、尿路感染、败血症、脑膜炎等。

【不良反应】 过敏反应以皮疹多见，其次为药热及轻度腹泻等。

【注意事项】 肌注部位宜深，速度宜慢以减轻疼痛。可用青霉素做皮试。本品在溶液中不稳定，应溶解后立即使用。

【用法与用量】

规　格	用　法	小儿剂量
粉针剂 0. 5g	肌内 静滴	50 ~ 100mg/（kg·d），分 4 次 50 ~ 150mg/（kg·d），分 4 次（2 ~ 4mg/ml）

亦可按 1. 5 ~ 3g/（m^2·d）计算；7 天以下婴儿 50mg/（kg·d）。

阿莫西林　Amoxicillin

【别名】 羟氨苄青霉素

【作用与用途】 对敏感的革兰阳性菌有强大的抑制作用，对炭疽杆菌、百日咳杆菌、布氏杆菌、大肠埃希菌、痢疾杆菌、肠球菌等亦属有效。较氨苄西林作用强，口服血药浓度高，且不受食物影响，与氨苄西林有交叉耐药。临床用于呼吸道、尿路、软组织方面的感染，但不能通过血脑屏障。

【不良反应】 个别病人有嗜酸性粒细胞增高和白细胞降低，偶有二重感染发生。

【注意事项】 有青霉素过敏史的病人禁用。

【用法与用量】

规 格	用 法	小 儿 剂 量
胶囊剂 0.25g 干糖浆 0.125g	口服	40～80mg/（kg·d），分 3～4 次
注射剂 0.5g	肌内或静滴	50～100mg/（kg·d）分 3～4 次

羧苄西林 Carbenicillin

【别名】 羧苄青霉素 卡比西林 Carbecin Pyopen Geopen

【作用与用途】 对阳性菌的抗菌作用类似氨苄西林而较弱，对铜绿假单胞菌和变形杆菌的作用较强，临床用于铜绿假单胞菌及部分变形杆菌、大肠埃希菌所致的各种感染。

【不良反应】 肌注疼痛明显，多采用静注，个别患者可能出现转氨酶上升、偶见皮疹，停药后可恢复正常。

【注意事项】 本品在碱性水溶液中极不稳定，易吸湿，遇热可脱羧变成苄西林，应贮于冰箱中，注意避光；可用青霉素皮试液做皮试，与庆大霉素配伍有协同作用，但不能置于同一容器中。

【用法与用量】

规 格	用 法	小 儿 剂 量
粉针剂 0.5g	肌内	100mg/（kg·d），分 3～4 次
	静滴或静注	100～400mg/（kg·d），分 3～4 次（10mg/ml）
	腔内注射	0.25～0.5g/次，加 N.S. 30～50ml

肌注亦可按 3g/（m²·d）计算；静注按 3～12g/（m²·d）计算。

呋布西林　Furbenicillin

【别名】　呋苄青霉素　呋脲苄青霉素　呋苄西林

【作用与用途】　对铜绿假单胞菌有较强的抗菌作用，对其他革兰阳性菌和阴性菌的作用类似氨苄西林，但对变形杆菌作用弱。用于铜绿假单胞菌、大肠埃希菌和其他敏感菌所致的疾病。

【不良反应】　有恶心、呕吐、纳差，偶见上腹部灼热感和胃窦部疼痛，口周、面部和四肢发麻，严重时有肌颤，静注速度快可引起注射部位疼痛。

【注意事项】　注射速度宜慢，本品水溶液不稳定，宜现溶现用，不宜放置，用前应做过敏试验。

【用法与用量】

规　格	用　法	小儿剂量
粉针剂 0.5g	静滴	100 ~ 150mg/（kg·d），分 4 次（20mg/ml）

亦可按 3 ~ 4.5g/（m^2·d）计算。

哌拉西林　Piperacillin

【别名】　氧哌嗪青霉素

【作用与用途】　对革兰阳性菌的效能比氨苄西林弱，但对铜绿假单胞菌、变形杆菌和肺炎杆菌的作用明显比氨苄西林强，对肠球菌、厌氧菌和部分沙雷菌也有效，但对耐药金黄色葡萄球菌无效。用于上述敏感菌所致的感染，特别是铜绿假单胞菌感染所致的各种疾患。

【不良反应】　静脉注射速度过快可致恶心、胸部不适、咳嗽、发热、口腔异味、眼结膜充血，亦可引起过敏性休克，皮肤过敏反应有丘疹、红斑、粟疹等，其他还可引起发热、头晕、麻木、血尿，少数可见肝功能异常和血常规改变。

【注意事项】　用前应做过敏试验，如发生严重不良反应时应停药。本品与庆大霉素、丁胺卡那霉素有协同作用，但不能置于同一容器中。

【用法与用量】

规　格	用　法	小　儿　剂　量
粉针剂 0.5g	静注 静滴	80~200mg/（kg·d），分2~4次 严重感染：300mg/（kg·d）

亦可按2~6g/（m²·d）计算，严重感染按9g/（m²·d）计算。

氨苄西林/舒巴坦

【别名】　青霉烷砜－氨苄青霉素　舒氨新　Sulbactam－Ampicillin
Unasyn

【作用与用途】　舒巴坦（青霉烷砜）为酶抑制剂可与β－内酰胺酶呈不可逆性结合。临床常用于敏感菌引起的感染，如大肠埃希菌、肺炎杆菌和流感杆菌所致的呼吸系统、泌尿道的感染。

【不良反应】　同氨苄西林，表现为皮疹、瘙痒，个别病人可有嗜酸性粒细胞增高，粒细胞减少及一过性转氨酶上升等。

【注意事项】　对青霉素过敏者禁用。

【用法与用量】

规　格	用　法	小　儿　剂　量
粉针剂1.5g（瓶） 含：氨苄西林1g， 舒巴坦0.5g	静注 肌内	150mg/（kg·d），分3~4次

阿莫西林/克拉维酸

【别名】　奥格门汀　安灭菌　Augmentin

【作用与用途】　本品为阿莫西林与克拉维酸的复合制剂。克拉维酸可使β－内酰胺酶失去活性，使阿莫西林免遭破坏，从而增强并扩大了阿莫西林的抗菌作用。对金黄色葡萄球菌、流感嗜血杆菌、肺炎杆菌、奇异变形杆菌和脆弱类杆菌等均有良好的作用，但对肠杆菌属、沙雷菌、不动杆菌属和铜绿假单胞菌无效。常用于敏感菌所致的呼吸道、生殖、泌尿道和皮肤软组织部位的感染。

【不良反应】 同阿莫西林。

【注意事项】 青霉素过敏者不宜使用；有严重肝功能障碍者应慎用。针剂不宜肌内注射。

【用法与用量】

规　格	用　法	小　儿　剂　量
片剂 375mg 含：阿莫西林 250mg， 克拉维酸钾 125mg	口服	30~60mg/（kg·d），分 3 次
粉针剂 1200mg 含：阿莫西林 1000mg， 克拉维酸钾 200mg	静滴	<3 月龄：60mg/（kg·d），分 2 次 >3 月龄：90~120mg/（kg·d），分 3~4 次

（二）头孢菌素类

头孢噻吩　Cefalotin

【别名】 噻孢霉素钠　先锋霉素 I　Keflin　Cepovenin

【作用与用途】 对革兰阳性菌的金黄色葡萄球菌、耐药金黄色葡萄球菌、溶血性链球菌、白喉杆菌和革兰阴性的大肠埃希菌、肺炎杆菌都有抗菌作用。主要用于耐青霉素的金黄色葡萄球菌和革兰阴性菌引起的感染，如肺炎、脑膜炎、败血症、心内膜炎、腹膜炎、尿路感染等。

【不良反应】 肌注常引起疼痛，有过敏性休克、血清病等反应，偶见白细胞减少。对肝肾功能有轻度影响。

【注意事项】 应用前应做过敏试验，皮试液浓度为 300μg/ml，皮内注射 0.1ml。肝肾功能不全者慎用。不可与庆大霉素置于同一容器中。

【用法与用量】

规　格	用　法	小　儿　剂　量
粉针剂 0.5g	肌内 静注 静滴	50~100mg/（kg·d），分 3~4 次（20mg/ml）

亦可按 1.5~3g/（m² · d）计算。

头孢噻啶　Cefaloridine

【别名】　先锋霉素Ⅱ　头孢利素　Ceporin　Keflodin　Loridine　Ceporan

【作用与用途】　作用同头孢噻吩，唯注射后血浓度较高，对革兰阳性菌的作用比头孢噻吩强，但对耐青霉素的金黄色葡萄球菌作用稍弱。

【不良反应】　与头孢噻吩基本相同，但对肾脏损害较重。

【注意事项】　肾功能不良的病人应结合情况适当减量或改用他药，长期大量使用应经常检查肾功能，不能与氨基糖苷类抗生素同用。皮试液用本品，浓度参照头孢噻吩。

【用法与用量】

规　格	用　法	小儿剂量
粉针剂 0.5g	肌内	30~60mg/（kg·d），分2~3次
	静注	50~100mg/（kg·d），分2~3次

新生儿剂量按15mg/（kg·d）计算；肌注亦可按1.0~1.5g/（m^2·d）计算；静注按1.5~3g/（m^2·d）计算。

头孢氨苄　Cefalexin

【别名】　苯甘孢霉素　先锋霉素Ⅳ

【作用与用途】　为第一代口服头孢菌素，用于链球菌所致咽喉炎、肺炎球菌性大叶肺炎和葡萄球菌所致的软组织感染等。

【不良反应】　可有恶心、腹泻、食欲减退等。

【注意事项】　饭后服药可影响吸收，与丙磺舒共用可提高疗效，肾功损害者应酌减用量。

【用法与用量】

规　格	用　法	小儿剂量
胶囊剂、片剂 0.125g, 0.25g	口服	25~50mg/（kg·d），分4次

亦可按1~1.5g/（m^2·d）计算。

头孢唑啉　Cefazolin

【别名】　头孢唆嗪　先锋Ⅴ　Cephamezin　Cefamedin　Kefzol

【作用与用途】　为第一代头孢菌素，对革兰阴性菌作用强，特别是肺炎杆菌，对革兰阳性菌如金黄色葡萄球菌、溶血性链球菌、肺炎球菌、白喉杆菌、梭状芽孢杆菌亦有较好作用。临床多用于呼吸系统与泌尿系统感染、胆囊炎、肝脓肿、脑膜炎、败血症、蜂窝组织炎及中耳炎等。

【不良反应】　肌注可引起局部疼痛，静注可引起静脉炎，少数病人可引起转氨酶升高、尿素氮升高，白细胞、血小板减少，抗人球蛋白阳性试验反应，药疹、药热、嗜酸性粒细胞增高，二重感染等。

【注意事项】　供肌内注射的粉针内含有利多卡因，不可做静脉注射，用前应当心检查。

【用法与用量】

规　格	用　法	小儿剂量
粉针剂 0.2g, 0.5g	肌内 静注 静滴	30～50mg/（kg·d），分3～4次 严重病例：100mg/（kg·d）（20mg/ml）

亦可按1～1.5g/（m²·d）计算；严重病例按3g/（m²·d）计算。

头孢拉定　Cefradine

【别名】　头孢雷定　先锋Ⅵ　头孢环己烯　Sefril　Velosef　Eskacef

【作用与用途】　对革兰阴性菌的作用较头孢氨苄弱，对耐药金黄色葡萄球菌及肺炎杆菌有较强杀菌作用，对溶血性链球菌、肺炎球菌、大肠埃希菌及部分变形杆菌均有作用。用于泌尿系统、呼吸系统的感染、中耳炎及皮肤感染等。

【不良反应】　偶见皮疹，嗜酸性粒细胞增多，暂时性白细胞降低，中性粒细胞减少。有轻度胃肠反应，转氨酶、尿素氮升高，可出现尿糖假阳性。与青霉素有部分交叉过敏反应，用时应予注意。

【注意事项】 注射液应于临用前现配，并详细询问青霉素过敏史，若需用本品做过敏试验时，方法参照头孢噻吩。

【用法与用量】

规 格	用 法	小儿剂量
片剂、胶囊剂 0.25g	口服	50～100mg/（kg·d），分4次
粉针剂 0.25g、0.5g、1g	静滴	严重感染：300mg/（kg·d）（30mg/ml）

亦可按1.5～3g/（m² · d）计算；严重感染按9g/（m² · d）计算。

头孢克洛 Cefaclor

【别名】 头孢氯氨苄 Ceclor

【作用与用途】 本品抗菌性能与头孢唑啉近似，对葡萄球菌（包括产青霉素酶的菌株）、A组化脓性链球菌、肺炎球菌、大肠埃希菌、奇异变形杆菌、克雷伯杆菌、流感嗜血杆菌等有良好的抗菌作用。用于敏感菌所致呼吸道感染、咽喉炎、扁桃体炎、鼻窦炎、中耳炎、皮肤及软组织感染、泌尿系统感染。

【不良反应】 胃肠道反应常见腹泻、恶心、呕吐，过敏反应常见皮疹、嗜酸性粒细胞增多、肝酶增高，也有血清病样反应，多为对青霉素过敏史的病人。

【注意事项】 对青霉素及头孢菌素有过敏史的病人禁用。

【用法与用量】

规 格	用 法	小儿剂量
胶囊剂 125mg、250mg	口服	20～40mg/（kg·d），分3次

头孢丙烯 Cefprozil

【作用与用途】 为第二代口服头孢菌素。抗菌谱包括：金黄色葡萄球菌、卡他莫拉菌、流感嗜血杆菌、李斯特菌、链球菌、类肠球菌、枸橼酸杆菌、大肠埃希菌、肺炎杆菌、淋球菌、奇异变形杆菌、沙门菌、志贺菌、霍乱弧菌、难辨梭状芽孢杆菌、痤疮丙酸杆菌等。

临床用于敏感菌所致上呼吸道、下呼吸道、中耳、皮肤和尿路等部位感染。

【不良反应】 有胃肠消化道反应，过敏反应主要表现为瘙痒、荨麻疹。其他还有眩晕、头痛、神经过敏、失眠、精神错乱、嗜睡、二重感染。偶见胆汁淤积性黄疸。可见 AST、ALT、ALP、胆红素值升高，白细胞和嗜酸性粒细胞减少，BUN 和血清肌酐升高等。

【注意事项】 本品与氨基苷类联用，可加重肾损害。

【用法与用量】

规　格	用　法	小 儿 剂 量
片剂 0.25g，0.5g	口服	20mg/（kg·d），分2次
干混悬剂 125mg（5ml），250mg（5ml）		下呼吸道感染：30mg/（kg·d），分2次

亦可按450mg/（m²·d）计算。

头孢泊肟酯　Cefpodoxime Proxetil

【别名】 头孢泊肟普塞酯　头孢氨噻醚酯

【作用与用途】 本品为口服用第三代头孢菌素，抗菌谱包括金黄色葡萄球菌、肺炎链球菌、化脓性链球菌、大肠埃希菌、流感嗜血杆菌、克雷伯杆菌、卡他莫拉菌、淋球菌和奇异变形杆菌等。本品对耐甲氧西林葡萄球菌（MRSA）、多数肠球菌、铜绿假单胞菌和肠杆菌无效。

适用于敏感菌所致支气管炎、肺炎、泌尿系统、皮肤组织、中耳、扁桃体等部位感染。

【不良反应】 本品偶可致敏，用药前应详细询问过敏史，曾对青霉素或头孢菌素过敏者应慎用。本品可致菌群失调，引起消化道症状、维生素缺乏和二重感染。不良反应尚有眩晕、头痛、晕厥、腹痛、焦虑。检验结果可见 AST、ALT、γ-GT、ALP、LDH 和胆红素一时性升高，各种形式血常规改变及 Coombs 试验阳性、血红蛋白减少和凝血酶原时间延长，尚可见血糖升高或降低，血清白蛋白或总蛋白降低 BUN 和肌酐升高等。

【用法与用量】

规　格	用　法	小 儿 剂 量
片剂 100mg，200mg 干混悬剂 1000mg	口服	10mg/（kg·d），分 2 次 不超过 400mg/次

头孢呋辛　Cefuroxime

【别名】　呋肟头孢菌素　西力欣　头孢呋肟　Zinacef

【作用与用途】　有广谱抗菌作用，对金黄色葡萄球菌、脑膜炎双球菌、链球菌、流感杆菌、肺炎杆菌、大肠埃希菌、拟杆菌属、梭状芽孢杆菌、奇异变形杆菌、沙门杆菌、志贺杆菌、淋菌均有较强作用，对普通变形杆菌有中度抗菌作用，并有抗 β - 内酰胺酶的作用，对耐药金黄色葡萄球菌、淋球菌有效。用于呼吸道、五官、软组织、女性生殖器等部位的感染，对败血症、脑膜炎、尿路感染等均有效。

【不良反应】　与青霉素有交叉过敏反应，但发生率不高，有皮肤瘙痒、胃肠反应、血色素降低、血胆红素升高及肾功能改变等。肌注有局部疼痛。

【注意事项】　对青霉素有过敏史者慎用，肾功能不全者宜适当减量。与氨基糖苷类抗生素共用不能合并在同一个注射器内。

【用法与用量】

规　格	用　法	小 儿 剂 量
粉针剂 0.25g，0.5g， 0.75g，1.5g	肌内 静注 静滴	30 ~ 100mg/（kg·d），分 3 ~ 4 次 （30mg/ml）

亦可按 450mg/（m^2·次）计算，三个月以下儿童不推荐使用。

头孢美唑　Cefmetazole

【别名】　先锋美他醇　头霉甲氧氰唑　Cefmetazon

【作用与用途】　本品系头霉素类半合成抗生素。性能与第二代头孢菌素相近，抗菌谱广，对革兰阴性菌产生的 β - 内酰胺酶具有良好的稳定性，因此对耐药菌同样具有较强的抗菌作用。本品对金黄色葡萄球菌、大肠埃希菌、肺炎杆菌、吲哚阳性和吲哚阴性变形杆菌都有较好的抗菌作用；对厌氧菌脆弱拟杆菌有较强的抗菌活性，这是本品的作用特点之一。对铜绿假单胞菌和不动杆菌等均表现耐药。

用于敏感菌引起的系统感染，如败血症、呼吸系统感染、胆道感染、腹腔内感染、尿路感染及生殖系统感染等。

【不良反应】　偶可致过敏，出现荨麻疹、皮疹、药热等，也可致休克。偶尔可见嗜酸性粒细胞增多、白细胞及红细胞减少或溶血性贫血。少数病人可发生肝脏损害，氨基转移酶和碱性磷酸酶升高及肾功能损害、血清 BUN 升高。消化道不良反应有恶心、呕吐、腹泻等。应用本品并可影响某些检验结果，如班氏或斐林尿糖试验可显假阳性、直接抗人球蛋白（Coombs）试验假阳性以及血肌酐（Jaffe 法）升高。

【注意事项】　使用本品前应详细询问有无青霉素及头孢菌素过敏史，有上述过敏史及过敏性疾病史者慎用，用前做皮肤过敏试验（皮试液浓度为 300μg/ml，皮内注射 0.1ml）。

与强利尿剂（呋塞米、依他尼酸钠）合用可加重肾损害。使用本品可干扰乙醇代谢。

【用法与用量】

规　格	用　法	小　儿　剂　量
粉针剂 0.25g，0.5g， 1g，2g	静注 静滴	25～100mg/（kg·d），分 2～4 次

亦可按 0.75～2.0g/（m² · d）计算。

头孢米诺 Cefminox

【别名】 Meicelin

【作用与用途】 抗菌效能与第三代头孢类药物近似。本品对革兰阴性菌的作用较其他同类药物为强。常用于链球菌（肠球菌除外）、大肠埃希菌、肺炎杆菌、变形杆菌、流感嗜血杆菌、拟杆菌等所致的扁桃体炎，呼吸系统、泌尿系统、胆道、腹腔、子宫等部位的感染，也可用于败血症。

【不良反应】 偶可致过敏，有皮疹、发热等，也可致休克，可致肾损害，如血肌酐值上升、BUN 上升、少尿、蛋白尿等。肝酶亦可升高，血胆红素升高，黄疸等。造血系统可见血中有形成分减少。消化道反应可见食欲减退、恶心、呕吐、腹泻、菌群失调而致二重感染及维生素缺乏。

【注意事项】 对青霉素及头孢菌素有过敏史者禁用，肝肾功能不全者慎用。

【用法与用量】

规　格	用　法	小儿剂量
注射剂 0.5g, 1g	静注 静滴	20mg/（kg·次），分 3~4 次

亦可按 0.6g/（m^2·次）计算。

头孢西丁 Cefoxitin

【别名】 甲氧头孢噻吩 头孢甲氧噻吩 美福仙 Mefoxin

【作用与用途】 系头霉素类，抗菌性能类似第二代头孢菌素。具有高度抗 β－内酰胺酶的作用，并对拟杆菌有良好作用，对多数菌有效，但对假单胞菌、肠球菌、肠杆菌无效。用于腹膜炎、败血症、心内膜炎、尿路感染、呼吸道炎症以及骨、关节、皮肤和软组织感染。

【不良反应】 与 β－内酰胺类抗生素有交叉过敏反应，有胃肠道反应、白细胞减少、氮血症及 AST、ALT、乳酸脱氢酶（LDH）和碱性磷酸酶（ALP）升高等，个别病例可有肾功能减退，尚有注射部位局部疼痛。

【注意事项】 应详细询问药物过敏史，肾功能减退者应予减量。

【用法与用量】

规　格	用　法	小　儿　剂　量
粉针剂 1.0g 2.0g	肌内 静注 静滴	50～100mg/（kg·d），分3～4次 严重病例：200mg/（kg·d）（20mg/ml）

亦可按1.5～3g/（m² · d）计算；严重病例按6g/（m² · d）计算。

头孢甲肟　Cefmenoxime

【别名】 头孢氨噻肟唑　氨噻肟唑头孢菌素　倍司特克　Bestcall

【作用与用途】 本品为第三代头孢菌素。抗菌范围广，对 β－酰胺酶稳定，敏感菌株有链球菌属（肠球菌除外）、葡萄球菌属、消化球菌属、消化链球菌属、大肠埃希菌、枸橼酸杆菌属、克雷伯杆菌属、肠道菌属、变形杆菌属、流感杆菌、类杆菌属等；铜绿假单胞菌及脆弱拟杆菌敏感性差。

临床用于敏感菌引起的败血症、灼伤、手术、创伤继发感染、肺炎、支气管炎、支气管扩张合并感染、慢性呼吸系统疾病的继发感染、腹膜炎、肾盂肾炎、膀胱炎、女性生殖器官感染、髓膜炎等。

【不良反应】 偶可发生过敏性休克反应、粒细胞减少，嗜酸性粒细胞增多及血小板减少，肝功能损害，胃肠道不适（偶见伪膜性结肠炎）、口腔炎、鹅口疮、维生素 K 缺乏症及维生素 B 缺乏症，倦怠、头痛、发热等。

【注意事项】 对青霉素类过敏者、严重肾功能障碍者及孕妇慎用。

【用法与用量】

规　格	用　法	小　儿　剂　量
粉针剂 0.5g 1g	静注 静滴	40mg/（kg·d），分3～4次 严重感染：80mg/（kg·d） 骨髓炎：100mg/（kg·d），分3～4次

亦可按1.2～2.4g/（m² · d）计算。

头孢噻肟　Cefotaxime

【别名】　头孢氨噻肟　头孢氨噻　凯福隆　Claforan

【作用与用途】　对革兰阳性菌的作用较差，而对革兰阴性菌的作用较强。对葡萄球菌、链球菌、肺炎球菌、奈瑟菌属、流感嗜血杆菌、大肠埃希菌、克雷伯杆菌、产气杆菌、枸橼杆菌、沙雷杆菌、吲哚阳性及阴性变形杆菌、肠杆菌、铜绿假单胞菌有作用；对粪链球菌、阴沟产气菌和脆弱拟杆菌不敏感。用于敏感菌所致的呼吸道、泌尿道、骨和关节、皮肤和软组织、腹腔、胆道、消化道、五官、生殖器等部位的感染，对烧伤、外伤引起的感染及败血症也有效。

【不良反应】　与β-内酰胺抗生素有交叉过敏反应，可能发生过敏性休克。

【注意事项】　用前详细询问过敏史；可与氨基苷类抗生素联合应用，但应注意对肾的损害，应分开容器注射；禁与强利尿剂合用；妊娠期慎用；溶解后应立即使用，或保存于冰箱内，限24h内用完。

【用法与用量】

规　格	用　法	小　儿　剂　量
粉针剂 0.25g, 0.5g, 1.0g, 2.0g	肌内（深部） 静注 静滴	40~50mg/（kg·d），分2次 严重病例：80~120mg/（kg·d），分2~3次 （20mg/ml）

亦可按1.5~3.0g/（m² · d）计算。

头孢哌酮　Cefoperazone

【别名】　麦道必　氧哌羟苯唑头孢菌素　头孢氧哌唑　先锋必　Cefobid　Medocef

【作用与用途】　对革兰阳性菌有一般的杀灭作用，对革兰阴性菌作用较强，并具有抗β-内酰胺酶的作用。适用于败血症、脑膜炎、胆囊炎、胆管炎、腹膜炎，以及呼吸道、泌尿道感染的治疗。

【不良反应】　可在新生儿体内蓄积，故6个月以下婴幼儿使用本品应十分慎重；易造成菌群失调二重感染，长期使用可产生耐药菌株。

其余同头孢噻肟。

【注意事项】 肝病或胆道梗阻者禁用；妊娠期慎用；大剂量应用可造成出血倾向；与氨基苷类抗生素合用不能置于同一容器内；严密注意肾功能情况；有药物过敏史者慎用；本品宜临用前溶解，水溶液置冰箱中不得超过24h。

【用法与用量】

规　格	用　法	小　儿　剂　量
粉针剂 0.5g, 1.0g, 2.0g	肌内（深部）	50~100mg/（kg·d），分2次
	静注	50~100mg/（kg·d），分2次（100mg/ml）
	静滴	50~100mg/（kg·d），分2次（20mg/ml）

新生儿剂量30~50mg/（kg·d）；亦可按1.5~2.0g/（m²·d）计算。

头孢哌酮钠/舒巴坦钠
Cefoperazone Sodium/Sulbactam Sodium

【别名】 舒普深　Sulperazon

【作用与用途】 本品为舒巴坦钠和头孢哌酮钠的复合制剂。作用同头孢哌酮，适用于上、下呼吸道感染，上、下泌尿道感染，腹膜炎、胆囊炎和其他腹腔内感染，败血症，皮肤和软组织感染，骨骼、关节感染，盆腔炎、子宫内膜炎，淋病和其他生殖系统感染，亦可用于各种外科手术及术后感染的预防和治疗。

【不良反应】 同头孢哌酮，可有皮肤过敏、腹泻、药物热，可逆性中性粒细胞减少，血红蛋白及红细胞压积降低，一过性嗜酸性粒细胞增多；血小板减少和凝血酶原降低，并可有ALT、AST、ALP或胆红素一过性升高。

【注意事项】 对青霉素或头孢菌素过敏者禁用，有肝、肾功能障碍者慎用。

【用法与用量】

规 格	用 法	小 儿 剂 量
粉针剂 1g、1.5g、2.0g （含等量量舒巴坦钠 头孢哌酮钠）	肌内 静注	40～80mg/（kg·d），分2～4次 最大剂量：160mg/（kg·d）

亦可按 1.2～2.4g/（m^2·d）计算。

头孢曲松 Ceftriaxone

【别名】 头孢三嗪 罗氏芬 菌必治 头孢噻肟三嗪 Rocephin

【作用与用途】 抗菌谱与头孢噻肟相似，对革兰阳性菌有中度抗菌作用，对革兰阴性菌作用强，对耐青霉素的金黄色葡萄球菌、耐氨苄西林的流感杆菌，耐第一代头孢菌素和庆大霉素的一些革兰阴性菌可能敏感。用于肺炎、支气管炎、腹膜炎和皮肤、软组织、尿路、胆道、骨关节、五官、创口等部位的感染，也用于败血症和脑膜炎。

【不良反应】 同头孢噻肟。

【注意事项】 本品水溶液不稳定，不宜长时间滴注，溶液在室温下不超过6h，在冰箱中不超过24h；用利多卡因溶解的药液不可作静脉注入，其余同头孢哌酮。用本药期间禁用钙剂。

【用法与用量】

规 格	用 法	小 儿 剂 量
粉针剂 0.25g、0.5g、 1.0g、2.0g	肌内（深部） 静注 静滴	20～80mg/（kg·d），分1次 脑膜炎：100mg/（kg·d），分2次（100mg/ml） 100mg/（kg·d），分2次（50mg/ml）

<2周新生儿剂量 20～50mg/（kg·d）；亦可按 1.0～2.5g/（m^2·d）计算；脑膜炎按3g/（m^2·d）计算。

头孢他定 Ceftazidime

【别名】 头孢噻甲羧肟 复达欣 头孢塔齐定 Fortum

【作用与用途】 对许多革兰阳性菌及阴性菌有杀菌作用，对铜绿假单胞菌的作用强，超过哌拉西林、头孢磺啶和氨基苷类抗生素。用于敏感细菌引起的全身或局部感染，适于败血症和脑膜炎。

【不良反应】 参见头孢噻肟。

【注意事项】 参见头孢噻肟及头孢哌酮。本品在碳酸氢钠注射液中不稳定，不应配伍。

【用法与用量】

规　格	用　法	小　儿　剂　量
粉针剂 0.25g，0.5g， 1.0g，2.0g	肌内（深部） 静注 静滴	20~80mg/（kg·d），分1次 脑膜炎：100mg/（kg·d），分2次（100mg/ml） 100mg/（kg·d），分2次（50mg/ml）

头孢布烯　Ceftibuten

【别名】 头孢布坦　先力腾　Cedax

【作用与用途】 本品是第三代口服头孢菌素，具有广谱的抗菌活性，尤其是对革兰阴性菌有强的抗菌作用，对β－内酰胺酶包括质粒介导的酶很稳定。对链球菌的作用与头孢克罗相似，对肺炎球菌的作用与头孢氨苄相似。对肠道细菌包括大肠埃希菌、肺炎杆菌、变形杆菌、普罗威登斯菌属、嗜血杆菌属、沙门菌属、奈瑟球菌极为有效；对莫拉细菌属、枸橼酸细菌属、卡他布兰汉菌、流感杆菌、淋球菌具有高效。对弯曲杆菌的作用同头孢噻肟。但对铜绿假单胞菌、厌氧菌仅有很小活性，对肠球菌和金黄色葡萄球菌几乎无活性。

临床上用于敏感菌引起的呼吸系统、泌尿系统和妇科感染等。

【不良反应】 主要有恶心、呕吐、腹泻、腹痛，偶有皮疹、发热，偶见头重、全身倦怠和眩晕，罕见 AST 和 ALT 上升。

【用法与用量】

规　格	用　法	小　儿　剂　量
片剂 100mg 胶囊剂 0.2g，0.4g 混悬剂 18mg/ml；36mg/ml 180mg（5ml） 30ml，60ml，180ml	口服	10mg/（kg·次），每日2次

亦可按 230mg/（m^2·次）计算。

头孢地尼 Cefdinir

【别名】 全泽复 Cefzon Omnicef

【作用与用途】 系口服第三代头孢菌素，抗菌谱广，对细菌产生的 β-内酰胺酶稳定。金黄色葡萄球菌、肺炎链球菌、化脓性链球菌、流感嗜血杆菌、卡他莫拉菌对本药敏感，异型枸橼酸杆菌、大肠埃希菌、克雷伯杆菌、奇异变形杆菌对本品也敏感。治疗由敏感细菌引起的呼吸系统、皮肤和软组织及耳、鼻、喉、口腔等处的感染。$t_{1/2}$ 1.6～1.8h。

【不良反应】 偶见休克和其他过敏症状，粒细胞减少，嗜酸性粒细胞增多，偶有 ALP、ALT、AST、BUN 上升；恶心、腹泻、腹痛、胃不适、食欲减退、便秘；偶发口腔炎、念珠菌病、维生素 B、K 缺乏症及头痛、眩晕、胸部压迫感。

【注意事项】 对青霉素、头孢菌素类抗生素过敏者及高敏体质者禁用；有严重肾功能障碍者、恶液质者禁用；对高龄患者、妊娠及哺乳妇女慎用。

【用法与用量】

规 格	用 法	小 儿 剂 量
胶囊剂 100mg 颗粒剂 50mg	口服	15mg/（kg·d），分3次

头孢吡肟 Cefepime

【别名】 马斯平 Maxipime

【作用与用途】 本品为第四代广谱头孢菌素，但对肠球菌、耐甲氧西林金黄色葡萄球菌（MRSA）、难辨梭状芽孢杆菌无效。

适用于敏感菌所致的下呼吸道、皮肤、骨组织、泌尿系统、妇科、腹腔感染以及菌血症等。

【不良反应】 本品偶可致过敏反应，对青霉素、头孢菌素有过敏史者禁用。可致肾损害，如血肌酐值上升、BUN 上升、少尿、蛋白尿等。血液系统可见血液有形成分减少。肝损害可见肝酶升高，血胆红素升高及黄疸。消化道症状可有食欲减退、恶心、呕吐、腹泻等。菌群失调可见维生素缺乏及二重感染。

【注意事项】 应用本品可影响某些检验结果，如班氏或斐林尿糖试验可显假阳性，直接抗人球蛋白试验（Coombs）假阳性以及血肌酐（Jaffe 法）升高。

不可与甲硝唑、万古霉素、氨茶碱、氨基苷类抗生素配伍。

【用法与用量】

规　格	用　法	小儿剂量
粉针剂 0.5g, 1g, 2g	静滴	泌尿系统感染：20mg/（kg·d），分2次 一般感染：40~80mg/（kg·d），分2次 严重感染：120mg/（kg·d），分3次

（三）其他 β – 内酰胺类

亚胺培南 – 西拉司丁　Imipenem – Cilastatin Sodium

【别名】 亚胺硫霉素/西拉司丁　泰能　Tienam

【作用与用途】 本品为碳青霉烯类，具有较好的耐酶性能，对革兰阳性、阴性的需氧菌及厌氧菌皆有抗菌作用，特别对金黄色葡萄球菌、粪链球菌、铜绿假单胞菌有强大活性。适用于敏感菌引起的各种感染。

【不良反应】 可引起胃肠道反应，伪膜性肠炎、血常规改变、Coombs 试验阳性，轻度肾损害，儿童可见红色尿（药物变色引起），也可出现神经系统症状。本品可致过敏反应，如皮疹、药物热等。

【注意事项】 与其他 β – 内酰胺类很少出现交叉耐药，对本品过敏者禁用。不可与乳酸钠的输液或其他碱性药物相配伍。

【用法与用量】

规　格	用　法	小　儿　剂　量
粉针剂 0.5g（1:1） 1g（1:1） 2.0g（1:1）	静滴 肌内	30～80mg/（kg·d），分3～4次 以亚胺培南计（5mg/ml）

新生儿<7天20mg/kg，2次/d；>7天20mg/kg，3次/d。

美罗培南　Meropenem

【别名】 美洛培南　美平　Mepem

【作用与用途】 抗菌谱与亚胺培南近似。有效菌有肺炎链球菌、绿色链球菌、大肠埃希菌、流感嗜血杆菌（包括产β-内酰胺酶菌株）、克雷伯杆菌、脑膜炎球菌、铜绿假单胞菌、脆弱拟杆菌、丙酸消化球菌。对酶有较强的抵抗力，但对MRSA感染、李斯特菌无效。与碳青霉烯类（亚胺硫霉素等）有交叉耐药。

【不良反应】 有胃肠道反应、头痛、皮疹、瘙痒、窒息、便秘，尚有腹痛、背痛、肝功能异常、心悸、肺栓塞、低血压、晕厥、黄疸、贫血、外周水肿、缺氧、呼吸障碍、出汗、少尿、肾衰，甚至可出现多种神经-精神症状，尤其是对有癫痫史、细菌性脑膜炎和肾衰患者。

【注意事项】 有青霉素、头孢菌素过敏史或过敏体质者慎用。本品用N.S.溶解室温可保存4h，G.S.溶解仅可保存1h。

【用法与用量】

规　格	用　法	小　儿　剂　量
粉针剂 0.25g、0.5g、1g	静滴	20mg/（kg·d） 重症病例：40mg/（kg·d），分2～3次 疗程<2周

新生儿10mg/（kg·d），分2～3次。

（四）氨基糖苷类

庆大霉素 Gentamicin

【别名】 艮它霉素 Gentamycin

【作用与用途】 对多数阴性菌及阳性菌都具有抗菌作用，适用于葡萄球菌（包括耐青霉素菌株）、大肠埃希菌、变形杆菌、克雷伯杆菌、沙雷菌属、铜绿假单胞菌等杆菌和肠杆菌所引起的肺炎、腹膜炎、中耳炎、泌尿道感染、外伤或手术后感染以及败血症等。肠道感染可口服给药，肠炎、痢疾、伤寒患者均可用。

【不良反应】 主要是对第八对颅神经和肾脏的损害，对前者的损害以耳蜗明显。也可阻断神经肌肉接头部位，静脉滴注若浓度高、速度快可致呼吸抑制；偶可引起低血钾及过敏性休克。

【注意事项】 肾功能受损者、50岁以上老人及新生儿慎用；用药期间可进行血药浓度监测，若在 2 ~ 10μg/ml 之间毒性反应率可下降，一般疗程不超过 7 ~ 10 日。

【用法与用量】

规　格	用　法	小儿剂量
注射剂 （1mg = 1000u） 4万u（1ml）， 8万u（2ml）	肌内 静滴 腔内注入 喷雾吸入	2 ~ 5mg/（kg·d），分 2 ~ 3 次 2 ~ 5mg/（kg·d），分 2 ~ 3 次（＜1mg/ml） 0.5 ~ 1.0mg/ml，每日 1 ~ 2 次 1ml/次（5 ~ 10mg/ml）
片剂 2万u，4万u 颗粒剂50万u	口服	10 ~ 15mg/（kg·d），分 2 ~ 3 次

注射亦可按 60 ~ 150mg/（m^2·d）计算，口服可按 300 ~ 450mg/（m^2·d）计算。

妥布霉素 Tobramycin

【别名】 妥布拉霉素 Nebcin

【作用与用途】 主要用于铜绿假单胞菌和其他革兰阴性杆菌，如大肠埃希和变形杆菌所引起的严重感染。如烧伤、败血症、呼吸道感染等。

【不良反应】 同庆大霉素，但较之为轻。

【注意事项】 虽毒性较庆大霉素低，但仍应警惕，勿长期或超量使用，疗程为 7 ~ 10 天。

【用法与用量】

规　格	用　法	小 儿 剂 量
注射剂 80mg（2ml）	肌内	2 ~ 3mg/（kg·d），分 2 ~ 3 次
	静滴	5mg/（kg·d），分 2 ~ 3 次（≤1mg/ml）

新生儿剂量为 1 ~ 2mg/（kg·d），分 2 次；亦可按 50 ~ 100mg/（m^2·d）计算；静滴按 150mg/（m^2·d）计算。

小诺米星　Micronomicin

【别名】 小诺霉素　沙加霉素　相模霉素　Sagamicin

【作用与用途】 抗菌作用同庆大霉素，对革兰阴性菌和阳性菌有广谱抗菌作用。对乙酰转移酶稳定，故对庆大霉素、卡那霉素、阿米卡星耐药的铜绿假单胞菌、变形杆菌、大肠埃希菌、沙雷菌、肺炎杆菌、肠杆菌属、葡萄球菌均有抗菌作用。多用于革兰阴性杆菌引起的呼吸道、泌尿道、肠道感染及败血症。

【不良反应】 偶见皮疹、瘙痒、发热及过敏性休克，白细胞减少，胃肠道反应以及肠道维生素 B、K 合成不足，其他同庆大霉素。

【注意事项】 肝、肾功能异常者慎用，对氨基苷类有过敏史者禁用，不宜与强利尿剂呋塞米、依他尼酸、神经肌肉接头阻滞剂、右旋糖酐等合用，新生儿、老年人、全身情况较差的患者及孕妇慎用。一般给药疗程不超过 14 天。

【用法与用量】

规　格	用　法	小 儿 剂 量
粉针剂 60mg，120mg	肌内 静滴	3 ~ 4mg/（kg·d），分 2 ~ 3 次
滴眼剂 3mg（ml）	滴眼	2gtt/次，分 3 ~ 4 次

亦可按 100 ~ 150mg/（m^2·d）计算。

西索米星　Sisomicin

【别名】　西索霉素　紫苏霉素

【作用与用途】　抗菌谱与庆大霉素近似，对金黄色葡萄球菌、大肠埃希菌、克雷伯杆菌、痢疾杆菌、沙门菌属、铜绿假单胞菌具有良好作用。对阳性球菌的作用优于其他氨基苷类药物，对部分 MRSA 有抗菌作用，对氨基糖苷类钝化酶稳定，对部分耐氨基苷类的细菌有效。

主要用于大肠埃希菌、痢疾杆菌、克雷伯杆菌、变形杆菌等革兰阴性菌引起的局部或系统感染（对中枢感染无效），对尿路感染作用尤佳。

【注意事项】　血药峰浓度超过 $10\mu g/ml$ 即显有毒性，用药期间应进行药物监测。肾功能不全者慎用。

【用法与用量】

规　格	用　法	小儿剂量
注射液 50mg（1ml） 75mg（1.5ml） 100mg（2ml）	肌内	3mg/（kg·d），分3次，疗程＜7～10 天

核糖霉素　Ribostamycin

【别名】　威他霉素　Vistamycin

【作用与用途】　抗菌作用与卡那霉素相似，但较卡那霉素略差，并与其有交叉耐药性。敏感细菌有葡萄球菌、肺炎杆菌、大肠埃希菌、奇异变形杆菌等，但对铜绿假单胞菌、结核杆菌无效。用于敏感菌所致的呼吸道、胸腔、腹腔、泌尿道感染，亦用于软组织、骨组织感染及败血症等。

【不良反应】　不良反应类似卡那霉素，但较之为轻，耳、肾毒性均较低，适于儿科应用。偶有皮疹、头痛、麻木、耳鸣、胸部压迫感，亦可致血尿素氮或转氨酶升高及注射部位疼痛等。

【注意事项】　与右旋糖酐、强利尿剂合并使用可加重肾脏损害，本品与卡那霉素有交叉耐药性。

【用法与用量】

规 格	用 法	小 儿 剂 量
注射剂 0.25g（1ml）、0.5g（2ml） 粉针剂 0.5g（50万u）、1g（100万u）	肌内	20～40mg/（kg·d），分2次

亦可按300～600mg/（m² · 次）计算。

异帕米星 Isepamicin

【别名】 羟氨丙酰庆大霉素B

【作用与用途】 对革兰阴性杆菌有较强抗菌作用，包括沙雷杆菌和铜绿假单胞菌，对金黄色葡萄球菌及耐甲氧西林的菌株亦有作用，且对多种钝化酶稳定。用于呼吸系统、泌尿系统和各类细菌性感染。

【不良反应】 肌内注射部位疼痛、硬结，视力模糊；肝功能ALT轻度升高，偶见AKP升高，一般停药2周后恢复。肾功能、听力、血常规未见异常变化。

【注意事项】 肝功能损害者慎用。

【用法与用量】

规 格	用 法	小 儿 剂 量
注射剂 0.2g（2ml）、0.4g	肌内 静滴	10～15mg/（kg·d），分2次

亦可按300～450mg/（m² · d）计算。

新霉素 Neomycin

【作用与用途】 抗菌作用与卡那霉素近似，但毒性较大，一般不作注射用。口服用于致病大肠埃希菌引起的腹泻，也用于肝昏迷患者，以杀灭肠道细菌，减少氨的形成，降低血氨。还用作腹部手术的术前准备；局部使用制成外用溶液或软膏，治疗皮肤及五官感染。

【不良反应】 肌内注射可致听力和肾脏的损害，毒性较大，一般不用。口服易引起便稀、腹泻、恶心等症状，长期口服可引起念珠菌二重感染和肠道黏膜萎缩性变化，从而导致吸收不良综合征。大量体腔内滞留，因可吸收而致肾、耳毒性和抑制呼吸。

【注意事项】 口服给药时间尽可能短，不超过 3 天；肠梗阻患者忌用；禁用于注射。

【用法与用量】

规 格	用 法	小 儿 剂 量
片剂 0.1g	口服	25 ~ 50mg/（kg·d），分 4 次

（五）大环内酯类

红霉素 Erythromycin

【别名】 Erythrocin Ethryn Erycin

【作用与用途】 抗菌谱与青霉素相似，对金黄色葡萄球菌、链球菌、肺炎球菌、白喉杆菌、炭疽杆菌等均有抑制作用，对百日咳杆菌、流感杆菌、布氏杆菌、脑膜炎双球菌以及某些分枝杆菌、放线菌、立克次体、某些螺旋体、病毒、阿米巴原虫、滴虫等有一定的抑制作用。主要用于对青霉素耐药或过敏的病例，如肺炎、败血症、伪膜性肠炎、急性乳腺炎、多发性疖肿、痈等。

【不良反应】 可有腹痛、腹泻、恶心，还可出现药物热、皮疹、血管神经性水肿；静脉注射时间过长、速度过快、浓度过高可引起静脉内疼痛和静脉炎；还可出现剧烈头痛，烧伤病人用后易发生血栓性静脉炎。

对肝脏的毒性以依托红霉素最强、琥乙红霉素及红霉素碱次之。

【注意事项】 肝功能不全者慎用，妊娠、哺乳期慎用；食物可影响其吸收，宜于饭前服。注射剂乳糖酸盐忌用 N. S. 溶解，口服红霉素碱忌与酸性药配伍，琥乙红霉素无苦味、耐酸、毒性小，适宜小儿服用。

对酸稳定性依托红霉素及琥乙红霉素较红霉素碱强,故服用红霉素碱需加等量小苏打,或服肠溶片。

【用法与用量】

规　格	用　法	小　儿　剂　量
片剂 0.1g, 0.25g 颗粒剂（0.625g）	口服	20～40mg/（kg·d），分3～4次
粉针剂（0.3g）	静滴	20～30mg/（kg·d），分3～4次（≤1mg/ml）
软膏 眼膏 0.5%，1.0%	涂局部 眼用	q. s. q. s.

口服亦可按体表面积计算，0.6～1.2g/（m^2·d），静滴按0.6～1g/（m^2·d）计算。

琥乙红霉素　Erythromycin　Ethylsuccinate

【作用与用途】　本品为红霉素乙酰琥珀酸酯,在体内水解释放出红霉素而发挥抗菌作用。无味,在胃液中稳定无刺激性,适于儿童应用。抗菌谱及适应证同红霉素。

【不良反应】　具有肝毒性,但较依托红霉素为低,久服可致胆汁淤积性黄疸。

【注意事项】　肝功能不全者慎用。孕妇、哺乳期妇女慎用。本品不受食物影响,可于食后服用。疗程不超过2周。

【用法与用量】

规　格	用　法	小　儿　剂　量
片剂 0.125g, 0.25g 颗粒剂 0.125g, 0.25g	口服	30～40mg/（kg·d），分3～4次

罗红霉素　Roxithromycin

【别名】　罗烯红霉素　罗力得　Rulide

【作用与用途】 本品为新一代大环内酯类抗生素，其抗菌谱和红霉素相似，对大多数呼吸道致病菌，如溶血性链球菌、肺炎球菌、流感嗜血杆菌、军团菌、肺炎支原体、衣原体及金黄色葡萄球菌均有抗菌活性。本品耐酸性强，体内活性优于红霉素。临床使用剂量低，不良反应小。适用于呼吸道感染，包括轻中度肺炎、耳鼻喉、生殖器及皮肤感染。

【不良反应】 个别病人有轻度胃肠道反应，包括恶心、呕吐、腹痛、腹泻等。停药后即消失。偶见一过性皮疹及转氨酶升高。

【注意事项】 对本品过敏的患者禁用，肝功能不全者、妊娠和哺乳期妇女慎用。禁与麦角胺配伍。

【用法与用量】

规　格	用　法	小 儿 剂 量
片剂 50mg，150mg，250mg 分散片（50mg，150mg） 胶囊剂（75mg） 颗粒剂（50mg，150mg） 干混悬剂（50mg）	口服	3mg/（kg·次），每日2次

克拉霉素　Clarithromycin

【别名】 甲红霉素　甲氧红霉素

【作用与用途】 本品既可抑制典型和非典型病原菌包括金黄色葡萄球菌、肺炎球菌、化脓性链球菌及肺炎支原体的生长，又可对产生β-内酰胺酶的流感嗜血杆菌和卡他布兰汉菌有抗菌性。本品比红霉素有着更好的药代动力学特点。临床主要用于呼吸道及尿路感染的治疗。

【不良反应】 胃肠反应发生率低于红霉素，常见有恶心和腹泻，对肝、肾无毒性。

【注意事项】 对大环内酯类抗生素过敏者禁用。有严重肾功能障碍的患者应酌情减量。

【用法与用量】

规　　格	用　　法	小　儿　剂　量
片剂 50mg，125mg，250mg 干糖浆（125mg） 胶囊剂 50mg，125mg，250mg	口服	15mg/（kg·d），分2次，疗程为7~14日
注射剂 150mg，500mg	静滴	20mg/（kg·d），分2次（0.5mg/ml）

阿奇霉素　Azithromycin

【别名】 阿红霉素　舒美特　希舒美　泰力特　维宏　派奇　齐宏　赛尔欣　Sumamed　Zithromax

【作用与用途】 本品与红霉素有相似的抗菌谱和不完全的交叉耐药性。可以在短的给药时间内获得较高的浓度及长时间的抗菌效果。用于敏感菌引起的呼吸道感染，如咽炎、扁桃体炎、中耳炎、鼻窦炎、气管炎、肺炎、皮肤、软组织感染，非多重耐药淋球菌及衣原体所致单纯性生殖器感染。

【不良反应】 常见有恶心、呕吐、腹痛、腹泻、消化不良等，过敏反应少见，偶见转氨酶升高。

【注意事项】 对大环内酯类抗生素过敏者禁用，妊娠及哺乳期妇女、严重肝肾功能不全者慎用。勿与麦角衍生物合用。

【用法与用量】

规　　格	用　　法	小　儿　剂　量
混悬剂 600mg，900mg 胶囊剂（250mg） 片剂（250mg）	口服	5~10mg/（kg·d），每日1次
粉针剂 0.125g（12.5万u） 0.25g（25万u） 0.5g（50万u）	静滴	疗程3~5日 10mg/（kg·d）（1mg/ml） 滴注时间：滴注3h 用药2日后改口服

麦迪霉素 Midecamycin

【别名】 美地霉素 麦地霉素 Medemycin

【作用与用途】 同红霉素。

【不良反应】 不良反应少，偶见胃肠道反应，皮疹等。

【注意事项】 本品很少透过胎盘和进入乳汁。

【用法与用量】

规 格	用 法	小 儿 剂 量
胶囊剂、肠溶片 0.1g，0.2g	口服	20~30mg/（kg·d），分3~4次

亦可按0.6~1g/（m² · d）计算。

交沙霉素 Josamycin

【别名】 角沙霉素

【作用与用途】 近似红霉素，但抗菌力略低，细菌不易产生耐药性，对红霉素耐药的葡萄球菌可部分对本品敏感。适应证和治疗范围大致同红霉素。

【不良反应】 有恶心等胃肠道反应，个别有皮肤瘙痒、药疹等。

【注意事项】 细菌对本品不产生诱导耐药，凡对本品耐药的细菌一般对红霉素也耐药。

【用法与用量】

规 格	用 法	小 儿 剂 量
片剂 50mg，200mg 干糖浆 100mg	口服	300mg/（kg·d），分3~4次

亦可按1.0g/（m² · d）计算。

乙酰麦迪霉素 Miocamycin

【别名】 美欧卡霉素

【作用与用途】 对葡萄球菌、溶血性链球菌、肺炎球菌、流感杆菌、肺炎支原体敏感。临床应用同红霉素，本品不诱导耐药，耐红霉素的细菌有时可对本品敏感。

【不良反应】　胃肠刺激性小，有恶心、呕吐、腹泻；偶有皮疹、荨麻疹等过敏症状及嗜酸性粒细胞增多；有时 AST、ALT 及碱性磷酸酶等上升；偶有口腔炎、口角炎。

【注意事项】　无大环内酯类特殊的苦味，适宜小儿服用。

【用法与用量】

规　格	用　法	小 儿 剂 量
片剂（0.1g） 干糖浆 1.0g 含 0.1g，0.2g 效价	口服	20~40mg/（kg·d），分 3~4 次

亦可按 0.6~1.2g/（m² · d）计算。

乙酰螺旋霉素　Acetylspiramycin

【作用与用途】　抗菌谱近似红霉素，对葡萄球菌、化脓性链球菌、肺炎链球菌、脑膜炎球菌、淋球菌、白喉杆菌、支原体、梅毒螺旋体有抗菌作用。

适用于上述敏感菌所致的扁桃体炎、支气管炎、肺炎、咽炎、中耳炎、皮肤和软组织感染、乳腺炎、胆囊炎、猩红热、牙科和眼科感染等。

【不良反应】　参见红霉素。

【注意事项】　本品受胃酸影响较轻，可饭后服用。与其他大环内酯类有密切的交叉耐药性。其他参见红霉素。

【用法与用量】

规　格	用　法	小 儿 剂 量
肠溶片 0.1g	口服 （整片吞服）	20~30mg/（kg·d），分 3 次 重症患者：40mg/（kg·d）

（六）林可酰胺类

克林霉素　Clindamycin

【别名】　氯洁霉素　氯林可霉素　克林达霉素　Lujiemycin
Dalactine

【作用与用途】　抗菌谱及适应证同林可霉素，但作用比其强，疗效也好。

【不良反应】　同林可霉素，但反应较轻。

【注意事项】　与林可霉素有交叉耐药性，与红霉素有拮抗作用，不可联合应用；不透过血脑屏障，不可用于脑膜炎的治疗；哺乳期妇女禁用。慎用于静脉注射。

【用法与用量】

规　格	用　法	小儿剂量
片剂、胶囊剂 75mg，150mg	口服	10～20mg/（kg·d），分3～4次
注射剂 150mg（2ml）	静滴	10～20mg/（kg·d），分2次（3mg/ml）

亦可按300～600mg/（m²·d）计算。

（七）多肽类

多黏菌素B　Polymyxin B

【别名】　Aerosporin

【作用与用途】　抗菌谱近似黏菌素或稍强。用于革兰阴性菌引起的感染，如铜绿假单胞菌引起的泌尿系感染、肺部感染、败血症、皮肤黏膜等处的感染。口服用于大肠埃希菌性肠炎、细菌性痢疾等。

【不良反应】　毒性同黏菌素，但较之为强，重复用药易致蓄积。

【注意事项】　肾功能不良者应减少用量，忌与肌松药合用。

【用法与用量】

规　格	用　法	小 儿 剂 量
粉针剂 50 万 u（1 万 u ＝1mg）	肌内	1 万～2 万 u/（kg·d），分 2～3 次
	静滴	1 万～2 万 u/（kg·d），分 1～2 次（1000～1500u/ml）
	鞘注	5000u～3 万 u/次（5000u/ml）

婴幼儿鞘注剂量 5000u～1 万 u/次；注射剂量亦可按 30 万～60 万 u/（m² · d）计算。

杆菌肽　Bacitracin

【作用与用途】　对革兰阳性球菌，包括耐药金黄色葡萄球菌，有强大的杀灭作用，对阴性球菌亦有抗菌作用。因其肾毒性过强，已不作全身用药，只限局部用药，用于敏感菌所致的皮肤、软组织、眼部感染，也可口含，治疗口腔及咽部感染。

【用法与用量】

规　格	用　法	小 儿 剂 量
含片 500u（片）	口含	250～500u/次，3 次/d
眼膏剂 1000u（2g）	涂眼	q. s.
软膏剂 4000u（8g）	外用	q. s.
外用溶液剂	外用	溶于等渗氯化钠注射液中，注入脓腔或局部外用，q. s.
灭菌粉剂	外用撒于患处	q. s.

二、硝咪唑类

甲硝唑　Metronidazole

【别名】　甲硝哒唑　灭滴唑　灭滴灵　佳尔纳　Flagyl　Clont
【作用与用途】　有强大的杀滴虫作用，并能杀灭肠道及组织阿米巴原虫、贾第鞭毛虫。适于治疗阴道滴虫病、阿米巴痢疾及阿米巴肝脓肿，也可用于厌氧菌感染。

【不良反应】 有食欲减退、恶心、呕吐等胃肠道反应；偶见头痛、失眠、皮疹、白细胞减少，如出现中枢系统中毒症状（如运动失调等），应立即停药；少数病例可见膀胱炎、排尿困难、肢体麻木、感觉异常，停药后可消失。

【注意事项】 哺乳及妊娠期前 3 个月的妇女，中枢神经系统疾病和血液病患者禁用。

【用法与用量】

规　格	用法	适应证	小儿剂量
片剂 0.2g，0.25g， 0.4g，0.5g	口服	阿米巴、贾第鞭毛虫	50mg/（kg·d），分3次，连用5~7日
注射剂 0.05g（10ml） 0.1g（20ml） 0.5g（100ml）	静滴	滴虫病、厌氧菌	15~20mg/（kg·d），分2~3次，疗程7~10日

替硝唑 Tinidazole

【别名】 磺甲硝咪唑　康多利　Conduli

【作用与用途】 本品对各种常见的致病厌氧菌和滴虫均有明显的杀灭作用，其活性较甲硝唑强 2~4 倍，而毒副作用明显比甲硝唑低，无致癌毒性。临床用于各种厌氧菌感染所致的腹膜炎、子宫内膜炎、输卵管炎、卵巢囊肿、败血症、脓胸、肺脓肿、急性溃疡性齿龈炎等。对各种原虫（滴虫、阿米巴原虫、蓝氏贾第鞭毛虫）感染性疾病疗效显著。

【不良反应】 恶心、厌食、腹泻、口中金属味，偶见头痛、疲倦、深色尿。过敏反应有皮疹、荨麻疹、血管神经性水肿、白细胞一时性减少。静滴部位偶致静脉炎。有时可出现神经系统障碍，如头晕、眩晕、共济失调等，停药可恢复。

【注意事项】 禁用于有血液病史者及器质性神经系统疾病者。

【用法与用量】

规　格	用　法	小　儿　剂　量
胶囊剂、片剂 0.25g，0.5g	口服	50mg/（kg·d），分1~2次
注射剂 0.4g（200ml）	静滴	30mg/（kg·d），分1~2次

奥硝唑　Ornidazole

【别名】 氯丙硝唑　Tibetal　Omidal

【作用与用途】 系一人工合成硝咪唑衍生物。能抑制细菌脱氧核糖核酸的合成，干扰细菌生长、繁殖，最终导致细菌死亡；对阿米巴原虫氧化还原反应也有抑制作用，导致原虫氮链断裂而死亡；此外对滴虫也有强大的杀灭作用。抗菌活性较甲硝唑强，起效快，且毒性较低。对拟杆菌属、梭杆菌属、消化球菌、消化链球菌、韦氏球菌属、真杆菌属等均有抗菌活性。对滴虫、阿米巴原虫、麦地那龙线虫等微生物亦具有较强的灭菌活性。用于防治厌氧菌感染，如败血症、胃窦炎、伪膜性肠炎及痤疮等，亦用于阿米巴痢疾、肠外急性阿米巴病、贾第鞭毛虫病、滴虫病、丝虫病等。

【不良反应】 常有食欲减退，味觉改变，口干、口腔金属味，恶心、腹痛、腹泻或便秘；少数患者可出现皮疹、荨麻疹、瘙痒、药热等过敏反应；可发生可逆性中性粒细胞减少；亦可有头痛、眩晕，大剂量可出现癫痫发作和肢体麻木、感觉异常、共济失调等。

【注意事项】 对本品或咪唑类药物有过敏史者禁用；血液病患者禁用；有癫痫病史及中枢神经疾患者禁用；肝功能不全患者慎用；用药在7天以上者应定期检查血常规；6个月以下婴儿慎用。

【用法与用量】

规　格	用　法	小　儿　剂　量
片剂 0.5g	口服	厌氧菌感染：10mg/（kg·次），每日2次 贾第鞭毛虫感染：25～40mg/（kg·d），每日1次 阿米巴病：25mg/（kg·d），分2次，疗程5～7日
注射剂 0.25g（5ml） 0.25g（100ml） 0.5g（100ml）	静滴	厌氧菌感染：首剂10～20mg/（kg·次），以后10mg/（kg·次），1次/12h，疗程3～6日

三、噁唑酮类

利奈唑胺　Linezolid

【别名】　Zyvox

【作用与用途】　对肠球菌和葡萄球菌起抑菌作用，对链球菌多数菌株起杀灭作用。临床用于控制耐万古霉素类肠球菌所致的系统感染，也可用于耐甲氧西林金黄色葡萄球菌经万古霉素治疗无效的病例。

【不良反应】　有消化道症状，失眠、头晕、药物热、皮疹等。检验可见血小板减少、白细胞、中性粒细胞减少，ALT、AST、LDH、ALP、酯酶、淀粉酶、总胆红素、BUN和肌酐等发生变化。

【注意事项】　本品是对肠球菌的有效药物，也是对耐万古霉素细菌的备选药物，作为后续用药，临床不应轻易使用。服药必须避开高脂饮食。有高血压病史者用药期间应注意观察。本品有单胺氧化酶抑制作用，禁用儿茶酚胺类药物、抗抑郁药、含酪胺食物及含醇饮料等，以防血压异常升高。

【用法与用量】

规　格	用　法	小　儿　剂　量
片剂（200mg） 粉针剂（200mg）	口服 静滴	10～20mg/（kg·d），分1～2次 连用10～28日

四、其他抗菌药物

鞣酸小檗碱　Berberin Tannate

【别名】　无味黄连素

【作用与用途】　口服不被吸收，在肠道中分解生成小檗碱及鞣酸，同时起抗菌及收敛作用。适用于痢疾杆菌、大肠埃希菌引起的肠炎、痢疾。因口服无苦味儿童易于接受。

【不良反应】　偶见皮疹、药物热。

【用法与用量】

规　格	用　法	小儿剂量
片剂 0.1g，0.3g	口服	20mg/（kg·次），3次/d（首剂加倍）

大蒜素　Allitrid

【作用与用途】　对革兰阳性球菌、阴性杆菌（痢疾杆菌、大肠埃希菌、伤寒杆菌、百日咳杆菌）以及真菌、病毒、阿米巴原虫、阴道滴虫、蛲虫等均有抑制或杀灭作用。临床用于肺部和消化道真菌感染，如隐球菌性脑膜炎、急慢性菌痢或肠炎、百日咳、肺结核等，并有降低血胆固醇、三酰甘油和脂蛋白作用。

【不良反应】　静滴时有局部刺激性疼痛，但在使用数次或进一步稀释后，疼痛有所减轻。高浓度注射时，可使红细胞溶解。

【用法与用量】

规　格	用　法	小儿剂量
胶囊剂 20mg 注射剂 5ml∶60mg	口服 静滴	10～20mg/次，3次/d 60～120mg/次，1次/d（0.1～0.15mg/ml）

五、抗结核药

异烟肼 Isoniazid

【别名】 雷米封 Rimifon INH

【作用与用途】 对结核杆菌有杀灭作用，主要用于各种结核病的治疗，除轻型早期结核外，多与其他抗结核药物联用，以延缓耐药性的产生和增强疗效。

【不良反应】 常见兴奋、失眠、头痛、反射亢进，严重者可出现多发性神经炎，精神异常和中枢神经中毒症状（易怒、欣快感、全身抽搐、昏迷等），大剂量可损害肝、肾，亦可引起过敏性皮疹、发热、粒细胞减少、排尿困难、代谢性酸中毒。

【注意事项】 当出现神经系统不良反应后，可加服维生素 B_6。有肝、肾功能障碍、癫痫史、精神病患者应慎用或禁用；小儿对本品耐受性好，很少发生不良反应。

【用法与用量】

规 格	用 法	小 儿 剂 量
片剂 0.1g	口服	10~20mg/（kg·d），每日 1 次
注射剂 50mg（2ml） 100mg（2ml）	静滴	10~20mg/（kg·d），每日 1 次（1mg/ml）
	静注	10~20mg/（kg·d），每日 1 次（5mg/ml）
溶液（10%）	气溶疗法	

亦可按 450mg/（m^2·d）计算；儿童急性粟粒型肺结核和结核性脑膜炎，用量可增至 30mg/（kg·d）。

帕司烟肼 Pasiniazid

【别名】 力克肺疾 百生肼

【作用与用途】 本品对结核杆菌有高度选择性作用，对细胞内外结核杆菌均有杀灭作用。

用于各型肺结核及其他结核如肾、肠、骨关节和淋巴结核，结核性脑膜炎、胸膜炎、腹膜炎及心包炎等。

【不良反应】 长期服用可见周围神经炎，偶见转氨酶升高，皮疹。

【注意事项】 有肝肾功能障碍、精神病、癫痫患者禁用。用本品代替异烟肼治疗结核应不间断地服用 3 个月以上，需经医生允许方可停药。在慢性酒精中毒、营养不良、糖尿病、孕妇及维生素 B_6 缺乏症患者，应酌加维生素 B_6，以防止或减少周围神经炎的发生。

【用法与用量】

规 格	用 法	小 儿 剂 量
片剂 100mg	口服	$10 \sim 20mg/$（kg·d），分 3 次，疗程 >3 个月

吡嗪酰胺 Pyrazinamide

【别名】 Tebrazid Aldinamide Pyrafat PZA

【作用与用途】 对结核杆菌有杀菌作用，与异烟肼合用可增强后者的杀菌作用，对耐链霉素和异烟肼的结核杆菌有效，为一线抗结核药治疗无效时的二线用药，常与其他抗结核药物联合应用。

【不良反应】 主要表现为对肝脏的损害和胃肠道反应，尚有药热、皮疹、眩晕、对光过敏、急性痛风、关节痛及肝功能异常等。

【注意事项】 定期检查肝功能，如有损害，应立即停药。肾功能不良、糖尿病及痛风患者慎用。

【用法与用量】

规 格	用 法	小 儿 剂 量
片剂 0.25g	口服	$30mg/$（kg·d），分 2～3 次，不超过 0.75g/d

亦可按 $800 \sim 900mg/$（m^2·d）计算。

六、抗真菌药

球红霉素 Globorubermycin

【别名】 福华霉素 抗真菌抗生素 414 Antibiotic 414

【作用与用途】 体外实验证明对白色念珠菌、新型隐球菌、曲菌、镰刀菌、癣菌等有抑制作用。对深部真菌感染有效。静脉滴注用于治疗全身系统感染，如新型隐球菌脑膜炎、肺念珠菌病、泌尿系统真菌感染，也可外用于皮肤、黏膜浅表部真菌感染，对局部腔道感染也有效。

【不良反应】 较两性霉素 B 反应轻，局部应用有刺激性和痛感，全身用药开始有寒战发热，个别病例可发生皮肤苍白，注射部位发生静脉炎，应用抗组胺药或皮质激素可使反应减轻。

【注意事项】 本品对光、热、酸、碱都不稳定，溶液在冰箱内 0℃可保存 2 天，溶解后应立即使用。本品为去氧胆酸钠的复合物，易溶于水。

【用法与用量】

规　格	用　法	小　儿　剂　量
注射剂 0.1g, 0.2g (0.1g = 2 万 u)	静滴	开始剂量：0.2mg/kg 以后每次增加：0.2 ~ 0.4mg/kg 直至 2 ~4mg/ (kg·d) qd 或 qod，疗程 1 ~2 月
	鞘注	真菌性脑膜炎：0.02 ~ 0.1mg/kg，从小剂量开始，须用小量地塞米松
气雾剂 0.3% ~1%	气雾吸入	2ml/次，3 ~4 次/d，疗程 7 ~10 日

灰黄霉素 Griseofulvin

【作用与用途】 本品能有效地抑制各种皮肤癣菌，其中包括表皮癣菌、小孢子菌和毛发菌属，对红色发癣菌、黄癣菌和迭瓦癣菌作用尤强，但对花斑癣菌、白色念珠菌和深部真菌病无效。由于不易透过角质层，故外用无效，仅供口服使用。

【不良反应】 可有嗜睡、头晕、易激动、失眠等，长期应用可发生中毒性肝炎或急性肝坏死，个别病例可出现胆汁淤积性黄疸，粒细胞减少、药物热、皮肤过敏反应，也可出现暂时性蛋白尿、管型尿及心动过速等。

【注意事项】 油类食品有助于吸收，宜饭后服用。本品可使乙醇作用加强，使用期间应忌饮酒。有酶促作用，与华法林同服可使其抗凝血作用减弱，与巴比妥类同服可使本品作用减弱。用药期间应定期检查肝、肾功能及血常规。肝功能不全患者及孕妇禁用。

【用法与用量】

规　格	用　法	小 儿 剂 量
片剂 0.1g	口服	15～20mg/（kg·d），分2～4次，饭后服，显效后用量减半

制霉菌素　Nystatin

【别名】 制霉素　Fungicidin　Mycostatin

【作用与用途】 抗菌谱与两性霉素 B 相似，但作用弱，对阴道滴虫也有抑制作用。用于口腔、皮肤、黏膜、消化道的白色念珠菌感染，对阴道念珠菌和滴虫也有效，在应用抗生素治疗中，间歇使用本品可防止霉菌引起的二重感染，也可预防新生儿鹅口疮。

【不良反应】 口服后可引起恶心、呕吐或腹泻；阴道栓剂应用后可引起白带增多。

【注意事项】 本品口服吸收不良，不作深部感染用药。

【用法与用量】

规　格	用　法	小 儿 剂 量
片剂 25万u，50万u	口服	<2岁：10万～20万u/次 >2岁：25万～50万u/次 4次/d
甘油剂 50万u（10ml）	涂口腔	q. s.
软膏（10万u/g）	外用	q. s.

曲古霉素 Trichomycin

【别名】 抗滴虫霉素 杀菌霉素 发霉素 Trichonat Hachimycin Cabimicina

【作用与用途】 对酵母菌、念珠菌、新生隐球菌、黑霉菌、滴虫、阿米巴原虫均有强抑制作用。用于鹅口疮、霉菌性咽炎、肠炎、阴道炎等，也用于预防霉菌性二重感染。

【不良反应】 偶见食欲减退、恶心、呕吐、腹泻等，外用于阴道可引起局部刺激烧灼感，个别病人白带增多。

【注意事项】 口服不吸收，不作深部抗霉菌感染用药。

【用法与用量】

规 格	用 法	小 儿 剂 量
片剂 5万u, 10万u	口服	0.5万~1万 u/（kg·d），分3~4次

克霉唑 Clotrimazole

【别名】 氯代三苯甲咪唑 氯苯甲咪唑 抗真菌一号 Canesten Lotrimin Mycosporin

【作用与用途】 外用于念珠菌、曲霉菌、隐球菌、藻菌所致的深部感染，如肺、肠道、泌尿系统感染，脑膜炎、败血症等，外用治疗体癣、手足癣、甲沟炎、耳霉菌病等。

【不良反应】 主要有胃肠道反应，如灼热感、食欲减退、恶心，偶可导致呕吐、腹痛和腹泻，少数病例可发生 ALT 升高、白细胞减低、尿道烧灼感、荨麻疹、兴奋、失眠。

【注煮事项】 服药期间注意多饮水，肝功能不全者慎用。

【用法与用量】

规 格	用 法	小 儿 剂 量
霜剂 1%~3%	局部外用	q. s.

特比萘芬 Terbinafine

【别名】 疗霉舒 Lamisil

【作用与用途】 本品为丙烯胺类第一个口服有效的抗真菌药，对浅表真菌感染疗效较为理想，主要用于毛癣菌、大小孢子菌、絮状表皮癣菌所致的甲癣、手足癣、体癣、毛发癣等浅部真菌感染及白色念珠菌所致的局部感染，但对花斑癣无效。

【不良反应】 有一过性胃肠道反应及皮肤过敏反应和局部黏膜烧灼感，偶可发生肝功能异常和中性粒细胞减少。

【注意事项】 对本品过敏者禁用。肝、肾功能不全者剂量应减半应用。

【用法与用量】

规　格	用　法	小儿剂量
片剂 125mg，250mg	口服	3~5mg/（kg·d），q.d. 疗程1~12周
霜剂 100mg（10g），150mg（15g）	外用	1~2次/d，q.s.

七、抗病毒药

利巴韦林 Ribavirin

【别名】 病毒唑 三氮唑核苷 Virazole

【作用与用途】 为广谱抗病毒药，对多种 RNA 和 DNA 病毒都有抑制作用，对疱疹病毒最敏感。用于治疗上呼吸道病患感染，治疗小儿腺病毒肺炎及流行性出血热的早期治疗，也可用于甲型肝炎，能明显降低血清胆红素和转氨酶，迅速改善症状。

【不良反应】 大剂量长期应用可致游离胆红素升高，网织细胞升高，并导致贫血，停药可恢复。

【注意事项】 本品对细胞 DNA 有一定影响，但仅在血液浓度为 200~1000μg/ml 时呈现毒性反应，故使用时应注意剂量不可过大。

【用法与用量】

规　格	用　法	小　儿　剂　量
注射剂 0.1g（1ml） 0.2g（100ml）	肌内 静滴	10～15mg/（kg·d），分2次，连用3～7日
片剂（0.1g） 口服液 0.15g（5ml） 0.3g（10ml）	口服	10～15mg/（kg·d），分3～4次，连用10日
含片　2mg	口含	2mg/次，4次/d
滴眼剂　0.5%	滴眼	6次/d，q. s.
滴鼻剂　1.0%	滴鼻	3～4次/d，q. s.
溶液剂　1.0%	气雾吸入	10～20ml/次，2次/d

亦可按300～450mg/（m^2·d）计算。

阿昔洛韦　Aciclovir

【别名】　无环鸟苷　Acyclovir　Zovirax　ACV

【作用与用途】　有广谱抗病毒作用，为抗疱疹病毒化疗剂的首选药。对疱疹病毒Ⅱ型、巨细胞病毒和EB病毒也有抑制作用。用于疱疹性角膜炎、单纯疱疹、带状疱疹、疱疹性支气管炎、生殖器疱疹和疱疹性脑炎。

【不良反应】　局部偶见轻度刺激，皮肤发红、瘙痒、脱皮，静滴偶见血尿素氮及肌酐水平升高、口干等。

【注意事项】　与干扰素、齐多夫定（AZT）合用可提高疗效、减低剂量和毒性反应。口服吸收率低（约15%），多用静脉滴注及外用。

【用法与用量】

规　格	用　法	小　儿　剂　量
粉针剂（0.25g，0.5g） 注射剂 100mg（100ml） 250mg（250ml）	静滴	15mg/（kg·d），分2～3次 （5mg/ml）
滴眼剂　0.1% 眼膏剂　3%	眼用	6次/d，q. s.
霜膏　3%	局部涂擦	3次/d，q. s.

亦可按450mg/（m^2·d）计算。

更昔洛韦 Ganciclovir

【别名】 丙氧鸟苷 GCV DHPG Cymevene

【作用与用途】 本品为核苷类抗疱疹病毒的药物。抑制巨细胞病毒（CMV）的效果比阿昔洛韦强50倍，适用于CMV感染，如CMV肺炎，尤其用于免疫功能不足者。适应证包括艾滋病（AIDS）患者的CMV视网膜炎，AIDS和脏器移植病人有CMV胃肠病（食管炎、结肠炎）以及骨髓移植病人的预防性用药。其作用机制与阿昔洛韦相似。

【不良反应】 AIDS病人，特别是正在服用齐多夫定的病人可发生粒细胞减少，并有致畸和致癌的可能。有轻度肾功能损害。

【注意事项】 孕妇及哺乳期妇女禁用，有肾功能损害的病人应适当减量。尽量避免与齐多夫定并用，并用时应定期检查血常规。本品碱性强，滴注速度宜慢。

【用法与用量】

规　格	用　法	小儿剂量
粉针剂 50mg，250mg，500mg	静滴	5mg/（kg·次），分2次，连用14日 维持治疗：6mg/（kg·d），每周用5日， 或5mg/（kg·d），每周用7日

阿糖腺苷 Vidarabine

【别名】 Ara－A Arabinosyl Adenine

【作用与用途】 有抗单纯疱疹HSV_1和HSV_2作用。用于治疗单纯疱疹病毒性脑炎及免疫抑制病人的带状疱疹和水痘感染。本品的单磷酸酯有抑制乙肝病毒复制的作用，也可用于乙型肝炎的治疗。

【不良反应】 胃肠道反应常见恶心、呕吐。偶见骨髓抑制，红细胞、白细胞、血小板减少。尚可见震颤、眩晕、幻觉、共济失调、疼痛综合征，并可致血清转氨酶升高，血胆红素升高等。

【注意事项】 超剂量使用可出现严重不良反应。大量输注液体需注意水电平衡。不可静脉推注或快速滴注。配得输液不可冷藏以免析出结晶。与别嘌呤醇合用可致严重神经毒性反应。

【用法与用量】

规　格	用　法	小　儿　剂　量
注射剂 200mg（1ml） 1000mg（5ml） 粉针剂（200mg）	静滴	开始剂量：10mg/（kg·d），缓慢滴注12h后改为5～7.5mg/（kg·d） 用药2周停，7～10日为一疗程 （0.4mg/ml）

齐多夫定　Zidovudine

【别名】　叠氮胸苷　Azidothymidine　Retrovir　AZT

【作用与用途】　本品竞争抑制人免疫缺陷病毒逆转录酶，用于治疗艾滋病和艾滋病相关综合征。本品对 EB 病毒和乙型肝炎病毒也有效。此药可以单独应用，作用预防用药和阻断母婴传播。

【不良反应】　主要是骨髓抑制、贫血、白细胞减少，淋巴结肿胀和神经系统异常，如癫痫、精神错乱、狂躁等，此外还有头痛、无力、发热、恶寒、肌痛、渗出性多形性红斑、肝功能变化、指甲色素沉着、皮疹和腹部不适。

【注意事项】　用药期间定期检查血常规，若发生骨髓抑制征象时应予以输血，并应适当减少剂量或停药；凡能引起细胞毒性、肾毒性和不良血液变化的药物不宜与本品联用；待患者机会性感染发生率明显减少，体重、T淋巴细胞数、病毒血症和抗体量都获得改善后，可改用口服维持量。肝、肾功能不良的患者应适当减少用量。一般疗程为24周至1年。突击疗程为6周。本品的组织分布广泛而迅速，也分布于脑。本品 $t_{1/2}$ 为 1～1.5h。

【用法与用量】

规　格	用　法	小　儿　剂　量
胶囊剂（100mg） 注射剂 200mg（10ml）	口服 静滴	4～6mg/（kg·次），每日2～3次 3mg/（kg·次），每日4～6次，连用2周，后转口服

口服亦可按 500mg/（m²·d）计算；静滴按 200～400mg/（m²·d）计算。

酞丁胺　Ftibamzone

【别名】　增光素　Ftiloxazone　Phethiobuzone

【作用与用途】　抗沙眼衣原体，用于治疗各型沙眼。也用于病毒性角膜炎、带状疱疹、尖锐湿疣、扁平疣等。

【用法与用量】

规　格	用　法	小　儿　剂　量
滴眼剂、眼膏（0.1%） 软膏（0.1%）	眼用 外用	q. s.，3~6 次/d q. s.，3 次/d

羟苄唑　Hydrobenzole

【作用与用途】　抑制病毒感染细胞的 RNA 聚合酶，用于流行性出血性结膜炎。

【用法与用量】

规　格	用　法	小　儿　剂　量
滴眼剂（0.1%）	滴眼	1~2 次/h，q. s.

膦甲酸钠　Foscarnet Sodium

【别名】　Foscavir　PFA

【作用与用途】　为广谱抗病毒药，可抑制多种 DNA 病毒。本品不需细胞内磷酸化，本身即为活性化合物，故抗病毒作用受细胞影响较小。用于 AIDS 患者并发的巨细胞病毒视网膜炎，耐丙氧鸟苷的病毒株所引起的进行性疾病及耐无环鸟苷的单纯疱疹和水痘—带状疱疹病毒感染。对爆发性肝炎及慢性肝炎也有一定疗效。

【不良反应】　主要为肾损伤及低血钙、低血钾、低血镁和肝功能异常。此外，尚有发热、恶心、贫血、疲乏、头痛、白细胞减少、生殖器溃疡、癫痫及其他中枢神经障碍。在体内外本品可引起染色体损伤，并可蓄积在骨基质中。

【注意事项】 本品的主要毒性是肾损害，在常规静脉注射前先给5%～10%葡萄糖注射液或 N.S. 进行水化后再输注本品。肝、肾功能不良者慎用，孕妇及哺乳期妇女禁用，用药期间应注意血常规和电解质的改变，并及时采取相应的措施。

本品与齐多夫定、干扰素等有协同抗病毒作用。

【用法与用量】

规　格	用　法	小儿剂量
粉针剂（6g） 注射剂 600mg（250ml） 1200mg（500ml）	静滴	60mg/（kg·次），每日3次，疗程2～3周 维持量：90～120mg/（kg·d） 注射液用 N.S. 稀释后使用

干扰素 α　Interferon－α

【别名】 人白细胞干扰素 α－Interferon（Ⅰ型）　人纤维母细胞干扰素 β－Interferon（Ⅰ型）　人淋巴母细胞干扰素 γ－Interferon 免疫干扰素（Ⅱ型）　IFN

【作用与用途】 本品能抑制病毒复制，选择性地抑制病毒的 mRNA 与宿主细胞核蛋白体的结合，使病毒的蛋白合成障碍。本品对肿瘤细胞蛋白质合成也有抑制作用，从而可以抗肿瘤。RNA 病毒对本品均敏感，而 DNA 病毒的敏感性较差，细胞内寄生的衣原体和原虫对本品也敏感。临床上用于治疗流感及其他呼吸道病毒感染、乙型肝炎、单纯疱疹、带状疱疹、风疹、麻疹、水痘、天花、狂犬病、进行性多发性脑白质病等病毒感染性疾病以及乳腺癌、成骨肉瘤、青少年咽部乳头状瘤、黑色素瘤、多发性骨髓瘤、神经纤维瘤、慢性白血病、鼻咽癌、肾癌、膀胱癌、宫颈癌、子宫颈糜烂及尖锐湿疣等。

【不良反应】 毒性很低，抗原性很弱。少数病人可有寒战、恶心、呕吐、肌痛等不良反应。大剂量长期使用时，可出现疲乏、无力、胃肠不适、中等度发热、AST 活性升高，以及四肢麻木、感觉异常等不良反应。偶可见白细胞、血小板、网织红细胞减少，可能与本品抑制造血细胞的分裂有关。曾见儿童生长抑制和脱发。上述不良反应在停药后均可消失。局部应用时未见不良反应。

【注意事项】 本品有高度种属特异性，本品必须从人的组织细胞制备；反复使用本品的部分患者，血中可出现干扰素抗体，使疗效下降；儿童使用剂量不宜过大，疗程不宜过长。

【用法与用量】

规　格	适应证	用法	小儿剂量
注射剂 100万u（1ml） 300万u（瓶）	慢性活动性肝炎	肌内	20万u/（kg·d），疗程1～2周
	带状疱疹		2万u/（kg·d），连用5日
	肿瘤、病毒感染	肌内 静滴	2万～60万u/（kg·次），1～3次/w
滴眼剂 100万～150万u(1ml)	病毒性角膜炎	滴眼	1～3gtt/次，3次/d
滴鼻剂 5000～10000u（1ml）	鼻、上呼吸道感染	滴鼻	1～3gtt/次，3次/d
气雾剂 8000～12000u（1ml）	呼吸道感染	雾化吸入	10～20ml/次，3次/d
软膏 4000u（1g）	带状疱疹 生殖器疣	局部涂擦	4～6次/d，q.s.

第二章
抗寄生虫药物

一、抗疟药

（一）控制疟疾症状的药物

硫酸奎宁　Quinine Sulfate

【别名】　奎宁　Chininum

【作用与用途】　能抑制疟原虫红内期的繁殖或将其杀灭，故有控制症状发作的作用，对间日疟效果最好，三日疟次之，恶性疟最差。对疟疾的复发、传播及病因性预防都无效。此外能抑制体温中枢的兴奋性，具有解热作用，并可增强子宫的节律性收缩，也可用于对氯喹耐药的恶性疟。

【不良反应】　常用头痛、耳鸣、眼花、恶心、呕吐、视力及听力减退，停药后可恢复；具有特异质的病人可引起急性溶血、皮炎、瘙痒、血管神经性水肿及支气管哮喘；中毒时有发热、烦躁、谵妄，严重者可致体温、血压下降，最后呼吸麻痹而死亡；偶见溶血性贫血、光敏反应、心律不齐、低血压等。

【注意事项】　妇女经期慎用，孕妇禁用，心肌病患者忌用。

【用法与用量】

规　格	用　法	小儿剂量
片剂 0.15g, 0.2g, 0.3g	口服	10mg/（kg·次），每日3次，连服7日

亦可按900mg/（m^2·d）计算。

盐酸奎宁　Quinine Hydrochloride

【别名】　金鸡纳霜　鸡纳碱

【作用与用途】 同硫酸奎宁。可注射用于有昏迷症状的恶性疟患者。

【注意事项】 用药过程应随时注意观察患者心脏及血压的情况；静注易致休克者不宜采用，但可稀释后静滴；因有刺激性，一般不采用肌注给药。对不能口服的患者，可用深部肌注，以免引起组织坏死，神志清醒后立即改口服用药，妇女经期慎用，孕妇禁用。

【用法与用量】

规 格	用 法	小 儿 剂 量
片剂	口服	10mg/（kg·次），每日 3 次，连用 7 日
0.12g, 0.3g 注射剂	肌内 （深部）	5 ~ 10mg/（kg·次），每日 2 次
0.25g（1ml） 0.5g（1ml） 0.25g（10ml）	静滴	5 ~ 10mg/（kg·次），每日 1 次（0.5 ~ 1mg/ml）

亦可按 150 ~ 300mg/（m² · 次）计算。

优奎宁 Euquininum

【别名】 无味奎宁 碳酸乙酯奎宁 Quinine Aethylcarbonate

【作用与用途】 同硫酸奎宁。因无苦味，适合儿童服用，剂量可稍增大。

【用法与用量】

规 格	用 法	小 儿 剂 量
片剂（0.1g）	口服	30mg/（kg·d），分 3 次，连服 7 日

亦可按 900mg/（m² · d）计算。

（二）预防疟疾的药物

乙胺嘧啶 Pyrimethamine

【别名】 息疟定 达拉匹林 Daraprim

【作用与用途】 本品为二氢叶酸还原酶抑制剂，通过抑制细胞核的分裂而使疟原虫的繁殖受到抑制。对某些恶性疟及间日疟的红前期有抑制作用，是较好的预防药，预防作用可维持 1 周。本品对疟原虫配子体无明显作用，但含药血液进入蚊体后，可影响配子体在蚊体内的发育，故可阻断传播。常与伯氨喹合用以抗复发，也可用于预防中枢神经系统白血病。

【不良反应】 稍有过量或误服即可引起中毒，常见恶心、呕吐、头痛、头晕、昏迷、抽搐，亦有致死的报道；偶可引起红斑样、水疱样皮疹，长期服用可见骨髓抑制和消化道症状，可致巨幼红细胞贫血和白细胞减少。

【注意事项】 本品有高度的蓄积性，肾功能不良者慎用；长期用药应定期检查血常规。

【用法与用量】

规 格	用 法	小 儿 剂 量
片剂 6. 25mg, 25mg	口服	预防：<8 岁，12. 5mg/次；>8 岁，25mg/次 1 次/10 ~ 14d 抗复发：剂量同上，1 ~ 2 次/d，连服 2 日

二、抗阿米巴病药

卡巴肿 Carbarsone

【别名】 苯肿酸脲 对脲基苯肿酸 碳酰苯肿 Fenarsone Aminarsone

【作用与用途】 能杀灭阿米巴滋养体及包囊体，用于急、慢性阿米巴痢疾，对肠外阿米巴病无效；还可用于阴道滴虫及丝虫病（对成虫有效，对微丝蚴无效）。

【不良反应】 偶有皮疹、恶心、呕吐、腹泻，严重者可出现体重减轻、多尿、肝肾损害、胃炎、粒细胞减少、剥脱性皮炎、肠道出血等，出现这些反应时应立即停药。

【注意事项】 若出现中毒症状，必要时可用二巯基丙醇治疗；肝肾功能减退及对砷剂敏感的患者禁用。

【用法与用量】

规　格	用　法	小儿剂量
片剂 0.1g, 0.2g	口服	8~10mg/（kg·d），分3次，连服10日，隔10日后可重复一疗程

亦可按300mg/（m² · d）计算。

喹碘方　Chiniofon

【别名】 药特灵　安痢生　Yatren

【作用与用途】 对阿米巴滋养体有杀灭作用。主要用于无症状的或慢性阿米巴的治疗，对急性阿米巴及较顽固的病例，宜与依米丁、甲硝唑合用，可收根治效果。对肠外阿米巴无效。

【不良反应】 大剂量可引起腹泻及其他胃肠道反应及肝功能减退。

【注意事项】 碘过敏、甲状腺肿大、肝肾功能不良者禁用。

【用法与用量】

规　格	用　法	小儿剂量
片剂 0.25g	口服	20mg/（kg·次），每日3次，连用7~10日
	保留灌肠	1.0~2.0g/次，每日1次，溶于 N.S.，连用7日（10mg/ml）

亦可按600mg/（m² · 次）计算。

磷酸氯喹　Chloroquine Phosphate

【别名】 氯喹啉　止疟片

【作用与用途】 对肠外阿米巴有效，特别是对阿米巴肝脓肿效果尤佳，而对阿米巴痢疾无效，对胆道梨形鞭毛病亦有一定疗效，对肺吸虫病、支睾吸虫病及绦虫病亦有相当疗效。亦可用于某些胶原性疾病，红斑狼疮肾病综合征等。剂量与抗阿米巴同，疗程可延长。

【不良反应】 有轻度皮肤瘙痒、胃肠道反应、耳鸣、头晕、烦躁，用量大、时间久可能引起紫癜、脱毛、毛发变白、剥脱性皮炎、视野缩小、角膜及视网膜变性及白细胞减少等。个别病人可引起药物性精神病。心律失常及阿－斯综合征等。

【注意事项】 若超剂量使用可有中毒或致命的危险；本品有产生耐药的可能性，在大量预防用药时应注意。本品 0.25g 相当氯喹盐基 0.15g。

【用法与用量】

规 格	用 法	小 儿 剂 量
片剂 0.2g，0.25g	口服	阿米巴病：第1、2日，20～30mg/（kg·d），分2～3次，以后10mg/（kg·d），分1～2次，连服14～20日

双碘喹啉　Diiodohydroxyquinoline

【别名】 双碘羟喹　双碘喹　双碘方　Diodoquin

【作用与用途】 与喹碘方相似，对滋养体有杀灭作用。主要用于慢性阿米巴痢疾和肠道滴虫病。

【不良反应】 同喹碘方，但不良反应较轻，适于小儿患者。

【用法与用量】

规 格	用 法	小 儿 剂 量
片剂 0.2g，0.6g	口服	10mg/（kg·次），每日3次，疗程20日

亦可按 300mg/（m²·次）计算。

三、抗血吸虫病药

酒石酸锑钾　Antimony Potassium Tartrate

【别名】 吐酒石　Tartar Emetic　APT

【作用与用途】 本品对血吸虫成虫有直接作用，能扰乱虫体的代谢而使其机体及吸盘机能丧失，不能吸附在血管壁上，随血液流入肝脏而被炎性组织包围，破坏、消灭。它还能使虫体生殖系统变性，为血吸虫病病因治疗的主药。

【不良反应】　有恶心、呕吐、腹痛、腹泻、食欲减退、头痛、头晕、咳嗽、关节痛、肌肉痛、发热、皮疹、血压降低等；严重时有肝脏肿大、黄疸、蛋白尿、管型尿、心律不整、心动过缓、过速及阿 - 斯综合征等；药液漏出血管可致局部疼痛，甚至组织坏死，同一血管反复注射可产生静脉炎；急性中毒可出现高热与昏迷。

【注意事项】　治疗期间如发现严重反应，如剧烈呕吐、全身怠倦时应中止治疗；治疗完毕后的病人需休息 3 ~ 5 日；对孕妇、小儿、老人、急性传染病、肝硬变、黄疸、腹水、呕血、高血压、心脏病、肾脏病患者忌用此疗法；静注宜缓慢，应经常更换注射部位，药液勿漏出血管；针剂中若出现沉淀物则不能使用；早期要注意过敏反应，后期要注意中毒反应，中期常见胃肠反应。

【用法与用量】

规　格	用　法	小　儿　剂　量
注射剂 0.1g(10ml)	静注	3 日疗法：3 日总量为 12mg/kg，每天给药 2 次。总量不超过 0.7g，每次不超过 0.1g，若总量超过 0.6g，可延长到第 4 日 20 日疗法：20 日总量为 25mg/kg，1 次/d，注射 6 日后休药 1 次，以 50% 葡萄糖 20ml 稀释后，缓慢静注

没食子酸锑钠　Antimony Sodium Subgallate

【别名】　次没锑钠　锑 – 273　Sb – 273

【作用与用途】　与酒石酸锑钾类似，但可口服，按释放锑速度的不同有两种片型：缓释片和中速片。一般多用中速片，主要用于治疗慢性早期血吸虫病。大便虫卵转阴率在 70% 以上。

【不良反应】　同酒石酸锑钾，但消化道反应较重。15 日疗法比 10 日疗法不良反应少，男性较女性反应轻，儿童比成人反应缓和，因此体质较好的男性患者与儿童可用 10 日疗法，体质差的男性与女性患者宜用 15 日疗法。

【注意事项】 有心、肝功能障碍及溃疡病患者禁用；中毒的危险性较酒石酸锑钾小。

【用法与用量】

规　格	用　法	小儿剂量
片剂 中速片 0.3g （含锑273 0.2g）	口服	服中速片： 10 日疗法总量按 0.35g/kg； 15 日疗法总量按 0.4g/kg
缓释片 0.4g （含锑273 0.2g） 适应片 0.12g （含锑273 10mg）	口服	服缓释片： 10 日疗法总量按 0.5g/kg； 15 日疗法总量按 0.6g/kg 可酌情增加剂量 5%～10%，治疗前一天晚可服适应片 1～2 片，治疗开始当日早饭后服适应片 2～4 片 （药量不计入疗程总量内）

吡喹酮　Praziquantel

【别名】 环吡异喹酮　Pyquiton

【作用与用途】 为广谱抗寄生虫药，对血吸虫以及绦虫病、华支睾吸虫病、肺吸虫病均有效。用于治疗血吸虫病。效能高、疗程短，能口服，毒性低等为其特点。

【不良反应】 有头痛、乏力、出汗、腹痛、腰及关节酸痛、失眠、肌束震颤、早搏等。小儿服用心率可加快，成人反而减慢，偶见心电图改变及转氨酶升高。

【用法与用量】

规　格	用　法	小儿剂量
片剂、缓释片 0.2g、0.5g	口服	血吸虫：15～20mg/（kg·次），每日 3 次，服 1 日；或 10mg/（kg·次），每日 3 次，服 2 日，总量 60mg/kg 脑囊虫病：20mg/（kg·d），分 3 次，9 日为一疗程，总量 180mg/kg，疗程间隔 3～4 个月

四、抗黑热病药

葡萄糖酸锑钠　Sodium Stibogluconate

【别名】　葡酸锑钠　斯锑黑克　斯锑康　Solustibosan

【作用与用途】　在体内还原成三价锑，对利什曼原虫产生抑制作用，然后网状内皮系统将原虫消灭。用于黑热病病因治疗。

【不良反应】　有恶心、呕吐、咳嗽、腹泻等，偶见白细胞减少，可停药1~2日待症状消失后，再继续注射。

【注意事项】　凡肺炎、肺结核及严重肝、肾疾患者应禁用。有大出血倾向，体温突然上升或粒细胞减少时，应暂停注射。有严重贫血或合并其他感染的应先治疗并发症，给予支持疗法，待病情好转后再用本剂。

【用法与用量】

规　格	用法	小儿剂量
注射剂 0.6g（6ml）	静注 肌内	150~200mg/kg 分6次，1次/d

喷他咪　Pentamidine

【别名】　戊烷脒　Lomidine

【作用与用途】　能杀灭利什曼原虫，仅用于葡萄糖酸锑钠无效或不能用锑剂的病人。

【不良反应】　可有头痛、心悸、腹痛、恶心、呕吐；偶有瘙痒、黄疸及血压下降。

【注意事项】　本品可使原有肺结核病灶恶化，应予注意。其水溶液不稳定，临用时应新鲜配制，并注意避光。

【用法与用量】

规　格	用法	稀释浓度	小儿剂量
粉针剂 0.2g，0.3g	肌内 静滴	40~100mg/ml 10mg/ml	3~5mg/(kg·d)，每日1次，疗程10~ 15日，疗程总量不超过60mg/kg

五、抗丝虫病药

乙胺嗪 Diethylcarbamazine

【别名】 海群生 益群生 Hetrazan Banocide

【作用与用途】 能使血中的微丝蚴集中到网状内皮系统的微血管中,为吞噬细胞所吞噬。大剂量时对成虫有一定作用。用于丝虫病。

【不良反应】 有食欲减退、恶心、呕吐、头痛、乏力等,大量微丝蚴及成虫被杀死后释放的异性蛋白可引起过敏反应,如畏寒、发热、皮疹、喉头水肿、哮喘、淋巴结肿大等。

【注意事项】 过敏反应严重时可给肾上腺皮质激素,血压下降可用美芬丁胺等血管活性药物及补液,亦可在治疗前服抗组胺类药物。

【用法与用量】

规　格	用　法	小　儿　剂　量
片剂 50mg, 100mg	口服	6mg/(kg·d),分3次,连服2~4周

呋喃嘧酮 Furapyrimidone

【作用与用途】 本品为抗丝虫病药,对班氏丝虫及马来丝虫的微丝蚴和成虫均有一定的杀灭作用,其中对马来丝虫、微丝蚴效果显著。用于治疗班氏丝虫病和马来丝虫病,疗效与乙胺嗪相仿或优于乙胺嗪,但本品作用较为缓慢。

【不良反应】 与乙胺嗪相似,可有恶心、呕吐、食欲减退等消化道反应。大量微丝蚴被杀灭后可引起异性蛋白过敏反应,以发热为主,少数病人有四肢轻度麻木、皮疹、胸闷、ALT 轻度升高以及心电图 T 波改变等。

【注意事项】 服药期间禁饮酒,宜饭后服。

【用法与用量】

规　格	用　法	小儿及成人剂量
肠溶片 50mg，100mg	口服	15～25mg/（kg·d），分2～3次，疗程6～7日，总剂量为140mg/kg

六、驱肠虫药

枸橼酸哌嗪　Piperazine Citrate

【别名】 驱蛔灵

【作用与用途】 具有麻痹蛔虫、蛲虫肌肉的作用，使虫体不能附着在宿主肠壁上，随粪便排出体外。虫体麻痹前不表现兴奋作用，故使用本品较安全。用于肠蛔虫病、蛔虫所致的不全性肠梗阻，亦可用于驱蛲虫。

【不良反应】 本品毒性低，但用量大时可引起头晕、头痛、恶心、呕吐等，少数病例可出现荨麻疹、乏力、胃肠功能紊乱、共济失调等反应。

【注意事项】 肝、肾功能不良，神经系统疾患及癫痫史的患者禁用，便秘病人可加用泻药。

【用法与用量】

规　格	用法	小儿剂量
片剂 0.25g，0.5g 糖浆剂（16%）	口服	驱蛔虫：150mg/（kg·d），不超过3g/d，分1～2次，连服2日，1月后再服1次 驱蛲虫：50mg/（kg·d），不超过2.0g/d，分2次，连用7～10日

磷酸哌嗪　Piperazine Phosphate

磷酸哌嗪与枸橼酸哌嗪属同一盐基，其【作用与用途】、【不良反应】、【注意事项】相同。

【用法与用量】

规格	用法	小儿剂量
片剂 0.2g，0.5g	口服	驱蛔虫：80~130mg/(kg·d)，不超过2.5g/d，连服2日 驱蛲虫：50mg/(kg·d)，分2次，不超过2.0g/d，连服7~10日

六一宝塔糖为小儿驱蛔虫药。每粒含磷酸哌嗪0.2g。小儿每岁一粒，一次服。必要时2周后重复治疗。

己二酸哌嗪 Piperazine Adipate

【作用与用途】 与枸橼酸哌嗪相同，适用于肠蛔虫及蛲虫病。

【不良反应】 参见枸橼酸哌嗪。

【用法与用量】

规 格	用 法	小 儿 剂 量
片剂 0.25g	口服	驱蛔虫：100~150mg/(kg·d)，每日1次，总剂量<3g 驱蛲虫：60mg/(kg·d)，分2次，总量<2g

甲噻嘧啶 Morantel

【别名】 莫仑太尔

【作用与用途】 同噻嘧啶。

【不良反应】 参见噻嘧啶。

【用法与用量】

规 格	用 法	小 儿 剂 量
片剂（0.1g）	口服	3mg/(kg·次)，顿服

甲苯咪唑 Mebendazole

【别名】 安乐士 甲苯达唑 Vermox

【作用与用途】 为广谱驱虫药。能直接抑制线虫对葡萄糖的摄入，用于钩虫、蛔虫、蛲虫、鞭虫等肠道寄生虫的感染。

【不良反应】 少数病人可出现轻微头昏、腹泻、腹部不适，偶有蛔虫游走造成腹痛或吐蛔虫现象（与小量噻嘧啶合用后可避免发生），但不影响治疗。

【注意事项】 除习惯性便秘外，不需要服泻药。孕妇及有过敏反应者禁用。

【用法与用量】

规 格	用 法	小儿及成人剂量
片剂 50mg	口服	驱除钩虫、蛔虫、鞭虫：100mg/次，2 次/d，连服 3～4 日 驱蛲虫：20mg/次，顿服，用药 2 周和 4 周后分别重复 100mg/次

复方甲苯咪唑　Mebendazol Compound

【别名】 速效肠虫净

【作用与用途】 为甲苯咪唑与左旋咪唑的复合制剂。具有广谱驱肠道线虫作用。驱虫率：蛔虫 95.62%、钩虫 99.03%、蛲虫 99.41%、鞭虫 91.05%。为首选驱肠虫药。

【不良反应】 反应轻微，可克服单用甲苯咪唑引起吐虫的缺点。

【注意事项】 同甲苯咪唑。

【用法与用量】

规 格	用法	小 儿 剂 量
每片含：甲苯咪唑（C 型）100mg，左旋咪唑 25mg	口服	4 岁以上： 驱蛔虫：2 片/顿服 驱蛲虫：1 片/顿服 驱钩虫或蛔、钩、鞭虫混合感染：1 片/次，2 次/d，连服 3 日，4 岁以下适当减量

氟苯达唑　Flubendazole

【别名】 氟苯咪唑　Fluvermal

【作用与用途】 对蛔虫、钩虫、鞭虫等线虫有良好疗效，也可用于治疗粪类圆线虫、盘尾丝虫、华支睾吸虫、后睾吸虫、异形吸虫等蛲虫感染。

【不良反应】 本品对宿主无害，口服几乎不被胃肠黏膜吸收，所以不良反应少，偶见胃肠道反应。

【用法与用量】

规 格	用 法	小儿及成人剂量
片剂 0.1g	口服	驱蛔虫、钩虫、鞭虫、蛲虫：0.1g/次，2次/d，连服4日 驱绦虫：0.2g/d，2次/d，连服3日 棘球蚴病和脑囊虫病：40～50mg/（kg·次），每日2次，连服10日 异形吸虫病及后睾吸虫病：6g/d，7日为1疗程，未愈者继服 2g/d，再用7日，6岁以下小儿应减半量使用

奥苯达唑　Oxibendazole

【别名】 丙氧咪唑

【作用与用途】 本品为广谱驱肠虫药。对蛔虫、钩虫和鞭虫均有明显作用。二、三天疗法对美洲钩虫的虫卵转阴率可达56%～100%；驱鞭虫疗效可达70%。

【不良反应】 多有乏力、头昏，一般表现轻微不需处理。

【用法与用量】

规　格	用　法	小儿及成人剂量
片剂、胶囊剂 100mg	口服	10mg/（kg·d），半空腹顿服，连用3天

恩波维铵　Pyrvinium Pamoate

【别名】 扑蛲灵　吡维氯铵　Povan　Pirvil

【作用与用途】 本品具有杀蛲虫作用，能干扰肠虫的呼吸酶系统，抑制需氧呼吸，并阻碍肠虫对葡萄糖的吸收，影响虫体生长和繁殖。为治蛲虫的首选药。

【不良反应】 偶有恶心、呕吐、肌痉挛、腹痛、腹泻和荨麻疹等反应。

【注意事项】 胃肠道有炎症时不宜用，以免增加吸收造成严重反应。本品为一染料，应吞服以免污染口腔及牙齿，服后粪便可染成红色，应先告诉患者。

【用法与用量】

规 格	用 法	小 儿 剂 量
片剂（50mg）（盐基）	口服	5mg/（kg·次），h.s.，总量＜0.25g，隔2~3周后，再服2~3次

噻苯唑 Tiabendazole

【别名】 噻苯达唑 Mintezol

【作用与用途】 为广谱驱虫药，对蛲虫病有良好疗效，驱蛔虫、钩虫次之。亦可用于钩、蛔混合感染，对钩、蛔、鞭虫卵发育有抑制作用，对圆线虫也有效。常用于驱蛔虫、蛲虫。

【不良反应】 有头晕、呕吐、恶心、食欲减退。偶见血糖下降、幻视、嗅觉障碍、白细胞减少、结晶尿、皮疹、重症多型红斑。

【用法与用量】

规 格	用 法	小儿及成人剂量
片剂（0.25g）	口服	50mg/（kg·d），分2次，连服3日

阿苯达唑 Albendazole

【别名】 丙硫咪唑 肠虫清 Zentel

【作用与用途】 本品为高效广谱驱虫药。对线虫、血吸虫、绦虫均有高度活性，而且对虫卵发育有显著的抑制作用。也可用于治疗各种类型的囊虫病。

【不良反应】 少数病例有轻度头痛、头昏、恶心、呕吐、腹泻、口干、乏力等不良反应；在治囊虫病过程中，部分患者会出现不同程度的头晕、头痛、发热、荨麻疹等反应，反应程度与囊虫数量、寄生部位与机体反应有关。重度感染须住院治疗，必要时需进行脑脊液及眼底检查。

【注意事项】 急性病、蛋白尿、化脓性或弥漫性皮炎、癫痫病患者及孕妇、哺乳期妇女慎用；有严重心、肝、肾功能不全及活动性溃疡病患者慎用；少数病人可能在服药 3～10 日始能出现驱虫效果。

【用法与用量】

规　格	用　法	小儿剂量
片剂、胶囊剂 200mg	口服	驱肠虫：同成人剂量，<12 岁，剂量减半 治囊虫病：15～20mg/（kg·d），分 2 次，疗程 10 天，停药 15～20 日后进行第 2 疗程。一般为 2～3 个疗程

噻乙啶　Thievinyl

【别名】 Pyridin

【作用与用途】 是一种水溶性季铵驱虫药，其驱虫效果与噻嘧啶相似，驱蛲虫效果较佳，驱蛔虫较差。

【不良反应】 可引起神经症状与消化道反应。不经处理可自行消失。

【用法与用量】

规　格	用　法	小儿剂量
片剂　125mg	口服	5mg/（kg·次），顿服

亦可按 150mg/（m²·次）计算。

鹤草酚　Agrimophol

【作用与用途】 对猪肉绦虫、牛肉绦虫、短膜壳绦虫及莫氏绦虫均有直接杀灭作用。适用于绦虫、滴虫感染的治疗。

【不良反应】 偶有恶心、呕吐、头昏、冷汗、一过性腹泻，还可导致虚脱。

【注意事项】 油类、酒、蓖麻油可增加其毒性，服药期间应忌用。老年、体弱、小儿营养不良或心脏病患者，宜用酚酞导泻。

【用法与用量】

规 格	用 法	小 儿 剂 量
胶囊剂 0.15g	口服	25mg/（kg·d），早餐禁食
片剂 0.1g		清晨顿服，1.5h后服酚酞或硫酸镁导泻

氯硝柳胺 Niclosamide

【别名】 灭绦灵 育末生 Yomesan

【作用与用途】 能杀死绦虫头节和近段，用于驱除牛肉绦虫、猪肉绦虫及短膜壳绦虫。亦可用于杀灭钉螺和血吸虫尾蚴、毛蚴。

【不良反应】 有头晕、胸闷、发热、瘙痒及轻微胃肠道不适。

【注意事项】 服药时将药片嚼碎，少量水吞服；导泻药用硫酸镁溶液（儿童每岁服1g，成人用30g）。

【用法与用量】

规格	用法	小 儿 剂 量
片剂 0.5g	口服	牛猪绦虫：<6岁，0.5g/次，>6岁，1~1.5g/次，>12岁同成人；2次/d，隔1h服（服后2h导泻） 短膜壳绦虫：8岁以下，0.5g/次，9岁以上，1g/次，2次/d，隔1h服（服后2h导泻），连服7~8日

第三章
作用于中枢神经系统的药物

一、中枢兴奋药

洛贝林　Lobeline

【别名】　山梗菜碱

【作用与用途】　可反射性地兴奋呼吸中枢，用于新生儿窒息，吸入麻醉药及其他中枢抑制药的中毒，一氧化碳中毒以及肺炎引起的呼吸衰竭。

【不良反应】　大剂量能引起心动过速、传导阻滞、呼吸抑制及惊厥。

【注意事项】　注意选择剂量和给药间隔，静注应缓慢。

【用法与用量】

规　格	用　法	小　儿　剂　量
注射剂 3mg（1ml） 10mg（1ml）	皮下注射或肌内	0.3~3mg/次，prn，重复 1 次/30min
	静注	0.3~3mg/次，prn，重复 1 次/30min

新生儿 0.3~1mg/次。

细胞色素C　Cytochrome C

【作用与用途】　为细胞呼吸激活剂，用于组织缺氧的各种疾病，如心肌炎、心肌梗死、脑炎、肺炎、一氧化碳中毒等。

【不良反应】　可引起过敏反应，如出现过敏反应，可用糖皮质激素和抗组胺类药物进行抢救。

【注意事项】　用前应作过敏试验，以本品 1 滴，滴于前臂内侧，划刺皮肤至少量出血，观察 20min，如发红直径 >10cm，或丘疹 >

0.7cm，视为阳性反应，不应注射。

【用法与用量】

规　格	用　法	小 儿 剂 量
注射剂 15mg（2ml）	肌注	<1 岁，1.5～7.5mg/次； 1～8 岁，15mg/次； >9 岁，15～30mg/次；1～2 次/d
	静注	<1 岁，7.5mg/次； 1～8 岁，7.5～15mg/次； >9 岁，15～30mg/次；1 次/d 以 25% G. S. 20ml 稀释
	静滴	<8 岁，15mg/次；>9 岁，15～30mg/次；1 次/d 以 10% G. S. 250～500ml 稀释

氨酪酸　Aminobutyric Acid

【别名】　γ-氨基丁酸　Garmmalon　GABA

【作用与用途】　本品有降低血氨及促进脑代谢的作用，能增强葡萄糖磷酸酯酶活性，恢复脑细胞功能，亦为中枢介质。用于脑卒中后遗症、脑动脉硬化症、尿毒症、煤气中毒所致的昏迷，亦用于脑外伤后遗症、记忆障碍、语言障碍、精神幼稚症并治疗肝昏迷。

【不良反应】　用药后有灼热感、恶心、头痛、失眠、便秘、腹泻。大剂量可出现运动失调、肌无力、血压下降、呼吸抑制。静滴时可出现胸闷、气短、头晕、恶心，应立即停药。

【用法与用量】

规　格	用　法	小 儿 剂 量
片剂（0.25g） 注射剂［1g（5ml）］	口服 静滴	60mg/（kg·d），分 3 次 20mg/（kg·次），N. S. 稀释，2～3h 滴完 （1.5～3mg/ml）

尼麦角林　Nicergoline

【别名】　麦角溴烟酯　脑通　富路通　Sermion　Fulutong

【作用与用途】　本品能加强脑细胞能量代谢，有效地刺激神经传导，以改善精神和情绪异常改善记忆与学习能力障碍。用于脑功能不全引起的行动不便、语言障碍、耳鸣、头晕、目眩、视力障碍、感觉迟钝、头痛、失眠、记忆力减退、注意力不集中、激动、不安或精神抑郁等症。

【不良反应】 可见胃肠轻微不适、潮红、嗜睡、失眠。

【注意事项】 本品可加强抗高血压药物的作用。

【用法与用量】

规　格	用　法	小 儿 剂 量
片剂 5mg，10mg 胶囊剂 15mg	口服	0.1~0.2mg/（kg·次），每日3次
注射剂 2.5mg（1ml）	肌注	0.05~0.1mg/（kg·次），每日1~2次
粉针 4mg	静滴	0.04~0.08mg/（kg·次），每日1~2次 严重病例可增至0.2mg/（kg·次） （2.5mg/ml）

茴拉西坦　Aniracetam

【别名】 阿尼西坦

【作用与用途】 为脑功能改善剂。有良好的促进记忆力恢复作用。用于脑炎及脑外伤后的头痛、头晕、肢体麻木等脑功能障碍，以及儿童智能低下。

【不良反应】 不良反应有口干、嗜睡，停药后可消失。

【注意事项】 肝、肾功能严重不全者禁用。

【用法与用量】

规　格	用　法	小 儿 剂 量
胶囊剂（0.1g）	口服	10mg/（kg·d），分2~3次，疗程1~2月

二、解热镇痛抗风湿药

阿司匹林 Aspirin

【别名】 乙酰水杨酸 醋柳酸 Acetylsalicylic Acid

【作用与用途】 有解热、镇痛、消炎、抗风湿等作用。用于发热、头痛、神经痛、肌肉痛、风湿热、急性风湿性关节炎及类风湿性关节炎等。也可用于川崎病的治疗，尚有抗血小板凝集作用。

【不良反应】 对胃有刺激，可引起胃不适和恶心，大剂量或久服可引起出血症；特异质病人可发生皮疹、哮喘、黏膜充血等。

【注意事项】 长期服用，宜同时口服维生素 K 与制酸药，同用可减轻对胃黏膜的刺激。过敏性哮喘患者忌用。

（另：西方报告患病毒感染儿童服用本品可引起 Reye's 综合征，发病率在百万分之三至七左右，病死率在50%左右，值得注意。故12岁以下儿童应慎用，但国内报告尚少。）

【用法与用量】

规格	用法	小 儿 剂 量
片剂 0.05g, 0.1g, 0.15g, 0.2g, 0.25g, 0.3g, 0.5g	口服	解热：5～10mg/（kg·次），每日3次 抗风湿：80～100mg/（kg·d）或按1.5g/（m²·d）计算，分3～4次，疗程2～3个月，后期减量 川崎病的治疗：80～100mg/（kg·d），分3～4次，热退2～3日后改为30mg/（kg·d），疗程3个月，疗程过后，有冠状动脉扩张的患者用10mg/（kg·d）维持

吲哚美辛 Indometacin

【别名】 消炎痛 Inteben Indocin

【作用与用途】 消炎、镇痛、解热作用均较阿司匹林明显，对类风湿性关节炎、急性痛风及其他原因之关节炎效果都好，本品对炎性疼痛有镇痛作用，因其不良反应较严重，一般不作解热镇痛药使用。主要用于水杨酸类疗效不显或不易耐受的风湿性关节炎，强直性脊椎炎、骨关节炎等病人；也可用于癌症发热和其他不易控制的发热及外伤、手术后的抗炎、镇痛。

【不良反应】 常见有胃肠反应，包括恶心、呕吐、腹痛、腹泻、食欲减退、溃疡，有时能引起胃出血、穿孔。其次是中枢神经系统症状，如头痛、眩晕等。尚可引起肝损害，如黄疸、转氨酶升高，抑制造血系统，可见粒细胞减少，偶发再生障碍性贫血，多数不良反应可在用药过程中减退，常有皮疹、哮喘等过敏反应。

【注意事项】 肝、肾功能不全、溃疡病及支气管哮喘的患者慎用；长期使用应定期查血常规；对阿司匹林过敏的病人慎用；与氨苯蝶啶合用可引起肾功能损害。

【用法与用量】

规　格	用法	小儿剂量
片剂、胶囊剂 25mg，75mg，100mg	口服	0.5~1mg/（kg·次），分 3 次，一般连用 10 次为一个疗程 早产儿动脉导管未闭并发心衰：0.2mg/（kg·次），无效时改 8h 1 次，总量不超过 3 次

亦可按 15mg/（m^2·次）计算。

贝诺酯　Benorilate

【别名】 扑炎痛　对乙酰氨基酚乙酰水杨酸酯　Benasprate Benorylate　Benoral　Benortan

【作用与用途】 为对乙酰氨基酚与阿司匹林的酯化物，口服在肠内吸收，肝脏代谢，很少引起胃肠出血。用于类风湿性关节炎、急性风湿性关节炎、风湿痛、感冒发烧、头痛、神经痛及术后痛。

【不良反应】 可引起呕吐、烧心、便秘、嗜睡及头晕，用量过大可致耳鸣、耳聋。

【注意事项】 肝、肾功能不全及孕妇禁用。对阿司匹林过敏者禁用。

【用法与用量】

规　格	用法	小儿剂量
片剂 0.2g，0.4g，0.5g 颗粒剂 0.5g	口服	解热镇痛：25mg/（kg·次），分3~4次 幼年类风湿性关节炎：40mg/（kg·次），分3~4次，疗程<10日

桂美辛　Cinmetacin

【别名】　吲哚拉新　吲哚新　Indolacin

【作用与用途】　具有抗炎、解热、镇痛作用。其抗炎作用强度弱于吲哚美辛，但不良反应较之为低。用于急慢性风湿性关节炎、类风湿性关节炎，还可用于肩周炎、骨关节疼痛。

【不良反应】　少见胃部不适、恶心、呕吐、胃痛、嗜睡、眩晕。

【注意事项】　禁用于结核及溃疡病。如有胃痛加重、皮疹、心悸、尿道灼热、浮肿等应立即停药。

【用法与用量】

规　格	用　法	小儿剂量
胶囊剂（150mg）	口服	5mg/（kg·次），每日3次，1疗程3~4周

苄达明　Benzydamine

【别名】　炎痛静　消炎灵

【作用与用途】　有抗炎、解热、镇痛作用，尚有解痉作用。用于关节炎及术后疼痛。

【不良反应】　有轻度食欲减退、胃酸过多、腹泻、头痛、失眠，亦可引起白细胞减少。

【用法与用量】

规　格	用　法	小儿剂量
片剂 25mg	口服	0.5~1mg/（kg·次），每日3次

非普拉宗　Feprazone

【别名】　戊烯保泰松　戊烯松　Prenazone

【作用与用途】　为吡唑酮类非甾体抗炎药，具有抗炎、镇痛作用及一定的解热作用。其抗炎作用与保泰松、吲哚美辛相当或较优，其镇痛作用稍强于等剂量的保泰松或较优。本品胃肠耐受性好。临床用于风湿性及类风湿性关节炎、骨关节炎、强直性脊柱炎、肌纤维组织炎等。

【不良反应】　少数患者服药后出现恶心、呕吐、头痛、皮疹、全身瘙痒、面部水肿、黄疸等。

【注意事项】　肝肾功能不良者、血液系统疾病患者、消化性溃疡患者慎用。

【用法与用量】

规　格	用　法	小 儿 剂 量
片剂 50mg，100mg，200mg	口服	5mg/（kg·次），每日2~3次 维持量：2~4mg/（kg·d），每日1次

氨基葡萄糖　Glucosamine

【别名】　维固力　维骨力　Viartril－S

【作用与用途】　骨关节炎是由于蛋白聚糖生物合成异常造成的关节软骨退行性病变。本品是软骨基质聚多糖链和关节液聚氨基葡萄糖的正常构成成分，可以刺激软骨细胞合成生理性的聚氨基葡萄糖和蛋白聚糖，刺激滑膜细胞合成透明质酸。此外本品还可以抑制损伤软骨的酶，如胶原酶和磷质酶A2的活性。因此本品也显示出轻度抗炎作用，但与非甾体抗炎药不同，它不能抑制前列腺素的合成。用于原发性或继发性骨关节炎。

【不良反应】　罕有轻度胃肠道反应，如恶心、便秘、腹胀、腹泻等。有报道各别患者出现过敏反应，包括皮疹、瘙痒和皮肤红斑。

【注意事项】　有肝、肾功能不全的患者应在医疗监护下用药。孕妇和哺乳期妇女应在权衡利弊后使用。妊娠头 3 个月禁用。本品可与甾体、非甾体抗炎药同时使用。

【用法与用量】

规　格	用法	小 儿 剂 量
胶囊剂 250mg	口服	1 粒/次，2～3 次/d，连用 6 周，间隔 2 个月后可重复使用
散剂 1500mg（袋）		750mg（半袋）/次，1 次/d，连用 3 个月，间隔 2 个月后可重复使用

三、镇痛药

吗啡控释片　Morphine Controlled – release Tablets

【别名】　美施康定　路泰　美菲康

【作用与用途】　为强效中枢性镇痛药，作用同吗啡。药物在体内恒定释放，达稳态血药浓度后波动较小，作用时间可达 12h。用于癌症或各种剧烈性疼痛。

【不良反应】　参见吗啡。若患者口服困难可直肠给药。

【用法与用量】

规　格	用法	小 儿 及 成 人 剂 量
控释片 10mg，30mg，60mg	口服	服用剂量依年龄、疼痛程度和服药史而定，适当调整剂量。初服 10mg/次，1 次/12h，根据需要逐次增量 1/4～1/2，以达止痛效果为度。极量 30mg/次

芬太尼　Fentanyl

【作用与用途】　作用与吗啡类似，为强效麻醉性镇痛药，用于镇痛或麻醉辅助用药。

【不良反应】　静注可引起胸壁肌强直，还能出现呼吸抑制，个别病人可出现恶心、呕吐、视觉模糊、发痒和欣快感。

【注意事项】　孕妇、心律失常病人慎用，支气管哮喘、呼吸抑制及重症肌无力病人禁用；不宜与单胺氧化酶抑制剂（如帕吉林）合用；与中枢抑制药合用，本品应减少剂量1/4～1/3。

【用法与用量】

规　格	用法	小　儿　剂　量
注射剂 0.1mg（2ml）	肌内	麻醉前给药或镇痛：1～2μg/（kg·次），prn，重复给药
		维持麻醉：0.5～1μg/（kg·次）（或静注）
	静注	诱导麻醉：1～2μg/kg

麻醉前给药也可按30～60μg/m^{2}计算；维持麻醉时也可按15～30μg/m^{2}计算。

可待因　Codeine

【别名】 甲基吗啡

【作用与用途】 作用类似吗啡，镇痛、镇咳作用都弱于吗啡，对胃肠几乎无作用，临床多用于无痰性干咳以及剧烈频繁的咳嗽，如百日咳或充血性心力衰竭，也用于轻度止痛。

【不良反应】 对呼吸中枢有抑制作用，肺炎患者禁用。久用亦可成瘾。剂量过大可出现兴奋或烦躁不安。

【注意事项】 有少量痰液的病例宜配合祛痰药，若痰液过多应忌用。

【用法与用量】

规　格	用　法	小　儿　剂　量
片剂 15mg，30mg	口服	镇痛：0.5～1mg/（kg·次），分3次
		止咳：1～1.5mg/（kg·d），分3次
糖浆剂（0.5%）		0.3～0.5ml/（kg·次）
缓释片（45mg）		1mg/（kg·d）

镇痛亦可按100mg/（m^2·d）计算。止咳可按30～45mg/（m^2·d）计算。

氨酚待因片

参见第三章　二、解热镇痛抗风湿药。

复方樟脑酊 Tictura Comphor Compound

【别名】 Paregoric

【作用与用途】 为含阿片制剂。具有镇痛、镇咳及止泻作用。用于止咳、腹痛及腹泻。

【不良反应】 本品有成瘾性，不宜久服。

【注意事项】 在急腹症未诊断前忌用。肺炎及痰液分泌过多者忌用。

【用法与用量】

规 格	用法	小 儿 剂 量
酊剂（含阿片酊 0.05ml/ml，此外尚含樟脑、苯甲酸、八角茴香油等）	口服	0.05～0.1ml/（kg·次）每日 3～4 次

曲马多 Tramadol

【别名】 曲马朵 奇曼丁 舒敏 Tramal

【作用与用途】 作用于中枢神经系统与疼痛相关的特异受体。对痛觉和情绪反应均有抑制作用，尚有止咳作用，为可待因的 50%。不引起呼吸抑制、便秘及心血管副作用，长期用药可产生耐受性和依赖性，以及欣快作用或作用很弱。临床用于治疗癌性疼痛或退行性关节炎病引起的疼痛、幻想痛、神经痛及各种类型的中度至剧烈性疼痛。

【不良反应】 可有疲倦、口干、恶心、呕吐，偶见头晕、心悸和出汗。长期用药可致成瘾。

【注意事项】 可与抗痉剂、复苏剂、抗抑郁剂、止吐剂和抗炎药合并使用；其他麻醉镇痛剂对其有受体置换作用，反之则不能，故继用其他麻醉镇痛剂不影响药效的发挥；当使用过量时，出现阿片样不良反应，纳洛酮完全可以逆转。

【用法与用量】

规　格	用　法	小 儿 剂 量
胶囊剂（50mg/粒） 分散片（50mg） 滴剂 50mg/20滴（0.5ml）	口服	1.5~2mg/（kg·次），每日2~4次，prn 时，可重复用药1次，但不超过400mg/d， 可连续使用3周
缓释片（100mg）		3~4mg/（kg·d），分2次
栓剂（100mg）	肛门插入	2mg/（kg·次），每日2~4次
注射剂 50mg（1ml），100mg（2ml）	肌内	1~2mg/（kg·次），每日2~4次，prn

亦可按30~60mg/（m²·次）计算。

布桂嗪　Bucinnazine

【别名】　布新拉嗪　强痛定　Bucinperazine　Fortanodyn

【作用与用途】　镇痛作用约为吗啡的1/3，一般注射后10min生效，为速效镇痛药。对皮肤、黏膜和运动器官的疼痛作用明显，对内脏器官疼痛镇痛效果较差。用于偏头痛、三叉神经痛、炎性、外伤性疼痛、关节痛、痛经、癌症痛等。

【不良反应】　偶有恶心、困倦、头晕，停药后即消失。

【注意事项】　连续使用本品可出现耐药及成瘾，故不可滥用。

【用法与用量】

规　格	用　法	小 儿 剂 量
片剂 30mg，60mg	口服	1mg/（kg·次），每日2~3次
注射剂 50mg（2ml） 100mg（2ml）	皮下 肌内	1~2mg/（kg·次），每日1~2次

麦角胺咖啡因片　Ergotamine and Caffeine Tablet

每片含酒石酸麦角胺1mg、咖啡因100mg，剂量参见麦角胺。

四、抗痛风药

别嘌醇 Allopurinol

【别名】 痛风平 别嘌呤醇 Isopurinol Zyloric Zyloprim

【作用与用途】 本品及其代谢物可减少尿酸盐在骨、关节及肾脏沉着。临床用于痛风及痛风性肾病。

【不良反应】 个别人可出现皮疹、腹泻、腹痛、低热、暂时性转氨酶升高，或粒细胞减少。本品服用初期可诱发痛风，始用4~8周内可与小剂量秋水仙碱配合使用。亦可引起过敏性肝坏死，肝内肉芽肿形成，伴胆囊炎、胆管周围炎、剥脱性皮炎，常于用药后3~4周出现。

【注意事项】 用药期间多饮水。慎用于肝功能损害者及老年人。

【用法与用量】

规 格	用 法	小 儿 剂 量
片剂 0.1g	口服	8mg/（kg·d），分1~4次 尿酸结石：>12岁，0.1~0.2g/次，1~4次/d

丙磺舒 Probenecid

【别名】 羧苯磺胺

【作用与用途】 为青霉素增效剂，亦可加速尿酸盐的排泄，治疗慢性痛风。

【不良反应】 有轻度胃肠道反应及药物热、皮疹等。

【注意事项】 肾功能减退者禁用。

【用法与用量】

规 格	用 法	小 儿 剂 量
片剂 0.25g，0.5g	口服	5~10mg/（kg·次），每日2~4次；从小剂量始，1周后增至10~20mg/（kg·次）

磺吡酮　Sulfinpyrazone

【别名】　硫氧唑酮　苯磺唑酮　Anturan

【作用与用途】　为保泰松的衍生物，可增加尿酸盐的排泄，降低血中尿酸浓度。用于慢性痛风，减缓痛风结节的形成和关节痛风病病变，并有微弱的抗炎、镇痛作用和抑制血小板聚集，可减少心肌梗死的危险。

【不良反应】　有报道，个别病人用药期间可引起肾功能衰竭。

【注意事项】　急性痛风关节炎控制症状后 2 周，始可使用本品，与食物同服或同服 SB 可减少药物对胃肠的刺激及减少尿酸在泌尿道的沉着。病人服药后有胃肠道反应，慎用于溃疡病患者。不可与水杨酸盐同服。

【用法与用量】

规　格	用　法	小　儿　剂　量
片剂 0.1g	口服	抗痛风：开始量 1 ~ 2mg/（kg·次），每日 2 次；递增到 10mg/（kg·d），疗程 1 周 维持量 2 ~ 8mg/（kg·次），每日 2 次

苯溴马隆　Benzbromarone

【别名】　苯溴香豆素　Exurate

【作用与用途】　具有抑制肾小管对尿酸的重吸收作用，因而降低血中尿酸浓度。适用于反复发作的痛风性关节炎伴高尿酸血症及痛风石患者。

【不良反应】　少见有皮疹、发热及肝功损害，可有胃肠道反应、肾绞痛及急性关节炎发作。少数患者可见粒细胞减少。

【注意事项】　服药期间应多饮水。可与非甾体抗炎药合用，但不可与阿司匹林等酸性抗炎药同服。

【用法与用量】

规格	用法	小儿剂量
片剂（50mg） 胶囊剂（50mg）	口服	0.5~2mg/（kg·次），每日1次 从小剂量递增，疗程3~6个月

五、抗癫痫药

苯妥英钠 Phenytoin Sodium

【别名】 大仑丁 二苯乙内酰脲 Dilantin

【作用与用途】 对大脑皮层运动区有高度选择性抑制作用，防止异常放电的传播，而产生抗癫痫作用。用于癫痫大发作，对局限性发作效果好，对精神运动性发作次之，对小发作无效。

【不良反应】 长期服药可见眩晕、头痛、恶心、呕吐、厌食、皮疹等反应。有时有牙龈增生、共济失调、白细胞减少、震颤，严重时有视力障碍、神经错乱及紫癜。小儿长期服用易引起软骨病，可加服维生素D以预防。也可引起淋巴结肿大，全血减少性贫血和巨细胞性贫血。

【注意事项】 长期应用应定期查血常规；肝脏疾患者应慎用；孕妇禁用。

【用法与用量】

规格	用法	小儿剂量
片剂 0.05g，0.1g	口服	3~8mg/（kg·d），分1~3次
注射剂 50mg（1ml） 250mg（5ml）	肌内 静滴	癫痫持续状态：5~10mg/（kg·次）

亦可按200mg/（m²·d）计算。

扑米酮　Primidone

【别名】　扑痫酮　去氧苯比妥　麦苏林　Mysoline

【作用与用途】　有抗癫痫作用，用于大发作、局限性发作、精神运动性发作，疗效不如苯妥英钠，但与其合用可加强效果。

【不良反应】　有嗜睡、步态不稳、眩晕、头痛和恶心。偶可致皮疹、水肿、白细胞减少，肝、肾功能减退及巨细胞性贫血。

【注意事项】　不宜与苯巴比妥合用；肝、肾疾患者忌用；停药时应逐渐减量。

【用法与用量】

规格	用法	小儿剂量
片剂 0.25g	口服	12.5～25mg/（kg·d），分2～3次，从小剂量开始逐渐增量直至发作控制

亦可按300～600mg/（m²·d）计算。

丙戊酰胺　Valpromide

【别名】　丙缬草酰胺　二丙基乙酰胺　癫健安

【作用与用途】　抗癫痫药。作用强，见效快而毒性低为其特点。临床用于各种类型的癫痫。

【不良反应】　少数人服后有食欲减退、恶心、头晕、头痛及皮疹等反应，大都于1周后自行消失。

【用法与用量】

规　格	用　法	小儿剂量
片剂 0.1g，0.2g	口服	10～30mg/（kg·d），每日3次

卡马西平　Carbamazepine

【别名】　酰胺咪嗪　叉颠宁　氨甲酰苯草　痛惊宁　得理多　Tegretol

【作用与用途】 具有抗癫痫作用，对精神运动性发作最有效，对大发作、局限性发作和混合型癫痫也有效，并有抗外周神经痛作用。常用于三叉神经痛和舌咽神经痛，并可促进抗利尿激素的分泌，用于神经源性尿崩症。

【不良反应】 有头晕、嗜睡、乏力、恶心、呕吐；偶可引起白细胞减少、血小板减少、再生障碍性贫血、黄疸、肝功能不全、蛋白尿、充血性心力衰竭等。偶有过敏反应，引起大疱性表皮坏死松解型药疹、多型性红斑型药疹。

【注意事项】 心、肾、肝功能不全者及初孕妇、哺乳期妇女禁用，青光眼、心血管严重疾患及老年患者慎用，长期应用应定期查血常规、肝功能、尿常规。

【用法与用量】

规 格	用 法	小 儿 剂 量
片剂 0.1g，0.2g	口服	抗癫痫：5mg/（kg·d），分2～3次 止痛、尿崩症：10～20mg/（kg·d），分3～4次

抗痫灵 Antiepilepsirin

【别名】 胡椒碱 Piperine AES

【作用与用途】 本品能增强颅内抑制性递质的功能，为广谱抗癫痫药，对癫痫大发作疗效好，对混合型发作亦有效。

【不良反应】 有困倦、共济失调、胃肠反应等。

【注意事项】 若用本药代替其他抗癫痫药物时，应逐步取代，不可突然换药，以防癫痫发作。与其他抗癫痫药无明显相互作用。

【用法与用量】

规 格	用 法	小 儿 剂 量
片剂 25mg，50mg，100mg	口服	2～4mg/（kg·次），每日2次

六、镇静、催眠及抗惊厥药

苯巴比妥 Phenobarbital

【别名】 鲁米那 Luminal

【作用与用途】 对中枢神经系统有抑制作用，其作用程度与剂量的大小有关。小剂量镇静，中剂量催眠，大剂量止痉。亦用于癫痫状态和癫痫大发作。本品可诱导肝微粒体酶活性，激活分子氧化，用于新生儿高胆红素症。

【不良反应】 偶可引起药物过敏，烦躁、萎靡、头晕。中毒量可深度抑制呼吸并继发循环衰竭。

【注意事项】 注射剂临用时以注射用水或生理盐水溶解成10%的溶液，其水溶液不稳定，宜新鲜配制；有肝肾损害者慎用；不得与盐酸氯丙嗪、异丙嗪及乙酰普吗嗪等伍用。

【用法与用量】

规 格	用 法	小 儿 剂 量
片剂 0.01g, 0.015g 0.03g, 0.1g	口服	镇静、抗癫痫：1~2mg/（kg·次），每日3次 催眠：2~4mg/（kg·次）h. s. 抗高胆红素血症：5~8mg/(kg·d)，分3次
注射剂 0.05g, 0.1g	肌内	抗惊厥：6~10mg/（kg·次），必要时过4h重复1次，极量：0.2g/次

镇静、抗癫痫亦可按口服 80~160mg/（m² · d）计算；抗惊厥注射按 150mg/（m² · 次）计算。

戊巴比妥 Pentobarbital

【作用与用途】 作用同异戊巴比妥，用于催眠、麻醉前给药。

【不良反应】 有时出现恶心、头痛、皮疹等；久用也可成瘾。

【注意事项】 肝功能减退者慎用。

【用法与用量】

规　格	用　法	小　儿　剂　量
片剂 0.1g	口服	镇静：1～2mg/（kg·次） 催眠：3mg/（kg·次） 抗惊厥：5mg/（kg·次）

亦可按镇静40mg/（m^2·次）计算；抗惊厥150～180mg/（m^2·次）计算。

司可巴比妥　Secobarbital

【别名】 速可眠　丙烯戊巴比妥钠　Seconal

【作用与用途】 为短时作用的巴比妥类催眠药（约3h），小剂量镇静，中剂量催眠，并可用于麻醉前给药。

【不良反应】 同苯巴比妥。

【注意事项】 肝、肾功能严重减退者慎用。

【用法与用量】

规　格	用　法	小　儿　剂　量
胶囊剂 　0.1g	口服	镇静：2～3mg/（kg·次） 催眠：3～6mg/（kg·次）
粉针剂 0.05g, 0.1g	皮下	抗惊厥：5mg/（kg·次），总量<0.2g

镇静、催眠可按90mg/（m^2·次）计算；抗惊厥可按150mg/（m^2·次）计算。

水合氯醛　Chloral Hydrate

【作用与用途】 药效发挥快，睡眠能维持6～8h，醒后无头昏、嗜睡等不适。不易引起蓄积中毒。

【不良反应】 有异味，对胃有刺激，大剂量可对呼吸、循环系统有抑制作用。久服可成瘾或产生耐受性。

【注意事项】 有心脏病、动脉硬化症、肝肾疾患、胃溃疡及胃肠炎患者须慎用或禁用。

【用法与用量】

规　格	用　法	小儿剂量
溶液（10%）	口服或灌肠	镇静催眠：30～40mg/（kg·次）
溶液（10%）	口服或灌肠	抗惊厥：40～60mg/（kg·次），极量不超过1g/次

镇静催眠亦可按0.9g/（m²·次）计算；抗惊厥按1.2g/（m²·次）计算。

溴化钠　Sodium Bromide

【作用与用途】　能加强并集中大脑皮层的抑制过程。能恢复兴奋及抑制过程的平衡，主要用于神经衰弱、精神兴奋、焦虑不安、神经性失眠及癔病。

【不良反应】　久服可致蓄积中毒，早期症状为皮疹、记忆减退、情绪抑郁。

【注意事项】　一旦出现蓄积症状应即终止服药；不宜空腹服；高血压、浮肿、肾脏疾患者忌用。

【用法与用量】

规　格	用　法	小儿剂量
溶液（10%）	口服	50～100mg/（kg·d），分3次

亦可按1.5～2g/（m²·d）计算。

溴化钾　Potassium Bromide

【作用与用途】　同溴化钠。

【不良反应】　久服可蓄积中毒

【注意事项】　不宜空腹服。

【用法与用量】

规　格	用　法	小儿剂量
溶液（10%）	口服	50～100mg/（kg·d），分3次

亦可按1.5～2g/（m²·d）计算。

地西泮　Diazepam

【别名】　安定　苯甲二氮䓬　Valium

【作用与用途】 作用和氯氮䓬相近，抗焦虑作用及肌肉松弛作用比氯氮䓬强 5 倍，抗惊厥作用强 10 倍。用于焦虑症及各种神经官能症、失眠、抗癫痫，与其他抗癫痫药合用治疗小发作和大发作。控制癫痫持续状态首选静注本药。治疗各种原因引起的肌肉阵挛，并用于室性心律失常。

【不良反应】 大剂量时可发生共济失调、嗜睡、尿闭、皮疹、乏力、头痛、呼吸抑制，偶见中毒性肝炎及粒细胞减少症。

【注意事项】 同氯氮䓬。婴儿、有青光眼病史及重症肌无力的患者禁用。

【用法与用量】

规　格	用　法	小 儿 剂 量
片剂 2.5mg	口服	0.1mg/（kg·次），分 3 次
注射剂 10mg（2ml）	肌内或 静注	0.25～0.5mg/（kg·次），prn

亦可按口服 3mg/（m² · 次）计算；注射按 7.5～15mg/（m² · 次）计算。

硝西泮　Nitrazepam

【别名】 硝基安定

【作用与用途】 有安定、镇静及显著的催眠作用。催眠作用类似中、短效巴比妥，引起的睡眠近于生理性，故无明显的后遗症。抗癫痫作用强。用于各种失眠及癫痫。对婴儿痉挛症和肌阵挛性发作效果好。

【不良反应】 常见嗜睡、头昏、头痛、乏力，大剂量有共济失调。肌张力下降、吞咽困难、痰潴留、支气管鼻咽分泌增多、手指震颤等。突然停药，可能引起短时间的失眠。

【注意事项】 服药同时避免饮酒；用药期间注意吸痰，保持呼吸道畅通；该药可增多大发作次数。

【用法与用量】

规 格	用 法	小 儿 剂 量
片剂 5mg	口服	催眠：婴儿2.5～5mg/d，幼儿5～10mg/d，学龄儿10～15mg/d，以上均分2～3次服 抗癫痫：体重<30kg，0.3～1mg/（kg·d）

亦可按催眠3～5mg/（m² · 次）计算；抗癫痫按5～8mg/（m² · 次）计算。

氯硝西泮　Clonazepam

【别 名】　氯硝安定

【作用与用途】　抗癫痫作用较安定、硝西泮强。临床上用于儿童小发作，婴儿痉挛性、肌阵挛性及运动不能性发作，对癫痫持续状态亦有效。

【不良反应】　常见嗜睡、共济失调、行为紊乱，如激动、不安、兴奋、攻击行为，有时可见焦虑、抑郁、疲乏、肌张力下降、眩晕、语言不清等。少数病人有多涎、支气管分泌过多。偶见复视、皮疹、消化道反应。

【注意事项】　使用本品须逐渐加量，以达最大耐受量；应逐渐停药，突然停药可引起癫痫持续状态，使用本品可增加大发作；与其他抗癫痫药物合用，开始剂量宜小；长期使用可产生耐受性；孕妇慎用。

【用法与用量】

规 格	用法	小 儿 剂 量
片剂 0.5mg，1mg，2mg	口服	初始：0.01～0.05mg/（kg·d），分2～3次服，每隔数日增加0.03～0.05/mg，直至发作停止 维持量：0.1～0.2mg/（kg·d），分2～3次
注射剂 1mg（1ml）	静注 静滴	0.02～0.06mg/（kg·次），30秒钟内滴完（0.008mg/ml）

艾司唑仑　Estazolam

【别 名】　三唑氮䓬　三唑氯安定　舒乐安定　忧虑定　Eurodin

【作用与用途】　为高效镇静催眠药，有广谱抗惊厥作用，临床用于大、小发作型癫痫。亦用于焦虑、失眠、恐惧、术前镇静。

【不良反应】 偶有轻度疲乏、无力、嗜睡等。对肝肾功能，骨髓、血、尿常规均无影响，安全范围大。

【注意事项】 对年老、体弱者应适当减小剂量。

【用法与用量】

规　格	用法	小 儿 剂 量
片剂 1mg，2mg	口服	镇静：0.02～0.05mg/（kg·次） 催眠、麻醉给药、抗癫痫：0.05～0.1mg/（kg·次）

亦可按镇静1～1.5mg/（m² · 次）计算。催眠、麻醉前给药、抗癫痫按1.5～2mg/（m² · 次）计算。

七、抗精神病药

氯丙嗪　Chlorpromazine

【别名】 冬眠灵　氯普吗嗪　Wintermin

【作用与用途】 对多巴胺受体有阻断作用，对α肾上腺素受体也有轻度阻断作用。对大脑皮层、网状上行激活系统、延脑催吐化学感应区、体温调节中枢均有抑制作用，用于降温，引起"冬眠状态"、镇静、止吐、用于强化催眠剂、麻醉剂、镇痛剂和止痉剂的作用。并可使周围血管扩张血压下降。

【不良反应】 可引起口干、厌食、乏力、嗜睡、便秘、心悸、皮疹、药热、粒细胞减少、阻塞性黄疸；有锥体外系反应；静脉注射可引起血栓性静脉炎；超剂量可致中枢神经系统抑制，急性低血压及体温过低。

【注意事项】 勿与麻黄碱、咖啡因或茶碱同时使用，不可与苯巴比妥钠配伍；用药后应平卧，防止体位性休克，应注意测体温、脉搏和血压。保持呼吸道通畅，维持心血管功能和水、电解质平衡；肝功能严重减退，中枢神经系统明显抑制及心血管病患者慎用。

【用法与用量】

规　格	用　法	小　儿　剂　量
片剂 5mg，12.5mg， 25mg，50mg， 100mg	口服	0.5~1mg/（kg·次），分3次
注射剂 25mg（1ml） 50mg（2ml）	肌内（深部） 静滴	0.5~1mg/（kg·次），分1~2次

亦可按 20~30mg/（m² · 次）计算。

乙酰丙嗪　Acepromazine

【别名】　乙酰普吗嗪　顺丁酰二酸乙酰丙嗪　Plegicil
【作用与用途】　同盐酸氯丙嗪，但作用较强。
【不良反应】　同盐酸氯丙嗪，但不良反应较小。
【注意事项】　同盐酸氯丙嗪。
【用法与用量】

规　格	用　法	小　儿　剂　量
片剂 10mg	口服	0.4~0.5mg/（kg·次），分3次
注射剂 20mg（2ml）	静滴	0.4~0.5mg/（kg·次）（0.1~0.2mg/ml）
	肌内	0.4~0.5mg/（kg·次）

亦可按 15mg/（m² · 次）计算。

复方氯丙嗪

【作用与用途】　同盐酸氯丙嗪。常以盐酸氯丙嗪、异丙嗪各 50mg，加哌替啶100mg，5%（或10%）葡萄糖注射液250ml 配制，用于冬眠疗法，剂量视病情而定，静脉滴入。
【不良反应】　同盐酸氯丙嗪。
【注意事项】　同盐酸氯丙嗪。该药见光变色后应禁用。

【用法与用量】

规　格	用　法	小儿剂量
注射剂 2ml（含盐酸氯丙嗪25mg，盐酸异丙嗪25mg）	静滴	0.5～1mg/（kg·次）
5ml（含盐酸氯丙嗪50mg，盐酸异丙嗪50mg）	肌内（深部）	0.5～1mg/（kg·次）

亦可按15～30mg/（m²·次）计算。

八、抗躁狂药

碳酸锂　Lithium Carbonate

【作用与用途】　有抑制躁狂症作用，还可改善精神分裂症的情感障碍。因无镇静作用，对严重急性躁狂患者先给予氯丙嗪或氟哌啶醇，待急性症状控制后，再单用本药维持。还可用于粒细胞减少、再生障碍性贫血、月经过多、急性菌痢等。

【不良反应】　有蓄积综合征，如意识模糊、震颤、反射亢进、癫痫发作，乃至昏迷、休克、肾功能损害。

【注意事项】　用药时注意观察病情，必要时及时减量，一旦出现脑病综合征应立即停药，适宜补充 N.S. 静注氨茶碱，以促进锂盐排泄。用药期间应保持食盐摄入量，因为钠盐能促进锂的排泄，为保持钠的平衡，每周停药1次。老年人易造成锂盐蓄积中毒，应调整剂量。心、肾病患者及电解质紊乱的病人忌用本药。

【用法与用量】

规　格	用法	小儿剂量
片剂 0.125g，0.2g， 0.25g，0.3g，0.5g	口服	治疗躁狂病： 2.5～10mg/（kg·次），分3次，从小剂量开始
缓释片 0.25g，0.3g，0.4g		维持量15～30mg/（kg·d） 粒细胞减少：6mg/（kg·次），分3次 急性菌痢：2～4mg/（kg·次），分3次
胶囊剂 0.25g，0.5g	口服	月经过多症：总量25mg/kg，第1日10mg/（kg·d），以后6mg/（kg·d），3日一疗程，每月经周期服一疗程

九、抗抑郁药

吗氯贝胺 Moclobemide

【别名】 Manerix Aurorix

【作用与用途】 本品为单胺氧化酶抑制剂（MAOI），具抗抑郁作用。适用于内源性抑郁症、慢性轻度抑郁症。精神性或反射性抑郁症的长期治疗。

【不良反应】 偶见血压升高、失眠、紧张、头晕、头痛、体位性低血压、排尿困难、口干、便秘、皮疹、中毒性肝炎。过量使用可引起困倦和定向困难。

【注意事项】 用药期间禁用含酪胺的食物。肝功能不良者剂量应减至常用量的 1/3～1/2。忌与单胺类药物合用，也不可与哌替啶、可待因、潘生丁等合用。

【用法与用量】

规 格	用法	小 儿 剂 量
薄膜片 100mg，150mg	口服	12 岁以上，300mg/d，3 次/d，p. c.，可根据病情增减至150～600mg/d

丙米嗪 Imipramine

【别名】 米帕明 Deprinol Tofranil

【作用与用途】 对中枢突触后膜 5 – HT 与 NA 受体有较强的阻断作用，而显示抗抑郁效果。适用于各型抑郁症的治疗。对内源性抑郁症、反应性抑郁症及更年期抑郁症有效。尚可用于小儿遗尿。

【不良反应】 有较弱的阿托品作用。口干、出汗、心动过速、视力模糊、眩晕、便秘、尿潴留、失眠、精神紊乱、皮疹、震颤、心肌损害、癫痫样发作、偶见粒细胞减少。

【注意事项】 高血压、心脏病、青光眼患者及孕妇禁用。5 岁以下患儿慎用。

【用法与用量】

规　格	用法	小儿剂量
片剂 10mg，12.5mg，25mg，50mg 长效片剂（25mg） 糖浆剂［25mg（5ml）］	口服	治疗抑郁症（＞12 岁）：12.5～25mg/次，3 次/d，逐增至200mg/次，维持量50～100mg/d 小儿遗尿（＞6 岁）：12.5～25mg/次，q. n.

多塞平　Doxepin

【别名】 多虑平　凯舒　Adapin

【作用与用途】 镇静作用强，有一定抗焦虑作用，抗抑郁作用较丙米嗪弱，抗胆碱作用亦弱。用于焦虑性抑郁症，也可用于镇静、催眠。

【不良反应】 有轻度失眠、兴奋、口干、便秘、视物模糊。

【注意事项】 青光眼、心梗患者及对三环类药物过敏者禁用。癫痫患者、排尿困难、眼压高、心脏疾患、肝功能不全者、孕妇及 12 岁以下儿童慎用。

【用法与用量】

规　格	用　法	小儿剂量
片剂 10mg，25mg，50mg，100mg	口服	12 岁以上，开始12.5～25mg/次，3 次/d，然 后逐增至3～6mg/（kg·d）
注射剂 25mg（1ml），50mg（1ml）	肌内	0.5～1mg/（kg·次），分3次

舍曲林　Sertraline

【别名】 氯苯奈胺　左乐复　Lustral　Zoloft

【作用与用途】 5-HT 再摄取抑制剂，适用于治疗抑郁症或预防发作，亦用于强迫症的治疗。

【不良反应】 常见恶心、呕吐、口干、消化不良。

【注意事项】 对本品过敏或有严重肝、肾功能不良者禁用。孕妇、哺乳期妇女不宜使用。有癫痫史者慎用。服用本药不得驾车、操作机器，也不应与 MAOI 合用。

【用法与用量】

规　格	用　法	小 儿 剂 量
片剂 50mg，100mg	口服	12 岁以上，开始 25mg/d，每日 1 次，p. c. 数周后增加 25mg，常用量为 50～100mg/d

文拉法辛　Venlafaxine

【别名】　万那法新　凡拉克辛　博乐欣　怡诺思　Efferor

【作用与用途】　本品能抑制 5－HT 和 NA 再摄取和轻微地抑制 DA 的再摄取，其代谢物 O－去甲基文拉法辛仍具有生物活性。用于抑郁症、强迫症、慢性疲劳综合征、妇女经前综合征、慢性疼痛及少儿多动症。

【不良反应】　有恶心、呕吐、瞌睡、口干、便秘、头昏、出汗。剂量超过 4mg/（kg·d）时，可引起高血压，此刻应注意定期监测血压。

【用法与用量】

规　格	用　法	小 儿 剂 量
胶囊剂 25mg，50mg，75mg，100mg	口服	12 岁以上，开始 25～50mg/d，分 2 次，需要时可增至 200mg/d

十、小儿多动症用药

哌甲酯　Methylphenidate

参见第三章　一、中枢兴奋药。

匹莫林　Pemoline

参见第三章　一、中枢兴奋药。

文拉法辛　Venlafaxine

参见第三章　九、抗抑郁药。

十一、抗帕金森病药

（一）拟多巴胺类

左旋多巴　Levodopa

【别名】　L-多巴　L-Dopa　Larodopa　Dopar

【作用与用途】　少部分进入中枢代谢为多巴胺，为中枢抑制介质，可改善肌强直和运动障碍，也能改善震颤、流涎、姿势障碍，治疗帕金森病。尚可治疗肝昏迷。

【不良反应】　恶心、呕吐、食欲减退，偶见出血性胃溃疡、腹痛、腹泻、便秘、胀气。体位性低血压，少数可致心律失常。不自主异常运动、焦虑不安、激动失眠，偶可引起惊厥。

【注意事项】　维生素 B_6 可增强外周副作用，且减低疗效，不应与之同服；利血平与其作用呈拮抗关系，同服可使左旋多巴疗效减弱，单胺氧化酶抑制剂帕吉林等可增强其周围效应，引起高血压危象和心率加快，故不能合用；普萘洛尔可对抗左旋多巴所引起的心律失常。孕妇禁用。

【用法与用量】

规　格	用法	小儿剂量
片剂 0.1g，0.25g	口服	>3 岁，50~100mg/次，4 次/d，以后每隔 2~4 日剂量增加 1 倍逐增至有效量 250~500mg/次

卡比多巴　Carbidopa

【别名】　α-甲基多巴肼　Lodosyn　α-Methyldopa　Hydrazin

【作用与用途】 本品为外周脱羧酶抑制剂，不易进入中枢，但可抑制脱羧酶减少左旋多巴在外周转化成多巴胺，与左旋多巴合用，治疗各种原因引起的帕金森病，同时也可以减少左旋多巴 75% 以上的用量。

【不良反应】 与左旋多巴合用时，可出现恶心、呕吐。另外左旋多巴可引起不良反应，如异常不随意运动、精神障碍等趋于较早发生。常可引起精神抑郁，面、舌、上肢及手部不自主运动。

【注意事项】 孕妇禁用左旋多巴及本品。青光眼及精神病患者禁用。

【用法与用量】 与左旋多巴合用。参考左旋多巴减量 75% 应用。卡比多巴的用量约为左旋多巴用量的 1/10。

多巴丝肼 Levodopa/Benserazide

【别名】 美多巴 Medopa

【作用与用途】 本品为苄丝肼与左旋多巴的复合制剂。苄丝肼为外周多巴脱羧酶抑制剂，与左旋多巴合用可减少其在外周的脱羧反应，使进入中枢的量增多，并减少外周多巴胺引起的不良反应。治疗各种原因引起的帕金森病。

【不良反应】 与 **【注意事项】** 参见左旋多巴。小儿慎用。

【用法与用量】

规　格	用　法	小　儿　剂　量
片剂 250mg（含左旋多巴 200mg， 苄丝肼 50mg） 胶囊剂 125mg（含苄丝肼 25mg， 左旋多巴 100mg） 250mg（含苄丝肼 50mg， 左旋多巴 200mg）	口服	1～2mg/（kg·次），每日 3 次，第二周起日服量增加 2～2.5mg/kg，直至合适治疗量，有效量通常在 10～20mg/（kg·d），分 3～4 次

司来吉兰 Selegiline

【别名】 思吉宁

【作用与用途】 本药是一种选择性单胺氧化酶 – B 抑制剂，抑制多巴胺的降解及再摄取。在此作用下促进脑内多巴胺功能。用于早期帕金森病。

【不良反应】 可有口干，短暂血清转氨酶上升及睡眠障碍。

【注意事项】 对本药过敏者禁用。有胃及十二指肠溃疡，不稳定高血压，心律失常，严重心绞痛或精神病患者应慎用。若服用量过大，其选择性抑制 MAO – B 的作用会消失一些，而抑制 MAO – A 的作用开始显著增加。所以同时服用大剂量本药或含高酪胺食物有可能引发高血压的危险。不推荐孕妇及哺乳期妇女服用。本药与左旋多巴类药物合用，作用可加强，同时亦可显现潜在的不良反应，此时左旋多巴的用量应降低 1/3。

【用法与用量】

规　格	用　法	小儿剂量
片剂 5mg	口服	开始：0.1mg/（kg·d），晨服 继服：0.2mg/（kg·d），分 2 次

溴隐亭 Bromocriptine

【别名】 溴麦角隐亭　溴麦亭　溴麦角环肽　Bromoergocriptine Parlodol

【作用与用途】 系多肽麦角生物碱。选择性地激动多巴胺受体，一般剂量激动 D_2 受体，发挥抗震颤麻痹作用，小剂量激动突触前膜的 D_3 受体，使多巴胺释放减少，可用于治疗舞蹈病。它亦可以激动垂体细胞的多巴胺受体，使催乳激素和生长激素释放减少。

【不良反应】 有恶心、呕吐、食欲减退、便秘、鼻塞、结膜充血、体位性低血压、幻视、幻听、运动障碍、腿部肿痛。

【注意事项】 对麦角过敏、严重心血管疾患、孕妇禁用。有肝功能不全者慎用。大剂量用药可致精神障碍和痴呆应慎用。开始用本药可引起血压下降，做机敏工作者应注意。与降压药合用可致血压过低。

长期用药应定期检查血常规、肝功能及测量血压。

【用法与用量】

规格	用法	小 儿 剂 量
片剂 2.5mg	口服	小儿肌张力不全及少年帕金森病：开始0.06mg/(kg·d)，分2次，以后每两周增加0.05mg/(kg·d)，直达最佳疗效，一般有效量为0.5mg/(kg·d)，部分患者为0.2mg/(kg·d)，个别患者需高达2mg/(kg·d)，疗程2～3个月 肢端肥大症：开始0.02mg/(kg·d)逐增至0.1mg/(kg·d)，个别病例增至0.2～0.4mg/(kg·d)，分4次，p.c.

（二）中枢抗胆碱药

苯海索　Benzhexol

【别名】　安坦　Artane

【作用与用途】　为中枢性胆碱抑制药，能改善肌强直和运动障碍，也能减轻震颤，用于帕金森病，常与抗精神病药氯丙嗪等合用，以减轻锥体外系反应。

【不良反应】　由周围抗胆碱作用引起，表现为口干、头晕、视力模糊，少数病人可致谵妄、幻觉、激动等。

【注意事项】　青光眼病人忌用。

【用法与用量】

规　格	用　法	小 儿 剂 量
片剂 2mg	口服	>5岁，1～2mg/次，3次/d

比哌立登　Biperiden

【别名】　安克痉　Akineton

【作用与用途】　作用同苯海索。用于帕金森病及药物引起的锥体外系反应。

【不良反应】　参见苯海索。

【用法与用量】

规　格	用法	小 儿 剂 量
片剂 2mg	口服	0.04mg/（kg·次），分1~4次
注射剂 5mg（1ml）	肌注 静注	0.04~0.1mg/（kg·次），必要时0.5h重复应用 1次，24h内不超过4次

（三）其他抗帕金森病药

金刚烷胺　Amantadine

参见第三章　十一、抗病毒药。

第四章
麻醉药及麻醉辅助药

一、全身麻醉药

麻醉乙醚　Anesthetic Ether

【别名】　Ether

【作用与用途】　吸入给药后能使中枢神经系统发生暂时性的功能麻痹，因而失去意识、痛觉和反射，致使肌肉松弛，适用于各种大小手术及任何年龄的病人。

【不良反应】　部分病人对本品过敏，可发生弥漫性红肿，感觉异常、心悸和呼吸困难；刺激黏膜可引起烧灼感、潮红、流涎、流泪、出汗和肺炎；刺激呼吸道可使呼吸减慢、减弱，以致呼吸暂停和痉挛性声门闭锁，同时心率减慢、血管收缩、血压升高，继而反射性地呼吸加强、加快、心率加速，血压升高，可引起小儿心脏急性代偿功能不全或循环衰竭的危险。

【注意事项】　糖尿病、肝功能严重损害、呼吸道感染、消化道梗阻、高热、酸中毒、明显高血压及心脏功能代偿失调，循环衰竭等患儿禁用。开瓶后，因易氧化成毒性较强的过氧化醚，置于空气中2～3h后，则不得再用。应避光贮存。

【用法与用量】

规　格	用　法	小　儿　剂　量
瓶（棕色）100ml，150ml	吸入	按病情及手术需要而定，使麻醉控制在第三期，一、二级是手术最佳状态

恩氟烷　Enflurane

【别名】　安氟醚　易使宁　Ethrane

【作用与用途】　麻醉效力强，诱导及苏醒都较快而平稳，无不适感，多以小量作复合麻醉剂使用。

【不良反应】　对肝、肾功能影响小，有一定抑制心血管系统的作用，少数病人有恶心、中枢神经系统兴奋现象，脑电图偶见有癫痫样波。

【注意事项】　本品化学性质稳定，不燃烧、不爆炸，使用较安全。

【用法与用量】

规格	用法	小儿剂量
瓶装 50ml，100ml，250ml	吸入	依病情及手术，按麻醉深浅掌握用量

甲氧氟烷　Methoxyflurane

【作用与用途】　麻醉效力比乙醚强，对呼吸道黏膜无刺激，适用于需麻醉期较长的大手术，目前更多用于复合麻醉，需时间较短的手术，也用于诱导麻醉。

【不良反应】　能产生急慢性肝损害，对肾功能也有影响，可强烈抑制呼吸，在深度麻醉下可出现心律失常，减少心排量，使血压下降。

【注意事项】　禁用于肝病患者及肾功能不良的病人；心功能不良及肺部疾患的病人慎用，高血压及低血容量的病人慎用。

【用法与用量】

规　格	用法	小 儿 剂 量
瓶装 20ml，150ml	吸入	按手术要求的麻醉深度掌握用量

七氟烷　Sevoflurane

【别名】　七氟醚　七氟异丙甲醚　Sevofrane　Travenol

【作用与用途】　为含氟吸入麻醉药。诱导时间比恩氟烷短，苏醒时间二者无甚差异。麻醉期间的镇痛作用、肌松效应与恩氟烷同。呼吸抑制作用及对心血管系统的影响较小，对脑血流量、颅内压的影响与异氟烷相似。本品不引起过敏反应，对眼黏膜刺激轻。做全身麻醉药应用。

【不良反应】 主要不良反应为血压下降、心律失常、恶心、呕吐，发生率约13%。本品可产生恶性高热，可能与其损伤体温调节中枢有关，如一旦发生必须立即停药，注射肌松药，全身冷却并吸氧处理。

【注意事项】 对卤化麻醉药过敏者禁用。肝胆疾患及肾功能低下者慎用。本品可增强肌松药作用，合用时应减少后者用量。

【用法与用量】

规　格	用法	小 儿 及 成 人 剂 量
瓶装 120ml 250ml	吸入	麻醉诱导时，以50%～70%氧化亚氮与本品2.5%～4%吸入。使用睡眠量的静脉麻醉时，本品的诱导浓度通常为0.5%～5%。麻醉维持，应以最低有效浓度维持外科麻醉状态，通常浓度在4%以下

硫喷妥钠　Thiopental Sodium

【别名】 戊硫巴比妥钠　Pentothal

【作用与用途】 为超短时作用的巴比妥类药物，常用于静脉麻醉、诱导麻醉、基础麻醉及复合麻醉。

【不良反应】 易引起呼吸抑制及喉痉挛乃至呼吸停止；可促进钾离子进入细胞内引起低血钾，出现肌无力、腹胀、心律不齐。

【注意事项】 用前应检查药品质量有无变色、受潮、结块，否则不可使用；如若出现不良反应，应立即停药，并予以对症处理；药液不可漏出血管及注在皮下；有肝脏疾患、低血压、心脏病、糖尿病、严重贫血、哮喘病的人及6个月以下的婴儿忌用。

【用法与用量】

规格	用法	小 儿 剂 量
粉针剂 0.5g，1g	静注	诱导麻醉10mg/(kg·次)，速度<1ml/min，临用时配成2.5%溶液
	肌内（深部）	15～20mg/(kg·次)（25mg/ml）

丙泊酚　Propofol

【别名】　异丙酚　得普利麻　普鲁泊福　Diprivan

【作用与用途】　本品是一种新型短效静脉全麻药,为乳剂剂型。其临床特点是起效快,作用时间短,恢复迅速而平稳,广泛用于全麻诱导及维持。特别适用于短小手术和一些短时间的侵入性检查、治疗等。

【不良反应】　用药前后血压和心率明显下降,可引起呼吸变浅、暂停及随后发生血氧饱和度降低等,但均不需要处理,可自行恢复。其他反应有肢体不自主活动、手指抽搐、恶心、呕吐、欣快、咳嗽等。

【注意事项】　麻醉适度以无睫毛反射来评定,安瓿打开后应保持在无菌环境,若超过12h必须丢弃,持续静脉点滴可辅以66%的 N_2O 和氧气的混合气维持麻醉,静注药品不必稀释。

【用法与用量】

规　格	用　法	小　儿　及　成　人　剂　量
注射剂 200mg（20ml） 500mg（50ml） 1000mg（100ml）	静注	诱导麻醉：2~2.5mg/kg
	静注或静滴	维持麻醉（间断逐加）：0.5~0.8mg/kg,维持麻醉初期速度为0.3mg/（kg·min）,10min后视临床情况予以调整,一般减至0.2mg/（kg·min）

羟丁酸钠　Sodium Oxybate

【别名】　羟基丁酸钠　Sodium Hydroxybutyrate

【作用与用途】　静脉麻醉药,适用于较长时间手术,用于全身麻醉或诱导麻醉及局麻、腰麻的辅助用药,适用于老人、儿童以及脑、神经外科手术、外伤、烧伤患者的麻醉。

【不良反应】　单用或注射过快,可出现运动性兴奋、谵妄、肌肉抽动、甚至呼吸停止,还可引起低血钾、心率减慢、心律紊乱。

【注意事项】　注射前给阿托品预防心率减慢;心血管系统功能紊乱或衰竭、癫痫、酸中毒患者忌用;静注速度要慢。

【用法与用量】

规　格	用法	小　儿　剂　量
注射剂 2.5g（10ml）	静注（缓慢）	首次剂量：60~80mg/（kg·次），需要时隔1~1.5h再给首剂量的1/4~1/2，作用可延长0.5~1h

1岁以内婴儿和青紫型心脏病患儿宜用偏大的剂量。

米索比妥　Methohexital

【别名】 戊烷巴比妥　Brietal

【作用与用途】 本品麻醉作用强，为硫喷妥钠的2~3倍。安全范围较宽。局部刺激性小，不增强迷走神经及喉神经的敏感性，因而痉挛的发生率低。在肝内代谢较快，$t_{1/2}$为硫喷妥钠的一半，故持效短、苏醒快。

【不良反应】 本品易引起不自主活动，肌张力增高。

【注意事项】 有癫痫史者禁用。术前应用阿片类药物可使不良反应减少。

【用法与用量】

规　格	用法	小　儿　剂　量
粉针剂 0.5g，2.5g，5g	静滴	诱导麻醉：0.1%~0.2%溶液，入睡后以2~5mg/min维持
	静注 肌内（深部）	基础麻醉：2%溶液，6mg/kg

丙泮尼地　Propanidid

【别名】 普尔安　Panitol　Sombrevine

【作用与用途】 为超短时静脉麻醉药。麻醉迅速，持续时间短，麻醉效能与硫喷妥钠相仿，镇痛作用不佳。对呼吸循环系统有明显抑制，呼吸常为短暂增快而后微弱、间断、暂停，血压有一过性骤降。可延长琥珀胆碱的肌松作用。适用于短小手术、检查、外科处置等麻醉。也可作为诱导麻醉药。不适于长时间麻醉。

【不良反应】 有过敏反应、虚脱、注射部位血管痛。偶可引起无意识的肌肉运动，手指僵硬和震颤。术后也可发生恶心、呕吐。

【用法与用量】

规　格	用　法	小儿及成人剂量
注射剂 100mg（2ml）	静注	首次剂量 5～7mg/（kg·次），20s 内注完。追加剂量 为首次剂量的 1/2～3/4

氯胺酮　Ketamine

【别名】　凯他敏　Ketalar

【作用与用途】　为静脉麻醉剂，起分离麻醉作用，即意识存在，但痛觉可完全消失，适用于各类小手术与诊断性检查，也可作为全身麻醉的诱导剂或辅助剂，或作为复合麻醉剂进行全身及局部的麻醉。

【不良反应】　静注速度过快或剂量过大易产生心率加快、呼吸抑制，亦可引起喉头痉挛、呕吐、舌后坠等。在苏醒过程中，个别患者可呈现梦幻、错觉、幻觉，有时谵妄、躁动。

【注意事项】　有严重高血压、心脏病、癫痫、青光眼者禁用；静注速度宜慢。

【用法与用量】

规　格	用　法	小儿剂量
注射剂 100mg(2ml)	静注 （缓慢）	首剂:1～2mg/（kg·次） 全麻维持:0.5～1mg/（kg·次） 极量:4mg/（kg·min）
100mg(10ml) 200mg(20ml)	肌内	首剂:4～8mg/（kg·次），追加剂量为 2～3mg/ （kg·次），总量不超过 6mg/kg

二、局部麻醉药

普鲁卡因　Procaine

【别名】　奴佛卡因　Novocaine

【作用与用途】　用于浸润麻醉、静脉麻醉、神经阻滞麻醉、腰椎麻醉、硬膜外麻醉、封闭疗法及表面麻醉等。

【不良反应】 过敏反应常有接触性皮炎、全身瘙痒、流泪、鼻塞、支气管痉挛、低血压、急性血小板减少性紫癜等。高敏病人即使注射少量，也可立即发生过敏性休克甚至死亡。对交感神经有兴奋作用，能使瞳孔散大、心跳加快、胃肠蠕动减慢，能抑制心肌兴奋及传导系统，使小动脉扩张、血压下降、循环衰竭。高浓度大剂量误注入时即刻引起中毒反应，表现为头晕、眼花、干呕、神志不清、面色苍白、血压下降、脉搏慢而弱、休克等。急性中毒可发生高铁血红蛋白血症，因肌体缺氧而紫绀。

【注意事项】 应询问药物过敏史，可疑者应做过敏试验（0.25%液 0.1ml 皮内注射），肝肾功能不全或服用洋地黄者慎用。肌无力、甲亢者禁用本品静注。浸润麻醉可加入少量肾上腺素（1:10 万或 1:20万），可延长作用时间，增加麻醉安全性。

【用法与用量】

规 格	用 法	小 儿 剂 量
注射剂 25mg（10ml） 40mg（2ml） 50mg（10ml） 粉针剂 0.15g	浸润 注射	新生儿，0.03 ~ 0.04g/次 <1 岁，0.05 ~ 0.15g/次 2 ~ 4 岁，0.2 ~ 0.3g/次 5 ~ 8 岁，0.35 ~ 0.5g/次 9 ~ 12 岁，0.55 ~ 0.7g/次
	静脉 麻醉	少用，必要时，只限用于年长儿，0.5% 溶液，1 ~ 3ml/（kg·次）
	局部 封闭	0.25% ~ 0.5%，依病情酌用
	硬膜外 麻醉	3% <1 岁，1 ~ 3.75ml/次 2 ~ 4 岁，5 ~ 7.5ml 次 5 ~ 8 岁，8.5 ~ 12.5ml/次 9 ~ 12 岁，13 ~ 17.5ml/次
	腰椎 注射	5% <1 岁，0.12 ~ 0.5ml/次 2 ~ 4 岁，0.6 ~ 0.9ml/次 5 ~ 8 岁，1 ~ 1.6ml/次 9 ~ 12 岁，1.7 ~ 2.2ml/次

利多卡因　Lidocaine

【别名】　昔罗卡因　Xylocaine

【作用与用途】　局麻作用较普鲁卡因强，维持麻醉时间也长，用于阻滞麻醉及硬膜外麻醉。本品尚有抗心律失常作用，对室性心律失常疗效好，作用时间短，无蓄积性，可反复使用，不抑制心肌收缩力，治疗量不降低血压，用于室性心动过速及频发性室性早搏。

【不良反应】　过敏反应为皮疹、荨麻疹、支气管痉挛、血管神经性水肿、休克等，少数病人头昏、嗜睡，剂量过大引起呼吸困难、血压下降、房室传导阻滞，窦性停搏和呼吸停止。

【注意事项】　严重肝病、充血性心力衰竭或心源性休克者不宜应用，癫痫病人或有Ⅱ、Ⅲ度心脏传导阻滞者禁用。

【用法与用量】

规　格	用法	浓度（%）	小儿剂量
注射剂 100mg（5ml） 200mg（10ml） 400mg（20ml）	局部 麻醉	0.25～0.5	≤1岁，20～75mg/次 2～4岁，100～150mg/次 5～8岁，175～250mg/次 9～12岁，275～350mg/次
	脊髓 麻醉	2～5	≤1岁，1.5～15mg/次 2～4岁，15～20mg/次 5～8岁，25～35mg/次 9～12岁，35～50mg/次
	表面麻醉 喷雾或 蘸药贴敷	2～4	≤1岁，8～30mg/次 2～4岁，40～60mg/次 5～8岁，70～100mg/次 9～12岁，110～140mg/次
	神经 阻滞	1～2	5～8mg/kg ≤2岁，15～80mg/次 3～8岁，100～220mg/次 9～12岁，220～280mg/次
	硬膜外 麻醉	1.5～2	5～8mg/kg ≤2岁，15～80mg/次 3～8岁，100～200mg/次 9～12岁，220～280mg/次

复方利多卡因　Lidocaine Compound

【别名】　恩纳　Emla

【作用与用途】　局部麻醉。用于止痛。

【用法与用量】

规　格	用　法	小儿剂量
乳膏 5g（5%） （每克含利多卡因25mg，丙胺卡因25mg）	外用	q. s.

三、骨骼肌松弛药

筒箭毒碱　Tubocurarine

【别名】　管箭毒碱

【作用与用途】　本品属非去极化型肌松药。作用于神经终板处，阻断神经传递，因而肌张力下降而表现为骨骼肌松弛，使患者在浅麻醉下即能获得手术要求的肌松程度，多用于腹部外科手术及开胸手术；也用于治疗震颤麻痹、破伤风、狂犬病、士的宁中毒。

【不良反应】　对呼吸有抑制作用，可引起呼吸麻痹。注射后可引起组胺释放，皮肤产生皮疹可自行消失，可引起一过性血压下降。

【注意事项】　10岁以下儿童对本品的耐受性个体差异大，高敏反应较多。新生儿及重症肌无力、有哮喘史和严重休克者慎用。

【用法与用量】

规　格	用　法	小儿剂量
注射剂 10mg（1ml） 15mg（1.5ml）	静注	0.2～0.3mg/（kg·次），重复注射时剂量减半

泮库溴铵　Pancuronine Bromide

【别名】　潘龙　泮可罗宁　潘寇罗宁　本可松　Pavulon

【作用与用途】　为非去极化型肌松剂。作用强，与氟烷复合可防止后者引起的血压下降。

【注意事项】　重症肌无力，对溴化物高敏的患者，心动过速者禁用。其作用可被新斯的明拮抗，与乙醚、氟烷合用时应酌减剂量。

【用法与用量】

规　格	用　法	小 儿 剂 量
注射剂 4mg（2ml）	静注	0.06~0.1mg/（kg·次） 新生儿，开始 0.02~0.05mg/（kg·次），随后， 0.01~0.05mg/（kg·次），prn，2~6h　1次

哌库溴铵　Pipecuronium Bromide

【别名】　溴化吡哌尼　阿端　Arduan

【作用与用途】　为长效非去极化肌松药，作用类似泮库溴铵，肌松弛持续时间约20min，无心率加快、心肌收缩力减弱等不良反应。主要用于外科手术麻醉的辅助用药和做气管插管用，静注3min起效。

【注意事项】　肾功能不全者适当减量，用量不应超过0.04mg/kg。

【用法与用量】

规　格	用　法	小儿及成人剂量
粉针剂 4mg（附溶剂）	静注	0.08~0.1mg/（kg·次）

琥珀胆碱　Suxamethonium

【别名】　司可林　Scoline　Succinylcholine

【作用与用途】　为去极化肌松药。作用快，持续时间短，易于控制，可用于全麻、插管，也可用于治喉痉挛。

【不良反应】　大剂量时可引起呼吸麻痹；少数病人有短暂的心搏

徐缓、心律失常、甚至心脏停搏，能使眼内压及血钾升高。

【注意事项】 青光眼、高血钾病人忌用，重复使用可产生快速耐受性。用前最好先注射阿托品预防心律紊乱。

【用法与用量】

规 格	用 法	小 儿 剂 量
注射剂 50mg（1ml）	肌注 静注	1~2mg/（kg·次） 0.5~1mg/（kg·次）（1~2mg/ml）
100mg（2ml）	静滴	1~2mg/（kg·次）（1mg/ml）

己氨胆碱 Hexcarbacholine

【别名】 氨酰胆碱 己氨胆 印巴梯 Imbretil

【作用与用途】 属双相型肌松药，首先引起去极化，持续几分钟，接着产生非去极化的筒箭毒碱样的持久性麻痹。作用比琥珀胆碱缓慢，但较持久，可维持40~60min，适用于长时间手术。

【注意事项】 肾功能不全者及分娩前禁用。本品能使眼压暂时性增高，不宜用于眼内手术，青光眼病人慎用。麻醉结束后，常发生通气不足，故手术结束前1h禁用。与吩噻嗪类药物合用时应减量。中毒时先用阿托品，再用新斯的明解救。

【用法与用量】

规 格	用 法	小 儿 剂 量
注射剂 4mg（2ml） 8mg（2ml）	静注	40~80μg/kg，重复用药不超过40μg/kg，极量160μg/kg

第五章
作用于自主神经系统的药物

一、拟胆碱药

新斯的明　Neostigmine

【别名】　普鲁斯的明　Prostigmine

【作用与用途】　本品为胆碱酯酶抑制剂，能增强乙酰胆碱的作用。尚能直接兴奋横纹肌的胆碱能受体，对骨骼肌作用较强。对胃肠平滑肌有较强的兴奋作用，促进胃肠蠕动及排尿，用于重症肌无力、腹气胀、尿潴留，亦用于箭毒过量。

【不良反应】　超剂量时可引起恶心、呕吐、腹泻、流泪、流涎等，可用阿托品对抗。

【注意事项】　癫痫、心绞痛、室性心动过速、机械性肠梗阻及哮喘病人忌用。

【用法与用量】

规　格	用　法	小 儿 剂 量
片剂 15mg	口服	$1 \sim 2mg/$（$kg \cdot d$），分 $4 \sim 6$ 次
注射剂 0.5mg（1ml） 1mg（2ml）	肌内或皮下	$0.03 \sim 0.04mg/$（$kg \cdot$ 次），prn

也可口服按 $30 \sim 50mg/$（$m^2 \cdot d$）；注射按 $1mg/$（$m^2 \cdot$ 次）计算。

吡斯的明　Pyridostigmine

【别名】　溴吡啶斯的明

【作用与用途】　作用同新斯的明，但药效持久，对胃肠道刺激较小。用于重症肌无力及术后腹胀气和尿潴留。可与新斯的明交替使用。

【不良反应】 用量过大可出现毒蕈碱样不良反应，可用阿托品对抗。对溴过敏者可出现皮疹。

【注意事项】 机械性肠梗阻及泌尿道梗阻患者忌用；支气管哮喘者慎用。

【用法与用量】

规　格	用　法	小　儿　剂　量
片剂（60mg）	口服	1.5~2mg/（kg·次），分3次

亦可按口服 30~60mg/（m^2·次）计算。

加兰他敏　Galanthamine

【别名】 强肌片　尼瓦林　Nivalin

【作用与用途】 有抗胆碱酯酶的作用。用于重症肌无力、小儿麻痹后遗症、儿童脑型麻痹、进行性肌营养不良，由于神经系统疾病或外伤所引起的感觉运动障碍、多发性神经炎、脊神经根炎。

【不良反应】 过量时偶可出现流涎、心动徐缓、眩晕等，可用阿托品对抗。

【注意事项】 为避免不良反应，剂量应由小逐渐增大；有癫痫、支气管哮喘、心绞痛和心动徐缓者禁用。

【用法与用量】

规　格	用　法	小　儿　剂　量
片剂（5mg）	口服	0.5~1mg/（kg·d），分3次
注射剂 1mg（1ml） 2.5mg（1ml） 5mg（1ml）	皮下 肌内	0.05~0.1mg/（kg·次），每日1次，疗程为2~6周

亦可口服按 15mg/（m^2·d）计算；注射按 1.5~3.0mg/（m^2·次）计算。

毛果芸香碱　Pilocarpine

【别名】 匹罗卡品

【作用与用途】 能兴奋胆碱能受体，临床上主要用于缩瞳降眼压，治疗青光眼，也用于对抗阿托品类药物中毒。

【不良反应】　主要表现为胆碱能神经兴奋症状，如流涎、流泪、恶心、呕吐、颜面潮红、出汗、心跳缓慢、肌肉震颤等。

【注意事项】　阿托品可对抗其毒性反应。

【用法与用量】

规　格	用　法	小儿剂量
注射剂 10mg(1ml)	皮下	0.1~0.2mg/(kg·次)，1 次/(15~30min)，至口干消失
滴眼剂 1%~2%	滴眼	q. s. ，3~4 次/d(1%)

毒扁豆碱　Physostigmine

【别名】　依色林　Eserine

【作用与用途】　为胆碱酯酶抑制剂，可缩瞳，促进胃肠蠕动，减慢心率，可用于青光眼及阿托品类中毒，主要用于眼科。

【不良反应】　中毒症状为平滑肌痉挛、腺体分泌增加，横纹肌震颤，中枢神经表现为先兴奋后麻痹，可因呼吸抑制而致死，故已较少作全身给药。

【注意事项】　中毒时可用阿托品解救。

【用法与用量】

规　格	用　法	小儿剂量
注射剂 0.5mg（1ml） 1mg（1ml）	皮下 静注	0.01~0.02mg/（kg·次）
滴眼剂 0.2%~0.5%	滴眼	q. s. ，3~4 次/d

安贝氯铵　Ambenonium

【别名】　美斯的明　酶抑宁　Ambestigmin　Mytelase

【作用与用途】　为抗胆碱酯酶药。作用类似新斯的明。临床用于治疗腹气胀、重症肌无力。

【注意事项】 患有支气管哮喘及机械性肠梗阻病人忌用。

【用法与用量】

规　格	用　法	小儿剂量
片剂 5mg，10mg，25mg	口服	0.1～0.5mg/（kg・次），每日 3 次

石杉碱甲　Huperzine A

【别名】 哈伯因

【作用与用途】 为一种可逆性胆碱酯酶抑制剂，易透过血脑屏障。可促进记忆再现和增强记忆作用。对痴呆患者和脑器质性变引起的记忆力障碍有改善作用。适用于记忆障碍及各型痴呆症，记忆认知功能及情绪行为障碍。

【不良反应】 偶见恶心、头晕、出汗、腹痛、视力模糊等。

【注意事项】 有严重心动过缓、癫痫、低血压、心绞痛、哮喘、肠梗阻者不宜使用。

【用法与用量】

规　格	用　法	小儿剂量
片剂 50μg	口服	2～5μg/（kg・次），每日 2 次，＜10μg/（kg・d）

他克林　Tacrine

【别名】 派可致　Cognex

【作用与用途】 为一新型中枢可逆性胆碱酯酶抑制剂。口服吸收后可进入中枢神经系统，且滞留时间较久。首关效应明显，其肝脏代谢物维那克林，亦具有活性。用于中、轻度阿尔茨海默病。对其认知、记忆功能有改善作用。

【不良反应】 常见有轻度胃肠道反应，一般可自行消失。可能出现血清氨基转移酶升高，宜定期检查肝功能，肝功能不良者慎用。

【注意事项】　用药期间不能突然停药。

【用法与用量】

规　格	用　法	小 儿 剂 量
胶囊剂 10mg	口服	开始0.2mg/（kg·次），每日4次； 6周后0.4mg/（kg·次），每日4次

二、抗胆碱药

阿托品　Atropine

【作用与用途】　本品为胆碱能受体阻断剂。使乙酰胆碱不能发挥作用。大剂量也具有阻断组胺、5－羟色胺的作用，并能阻断神经节的传导，对中枢神经系统亦有兴奋作用。本品可解除迷走神经对心脏的抑制，使心跳加快，血压基本不变或略上升。大剂量使周围血管扩张，内脏血管也扩张，局部血流灌注增加。因此适用于感染中毒性休克早期。临床用于缓解胃肠道、胆道、泌尿道平滑肌痉挛性绞痛，治疗胃酸过多、溃疡病、幽门痉挛等，亦用于麻醉前给药，有机磷中毒、阿－斯综合征等。另外，眼科用于散瞳和治疗虹膜睫状体炎。

【不良反应】　过量应用可表现中毒症状，有口干、脸色潮红、体温升高、呼吸加深加快、心率加速、瞳孔扩大、视近物模糊、尿潴留、兴奋不安、幻觉、谵妄、躁狂甚至惊厥、昏迷、呼吸麻痹。

【注意事项】　大剂量使用应密切观察病情变化，切不可超量；对心功能不全的老人尤须谨慎，以防发生严重室性心律失常；青光眼患者、前列腺肥大患者禁用。

【用法与用量】

规　格	用法	小 儿 剂 量
片剂 0.3mg	口服	解痉:0.01mg/（kg·次），a.c.，极量0.3mg/次

规　格	用法	小 儿 剂 量
注射剂 0.5mg(1ml) 1mg(1ml) 1mg(2ml) 5mg(1ml)	皮下	解痉:0.01mg/(kg·次),分3~4次
		有机磷轻度中毒:0.01~0.02mg/(kg·次),1次/30~120min
		有机磷中度中毒:0.02~0.04mg/(kg·次),1次/15~30min
	静注	抗休克:0.03~0.05mg/(kg·次),用N.S.或G.S.液稀释后静注,根据需要隔15~30min用1次
		有机磷重度中毒:即刻0.04~0.1mg/(kg·次),以后0.02~0.04mg/(kg·次),1次/15~30min,根据病情逐渐减量和延长间隔时间

亦可按口服解痉0.3mg/(m²·次)计算;注射抗休克1mg/(m²·次)计算。

颠茄　Belladonna

【作用与用途】　作用与阿托品相似,但作用较弱。用于胃酸过多、胃溃疡、急性胃炎、恶心、呕吐,以及轻度胃肠绞痛等。

【不良反应】　有口干、面红、心跳等。

【注意事项】　青光眼、前列腺肥大患者忌用。

【用法与用量】

规　格	用法	小 儿 剂 量
酊剂	口服	0.05~0.1ml/(kg·d),分3~4次,日最大量不超过3.5ml
片剂	10mg	2~7岁,1.25~2.5mg/次 8~12岁,5mg/次 >12岁,10mg/次 3次/d

复方颠茄片

【作用与用途】　为颠茄浸膏与苯巴比妥的复合制剂,作用同颠茄酊,尚有镇静作用。

【不良反应】　同颠茄酊及苯巴比妥。

【注意事项】 青光眼患者忌用。

【用法与用量】

规 格	用 法	小 儿 剂 量
片剂 颠茄浸膏：10mg 苯巴比妥：15mg	口服	5~7 岁，0.25 片/次，8~12 岁，0.5 片/次，3 次/d

东莨菪碱 Scopolamine

【别名】 Hyoscine

【作用与用途】 为氢溴酸盐。作用和阿托品相似，其散瞳、松弛睫状肌、抑制腺体分泌作用比阿托品强，对呼吸中枢有兴奋作用，对大脑皮层有抑制作用，对毛细血管有扩张作用，故可改善微循环并有抗晕动作用。临床用作镇静药，用于麻醉前给药、晕动病、震颤麻痹、狂躁性精神病、有机磷中毒。

【不良反应】 与阿托品相似。

【注意事项】 青光眼病人忌用。

【用法与用量】

规 格	用 法	小 儿 剂 量
片剂 0.2mg	口服	0.006mg/（kg·次）
注射剂 0.3mg（1ml），0.5mg（1ml）	皮下	0.006mg/（kg·次）

亦可按 0.2mg/（m² · 次）计算。

丁溴东莨菪碱 Scopolamine Butylbromide

【别名】 解痉灵 Buscopan

【作用与用途】 外周抗胆碱药物，除对平滑肌有解痉作用外，尚有阻断神经节及神经肌肉接头的作用，但对中枢的作用较弱。用于内窥镜逆行胰胆管造影，胃、十二指肠、结肠纤维内窥镜检查及腹部 CT 扫描，以减少肠道蠕动；用于各种疾病引起的胃肠痉挛、胆绞痛、肾绞痛、肠道蠕动亢进等。

【不良反应】 可出现口渴、视力调节障碍、嗜睡、心悸、面部潮红、恶心、呕吐、眩晕、头痛、心率加快等反应。

【注意事项】 青光眼、因前列腺肥大所致的排尿困难、严重心脏病、器质性幽门狭窄或麻痹性肠梗阻患者禁用。如出现过敏反应及时停药。皮下或肌内注射应避开神经与血管。如需反复注射，不要在同一部位，应左右交替变换，用于幼儿、小儿时应特别注意。

【用法与用量】

规　格	用法	小 儿 剂 量
胶囊剂 10mg	口服	>12岁，5~10mg/次，3次/d
注射剂 20mg（1ml）	肌内 静注 静滴	0.3~0.5mg/（kg·次），每日1~2次，中间隔30min重复用药，静滴用 G.S. 或 N.S. 稀释

山莨菪碱　Anisodamine

【别名】 654-Ⅱ

【作用与用途】 作用与阿托品相似，具有较强的平滑肌松弛作用，并能解除血管痉挛，且有镇痛作用，但扩瞳和抑制腺体分泌的作用较弱。用于治疗感染性休克、有机磷中毒、脑血管痉挛、脑血栓形成、栓塞性脉管炎、平滑肌痉挛引起的疼痛、眩晕、耳聋、血管神经性头痛、坐骨神经痛、视神经萎缩、中心性视网膜炎。

【不良反应】 口干、面红、轻度扩瞳及视近物模糊，偶有心跳加快、排尿不畅、皮疹等。过量中毒时可出现高热、呼吸加快、皮肤潮红或抽搐。

【注意事项】 脑出血急性期及青光眼患者忌用。排尿困难可用新斯的明肌内注射。

【用法与用量】

规　格	用法	小 儿 剂 量
片剂 5mg，10mg	口服	0.3~1mg/（kg·d），分3次

续表

规 格	用法	小 儿 剂 量
注射剂 5mg（1ml） 10mg（1ml） 20mg（1ml）	肌内	0.5~1mg/（kg·次）
	静注	感染性休克：0.5~1mg/(kg·次)，每15~30min可重复给药，至血压回升即减量，停用
	静滴	0.5~1mg/（kg·次），加入葡萄糖或生理盐水中

也可按口服 10mg/（m²·次）计算；静注治疗中毒性痢疾以 15mg/（m²·次）计算；静滴治疗脑血栓以 15~30mg/（m²·次）计算。

樟柳碱 Anisodine

【别名】 TA-3

【作用与用途】 为抗胆碱药。具有较强的中枢抗胆碱作用。解痉及改善微循环作用与山莨菪碱相似。用于治疗血管性头痛、视网膜血管痉挛，中心视网膜病变、缺血性视神经病变、急性瘫痪、震颤麻痹、支气管哮喘、晕动病、有机磷中毒，也可用于中药麻醉。

【不良反应】 有口干、面红、眩晕、小便困难、谵妄。偶见暂时性黄视、意识模糊、排尿困难，减量或停药后可自行消失。

【注意事项】 出血性疾病、脑出血急性期及青光眼患者禁用；严重心衰及心律失常者慎用；停药时应逐步减量，以免骤停后引起头晕、呕吐等。

【用法与用量】

规 格	用 法	小 儿 剂 量
片剂 1mg，3mg	口服	0.05~0.1mg/（kg·次）
注射剂 2mg（1ml） 5mg（1ml）	肌内 球后注射 静注或静滴	依成人量（2~5mg/次，用 N.S 或 G.S 稀释后使用）酌减 0.05~0.1mg/（kg·次）

口服、肌注、静注亦可按 2mg/（m²·次）计算。

丙胺太林 Propantheline

【别名】 普鲁本辛 Probanthine Ketaman Banlin

【作用与用途】 具有阿托品样解痉及抑制腺体分泌的作用，减少汗液、唾液、胃液及黏蛋白的分泌。用于胃及十二指肠溃疡、胃肠痉挛、胃炎、胰腺炎、胆汁分泌障碍、多汗症及妊娠呕吐等。

【不良反应】 有轻微口干、视力模糊、小便不畅、便秘及心悸等，减量后可消失。

【注意事项】 青光眼患者忌用。

【用法与用量】

规　格	用　法	小 儿 剂 量
片剂（15mg）	口服	1mg/（kg·d），分4次

亦可按 30mg/（m^2·d）计算。

三、拟肾上腺素药

麻黄碱　Ephedrine

【作用与用途】 本品兼具 α 与 β 受体兴奋作用，与肾上腺素作用相似，但较其作用持久，可使血管收缩，但无后扩张作用，升压作用较弱，有松弛支气管平滑肌和兴奋中枢的作用，主要用于各种原因引起的慢性低血压，支气管哮喘症。

【不良反应】 有头痛、失眠、震颤、心悸、心动过速、出汗、发热感。对前列腺肥大患者可引起排尿困难，长期应用可产生耐药性。

【注意事项】 高血压、冠状动脉病及甲状腺机能亢进者忌用。

【用法与用量】

规　格	用　法	小 儿 剂 量
片剂（25mg）	口服	0.5mg/（kg·次），每日3~4次
注射剂 30mg（1ml）	皮下 肌内	0.5~0.75mg/（kg·次），每日3~4次 极量<30mg/次
滴鼻剂 0.5%~1%	滴鼻	q.s.，3次/d

皮下、肌内注射亦可按 90mg/（m^2·d）计算。

肾上腺素 Epinephrine

【别名】 副肾素 Adrenaline Paranephrine Tonogen

【作用与用途】 可兴奋 α、β 两种肾上腺素能受体,可兴奋心脏,使心肌收缩力加强,心率加快;收缩皮肤、黏膜和内脏血管,使血压升高;扩张冠状动脉、改善心脏血液供应;能松弛胃肠道和支气管平滑肌,解除支气管痉挛,消除黏膜水肿,扩大瞳孔;促进糖原分解,升高血糖;与局麻药合用,可减少手术出血和延长麻醉时间,主要用于过敏性休克、支气管哮喘及心脏骤停。

【不良反应】 高敏患者有焦虑不安、面色苍白、恐惧、头痛和震颤等。大剂量可引起中枢兴奋,表现激动、呕吐、肌强直、甚至惊厥。皮下注射误入静脉,可引起血压骤升、心律失常,严重者可致心室颤动。

【注意事项】 本品忌与碱性药物配伍;器质性心脏病、高血压、冠心病、甲亢及糖尿病患者禁用;常配成心脏复苏三联针肾上腺素、异丙肾上腺素和去甲肾上腺素各 1mg,作心内注射。

【用法与用量】

规　格	用　法	小 儿 剂 量
注射剂 1mg(1ml)	皮下 肌内 静脉或心 内注射	0.01～0.03mg/(kg・次),prn,1～2h 可重复 0.5～1mg/次,用 10 倍 N.S. 稀释

去甲肾上腺素 Norepinephrine

【别名】 Levarterenol Aktatmin Noradrenaline

【作用与用途】 直接兴奋 α 和 β 两种受体,但对 β 受体作用弱。收缩血管与升压作用较肾上腺素强,并反射性地引起心率减慢,但兴奋心脏、扩张支气管的作用较弱。选择性地用于休克治疗。

【不良反应】 药液外漏可引起局部组织坏死；由于肾血流量减少可引起急性肾功能衰竭或少尿；尚可引起头痛、不安、寒战，停药后血压突然下降、心律失常等。

【注意事项】 严重高血压、动脉硬化及器质性心脏病、无尿病人和孕妇禁用；本品忌与碱性药配伍，亦不能混入血浆或全血中滴注，口服使用注射剂（打碎即服）。

【用法与用量】

规　格	用　法	小　儿　剂　量
注射剂 2mg(1ml) 10mg(2ml)	静滴	2mg/次,溶于250ml　G.S.液内(0.008mg/ml),根据血压上升情况调整滴速 0.02~0.1μg/(kg·min)
	心内	心脏复苏三联针(见肾上腺素)
	注射	0.5~1ml/次,用 N.S. 10 倍稀释
	口服	上消化道止血:1~2mg/次

异丙肾上腺素　Isoprenaline

【别名】 喘息定　治喘灵　Isovon　Euspiran　Isuprel　Isoproterenol　Medihaler－Iso　Aludrine

【作用与用途】 为β肾上腺素能受体兴奋药。对支气管平滑肌有较强的舒张作用，对心脏有兴奋作用，加强心肌收缩力，使心率加快，传导加速，尚能扩张周围血管，降低周围阻力，增加微循环的血流量，从而改善内脏供血。主要用于支气管哮喘、中毒性休克、心脏骤停及房室传导阻滞。

【不良反应】 常有恶心、呕吐、头痛、眩晕、震颤等，也可引起心动过速、室性心律失常、心悸等。

【注意事项】 口服易失效，故不供口服；注射剂用硫酸异丙肾上腺素；冠心病、心绞痛、心肌炎、心肌梗死及甲亢病人禁用；肾病患者慎用；勿与碱性药物配伍。

【用法与用量】

规　格	用法	小 儿 剂 量
片剂 10mg	舌下	5 岁以上，2.5～10mg/次 2～3 次/d
气雾剂（0.25%） 10g，25g	吸入	1～2 揿/次，2～3 次/d
注射剂 1mg（2ml）	静滴	抗休克：0.5～1mg/次，以 G.S. 液 250～500ml 稀释，0.1～1μg/（kg·min），使心率不超过 120 次/min
	心内注射	0.2～1mg/次，N.S. 10 倍稀释后使用

多巴胺　Dopamine

【别名】 3-羟酪胺

【作用与用途】 具有兴奋肾上腺素能 β 受体和较弱的 α 受体的作用，同时也作用于多巴胺受体，为较理想的抗休克药物。用于中毒性、出血性和心源性休克及心脏停搏时起搏升压等。

【不良反应】 恶心、呕吐、胸痛、心悸、呼吸困难、头痛等。大剂量时可见心律失常、呼吸加速，停药即可迅速消失。

【注意事项】 嗜铬细胞瘤、心动过速或心室颤动患者禁用；使用前应先补充血容量、纠正酸中毒；使用过程中须密切观察血压、心率及尿量。

【用法与用量】

规　格	用法	小 儿 剂 量
注射剂 20mg（2ml）	静滴	10mg/次，以 G.S. 250ml 稀释，开始以 10～15gtt/min 滴入，根据需要调节滴速，应保持在 0.004～0.008mg/（kg·min），必要时可作肌注

间羟胺　Metaraminol

【别名】 阿拉明　Aramine

【作用与用途】 直接激动 α 受体，升压作用比去甲肾上腺素缓慢而持久，并可增强心肌收缩力，增进脑、肾及冠状动脉的血流量，可增加心输出量，对肾血管收缩较弱，故很少引起少尿、无尿等症状。适用于各种休克及手术时低血压，在一般用量下不致引起心律失常，因此也可用于心肌梗死性休克。

【不良反应】 可能有头痛、头晕、神经过敏、血压激增及反射性心动过缓，静脉用药外溢可引起组织坏死。

【注意事项】 甲状腺亢进、高血压、充血性心力衰竭及糖尿病患者慎用；与三氯甲烷、氟烷、环丙烷等同时使用，可引起心律失常；不能与碱性药物配伍；本品有蓄积作用，用药后若血压上升不明显，须待 10 分钟以上才能判断是否需要增加剂量；连续使用可产生快速耐受性。

【用法与用量】

规　格	用法	小儿剂量
注射剂 10mg(1ml) 20mg(1ml)	肌内 皮下	0.04～0.2mg/(kg·次),每日 4～6 次
	静滴 静注	0.3～2mg/(kg·次),以 G. S. 100ml 稀释 小儿禁用

肌注、皮下注射亦可按 3～5mg/(m^2·次)计算,静滴可按 10～60mg/(m^2·次)计算。

甲氧明　Methoxamine

【别名】 甲氧胺　美速克新命　凡索昔　美速胺　Vasoxyl

【作用与用途】 为 α 受体激动剂，具有收缩周围血管的作用，较去甲肾上腺素弱而持久。对心脏无直接作用，但可反射性地引起心率减慢。常用于外科手术，以维持或恢复动脉压、心肌梗死所致休克及室上性心动过速。

【不良反应】 大剂量偶可产生持续性血压升高，伴有头痛、心动过速、毛发竖立、恶心、呕吐。

【注意事项】 甲状腺功能亢进、严重高血压、动脉硬化、器质性心脏病患者禁用。

【用法与用量】

规　格	用法	小 儿 剂 量
注射剂 10mg（1ml） 20mg（1ml）	肌内	0.25~0.5mg/（kg·次），每30min~2h 1 次
	静注	0.1mg/（kg·次）
	静滴	0.1~0.2mg/（kg·次），用 G.S. 100~250ml 稀释，根据病情调整滴速

肌注可按 7.5mg/（m^2·次）计算，静注可按 3mg/（m^2·次）计算，静滴可按 3~6mg/（m^2·次）计算。

美芬丁胺　Mephentermine

【别名】 恢压敏　甲苯丁胺　Wyamine

【作用与用途】 主要作用于 β 受体，能增强心肌收缩力，并使静脉血管收缩，增加静脉回流，使血压升高，但比去甲肾上腺素作用弱而较为持久。适用于心源性休克及严重内科疾病所引起的低血压，也用于麻醉后的低血压和消除鼻黏膜充血。

【不良反应】 过量可引起头痛、焦虑及中枢兴奋现象、欣快、哭泣、惊厥。

【注意事项】 出血性低血压、高血压、甲状腺功能亢进患者及 2 周内用过单胺氧化酶抑制剂者忌用；重复应用可产生耐受性；过量可抑制心脏，故现已少用。

【用法与用量】

规　格	用　法	小 儿 剂 量
片剂（12.5mg）	口服	0.25~0.5mg/（kg·次），每日 2~3 次
注射剂	肌内	0.5mg/（kg·次），每 30~60min 1 次
20mg（1ml）	静注	0.25~0.5mg/（kg·次），以 G.S. 100ml 稀释，
20mg（2ml）	静滴	视血压变动可增减剂量

亦可按 12mg/（m^2·次）计算。

多巴酚丁胺　Dobutamine

【别名】 杜丁胺　Dobutrex　Inotrex

【作用与用途】 本品为 α、β 受体兴奋剂，主要兴奋 $β_1$ 受体，增强心肌收缩力，增加心排血量，但对心率影响较小，较少引起心动过速。小剂量兴奋 α 受体引起心血管轻度收缩，较大剂量时兴奋 β_2 受体，引起的血管扩张作用大于 α 受体兴奋引起的缩血管作用，使血管阻力下降，但血压一般保持不变。本品适用于心源性休克，对心肌梗死后或心脏外科手术时心排血量低的休克患者，其疗效优于异丙肾上腺素，并较为安全。也可用于感染性休克，其改善左心功能的作用优于多巴胺。

【不良反应】 可有心悸、恶心、头痛、胸痛、气短等。

【注意事项】 对其他拟交感神经药过敏者，可能对本品也敏感。肥厚性梗塞型心肌病病人禁用。有心房颤动、高血压、室性心律失常、心肌梗死的病人应慎用。用前应补足血容量。用药过量可致收缩压增高、心率加快，此时应减慢滴速或停药。

本品不能与碱性药物配伍；与全麻药合用室性心律失常可增多；与 β 受体阻断剂合用，α 受体作用可占优势，外周血管阻力增大；与硝普钠合用可致心排出量微增，肺楔压略降；与洋地黄、呋塞米、螺内酯、硝酸甘油、硝酸异山梨酯、吗啡、阿托品、肝素、鱼精蛋白、氯化钾、对乙酰氨基酚等药物均有明显的相互作用。

【用法与用量】

规　格	用　法	小 儿 剂 量
注射剂 20mg（2ml） 200mg（2ml） 粉针剂 250mg	静滴	10～20mg/次，加于 10% G. S. 或 N. S. 注射液 100ml 中，以 2.5～10μg/（kg·min）滴速注入，一般从小剂量开始

四、抗肾上腺素药

酚妥拉明　Phentolamine

【别名】 瑞支停　Regitine

【作用与用途】 为 α 受体阻断剂，有血管舒张作用，可降低肺动脉及周围血管阻力，但作用时间短，用于血管痉挛性疾病，如肢端动脉痉挛症、中毒性休克、嗜铬细胞瘤的诊断试验，也可用于治疗室性早搏。

【不良反应】　有直立性低血压，鼻塞、瘙痒、恶心、呕吐等症状。

【注意事项】　低血压、严重动脉硬化、心脏器质性损害、肾功能减退者忌用；忌与铁剂配伍；嗜铬细胞瘤诊断试验：静注 2~4min 内血压下降至35/25mmHg 以上时为阳性结果。

【用法与用量】

规　格	用法	小 儿 剂 量
片剂	口服	室性早搏
25mg		1~1.5mg/（kg·次），每日4次
注射剂	肌内	0.2mg/（kg·次），每日1~2次
5mg（1ml）	静注	0.1mg/（kg·次），每日3~4次
10mg（1ml）	静滴	抗休克：0.2~0.3mg/（kg·次），1次/4~6h

妥拉苏林　Tolazoline

【别名】　苄唑啉　Benzazoline　Priscoline

【作用与用途】　α受体阻断剂，能使血管舒张而降低血压，用于血管痉挛性疾病，如肢端动脉痉挛症，手足发绀，闭塞性、血栓性静脉炎。

【不良反应】　常见潮红、寒冷感、心动过速、恶心、上腹痛、直立性低血压。

【注意事项】　胃溃疡、冠心病患者忌用；治疗持续性动脉高压前应先扩容，并应监测血压和尿量，注意出血倾向。

【用法与用量】

规　格	用　法	小 儿 剂 量
片剂	口服	1mg/（kg·次），每日3次
25mg		
注射剂	肌内	1mg/（kg·次），每日3~4次
25mg（1ml）	皮下	每8小时减原量的1/4

酚苄明　Phenoxybenzamine

【别名】　酚苄胺　竹林胺　Dibenzyline

【作用与用途】　α受体阻断剂，能扩张血管降低外周阻力，作用持久，用于血管闭塞性脉管炎，周围循环障碍，抗休克。

【不良反应】　有嗜睡、疲乏、头痛、心悸、直立性低血压、心动过速、口干、瞳孔缩小等。

【注意事项】　肾及冠状动脉功能不全及脑血管瘤患者慎用。

【用法与用量】

规　格	用　法	小儿剂量
片剂 5mg，10mg	口服	0.2mg/（kg·次），每日1~3次
注射剂 10mg（1ml） 100mg（2ml）	静滴	抗休克：0.5~1mg/（kg·次），加入10% G. S. 250~500ml内，2h滴完。总量<2mg/（kg·d）

亦可按口服6mg/（m² · 次），静滴15mg/（m² · 次）计算。

二氢麦角碱　Dihydroergotoxine

【别名】　海德琴　氢化麦角碱　Hydergin

【作用与用途】　为α受体阻断剂，有扩张血管、减慢心率和降压作用，并有中枢镇静作用。用于麻醉前给药，人工冬眠、冬眠强化麻醉、低温麻醉等，也用于周围血管性疾病。

【不良反应】　有呕吐、恶心、面部潮红、鼻塞，严重反应为体位性低血压。

【注意事项】　有严重动脉硬化、低血压、心肌梗死、肾功能减退者及老年人、孕妇忌用。注射后应卧床2h左右，防止体位性低血压发生，静滴速度宜缓。

【用法与用量】

规　格	用　法	小 儿 剂 量
片剂 1mg	口服	$20 \sim 40\mu g/(kg \cdot 次)$，每日 3 次
含片 0.25mg,0.5mg	舌下给药	$5 \sim 10\mu g/(kg \cdot 次)$，每日 3 次
注射剂 0.3mg(1ml)	肌内 皮下静滴	$0.005 \sim 0.01mg/(kg \cdot 次)$，分 1 次或 1 次/qod $40 \sim 80\mu g/(kg \cdot d)$，用 N.S. 或 G.S. 稀释，$1 \sim 2$ 次/d

噻吗洛尔　Timolol

【别名】　噻吗心安　Blocardren　Temserin　Timoptic

【作用与用途】　为 β 受体阻断剂。作用强度为普萘洛尔的 8 倍，本品尚有明显降低眼压的作用，对青光眼、高眼压症以及其他对药物和手术无效的青光眼也有疗效。

【注意事项】　可产生心动过缓、支气管痉挛。有心功能不全、窦性心动过缓、房室传导阻滞、哮喘的患者禁用。滴眼时可被吸收起全身作用，故不宜与其他 β 受体阻断剂合用。对本品过敏者禁用。

【用法与用量】

规　格	用　法	小 儿 剂 量
片剂 5mg, 10mg	口服	$0.1 \sim 0.2mg/(kg \cdot 次)$，每日 $2 \sim 3$ 次
滴眼剂 0.25%（5ml） 0.5%（5ml）	滴眼	0.25% 溶液 1gtt/次，$1 \sim 2$ 次/d

比索洛尔　Bisoprolol

【别名】　康可　洛雅　Concor

【作用与用途】　本品为选择性 $β_1$ 受体阻断剂，无内在拟交感活性及膜稳定性，作用类似阿替洛尔，强度为阿替洛尔的 4 倍，为美托洛尔的 $5 \sim 10$ 倍。用于治疗高血压、心绞痛。

【不良反应】　个别患者服用后出现心动过缓。严重窦性心动过缓、房室传导阻滞、心力衰竭患者及孕妇禁用。

【用法与用量】

规　格	用　法	小儿剂量
胶囊剂（2.5mg） 片剂（5mg，10mg） 薄膜片（5mg）	口服	0.1~0.4mg/（kg·d），每日1次

索他洛尔　Sotalol

【别名】　心得怡　施太可　Sotacor　Betapace

【作用与用途】　为非选择性β受体阻断剂。可延长复极和动作电位时程，延长心房、房室间、心室和旁路的有效不应期，有明显抗心肌缺血，提高致室颤阈值作用。用于室性早搏，对复杂性持续性室性心动过速或心室颤动有效，对多种室上性心律失常，特别是用其他药物治疗无效者，改用本品有持久疗效。

【不良反应】　低血压和Q-T间期延长，当两者同时存在时，易致尖端扭转型室速或心室颤动；少数有胃肠道反应和头痛、头晕等。偶有皮疹发生。

【注意事项】　哮喘、对本品过敏、窦性心动过缓、Ⅱ或Ⅲ度房室传导阻滞、Q-T间期延长、心源性休克及未控制的心衰患者忌用。肾功能不全、糖尿病患者慎用。首次治疗应在监护下进行，用药期间避免使用利尿剂，以免产生低血钾症。不宜与能延长Q-T间期的药物如Ⅰ类抗心律失常药、三环类抗抑郁药、阿司咪唑及特非那丁等合用α与β受体阻断剂及钙通道阻断剂合用可引起低血压、心动过缓、传导障碍或心力衰竭。

【用法与用量】

规　格	用法	小儿剂量
片剂 20mg，40mg， 80mg，160mg 200mg	口服	高血压：2~8mg/（kg·d），分2次 从小剂量开始逐增至需要量 心律失常：3mg/（kg·d），每日1次，清晨服

第六章
作用于呼吸系统的药物

一、祛痰药

氯化铵 Ammonium Chloride

【别名】 氯化镏

【作用与用途】 能刺激胃黏膜，反射性地引起呼吸道黏膜分泌增加而使痰液变得稀薄，容易排出，适用于支气管炎初期紧迫性咳嗽。与汞剂合用可加强利尿作用。

【不良反应】 有恶心和胃不适等不良反应。

【注意事项】 严重肝肾功能不良者忌用。

【用法与用量】

规　格	用　法	小　儿　剂　量
片剂（0.3g）溶液剂（10%）	口服	30~50mg/（kg·d），分3~4次

也可按1.5g/（m^2·d）计算。

复方甘草合剂 Glycyrrhiza Compound Mixture

【别名】 棕色合剂 Brown Mixture

【作用与用途】 本品为复方合剂，每10ml含甘草流浸膏1.2ml。复方樟脑酊1.2ml、亚硝酸乙酯醑0.3ml、甘油1.2ml。为镇咳祛痰药。用于化痰止咳。成人口服10ml/次，3次/d；儿童1ml/岁，痰液黏稠者慎用。

愈创甘油醚 Guaifenesin

【别名】 愈创木酚甘油醚 Guaiacol Glycerolether

【作用与用途】 为恶心祛痰药。口服后能反射性地引起支气管腺体分泌增加,可使痰液变稀易咯出,并有轻微防腐作用。口服吸收不完全,大部分由粪便排出。不良反应少见。用于慢性气管炎的多痰性咳嗽和气管、支气管充血性咳嗽及感冒引起的咳嗽,通过排痰以缓解呼吸道的其他症状。

【用法与用量】

规 格	用 法	小 儿 剂 量
片剂(0.2g) 糖浆剂 1%(120ml),2%(120ml)	口服	0.025~0.1g/次 3~4 次/d

息可宁糖浆 Syrup Secorine

本品每毫升含愈创木酚甘油醚 5mg、DL - 甲基麻黄碱盐酸盐 1mg、氯苯那敏 0.1mg。主治过敏性咳嗽、支气管炎和支气管充血性咳嗽及感冒引起的咳嗽、咯痰以及缓解呼吸道其他症状。口服,0.5ml/(kg·次),3~4 次/d,不超过 2ml/(kg·d)。

氨溴索 Ambroxol

【别名】 溴环己胺醇 沐舒痰

【作用与用途】 具有促进气道黏液排出与溶解分泌物的特性。使气管、支气管恢复弹性有效地帮助痰液排除,使呼吸道畅通,并能刺激表面活性物质的形成及分泌,在呼吸道表面起保护作用,且有助于咳嗽机制的转化,减少咳嗽,易于咯痰。本品还能改善气管纤毛的运动能力。本品耐受性好,可以长期服用。

【用法与用量】

规 格	用 法	小 儿 剂 量
溶液剂(0.3%) 100ml	口服	<2 岁,1.5~2ml/次,2 次/d 2~5 岁,2.5ml/次,2 次/d >6 岁,10ml/次,2~3 次/d

规 格	用 法	小 儿 剂 量
糖浆剂 30mg（5ml） 片剂 15mg，30mg	口服	0.5mg/（kg·次），每日 2~3 次
注射剂 15mg（2ml）	皮下 肌内 静注	0.5mg/（kg·d），每日 2~3 次

羧甲司坦　Carbocisteine

【别名】　羧甲半胱氨酸　强利灵　强利痰灵　Mucodyne　S – Carboxymethylcysteine　S – CMC

【作用与用途】　与乙酰半胱氨酸相似，能使痰液中主要成分裂解，迅速降低痰液的黏度，并增加痰液中黏液纤维，使气管内壁滑润，便于痰液咯出。口服4h即显效。用于呼吸系统疾病引起的痰液黏稠和痰液阻塞气道，亦用于防治手术后咯痰困难和肺炎合并症。亦用于小儿非化脓性耳炎，有预防耳聋效果。

【不良反应】　偶有轻度头晕、恶心、胃不适、腹泻、肠道出血、皮疹等。

【注意事项】　有消化道溃疡病史者慎用。

【用法与用量】

规 格	用 法	小 儿 剂 量
片剂（0.25g） 口服液 0.2g（10ml） 0.5g（10ml） 糖浆剂2%	口服	30mg/（kg·d），分3次

脱氧核糖核酸酶　Deoxyribonuclease

【别名】　链脱酶　Streptodornase　DNA – ase

【作用与用途】 雾化吸入后能使 DNA 降解，从而降低痰黏稠度，适用于脓性痰引流不畅的病例。对肺心病急性加重期、支气管扩张症、肺脓肿、囊性纤维性变症等均有效。

【不良反应】 本品刺激性强，一般不作常规用药。

【注意事项】 溶液须临用前配制，贮存温度不能超过4℃。

【用法与用量】

规　格	用　法	小儿剂量
注射剂 25000u 10 万 u	雾化吸入	12500～25000u/次，用 N. S. 2ml 溶解，1～3次/d，连用 4～6 日
	腔内注射	2～3 万 u/次

厄多司坦　Erdosteine

【别名】 益多斯太因　Dithiostein　Dostein

【作用与用途】 本品为黏痰溶解剂，适用于急、慢性支气管炎、鼻窦炎、耳炎、咽炎和感冒引起的呼吸道阻塞及痰液黏稠。不良反应少见。

【用法与用量】

规　格	用　法	小儿剂量
胶囊剂 100mg	口服	10mg/（kg·d），分2次

美司钠　Mesna

【别名】 巯乙磺酸钠　Mistabron　Mucofluid

【作用与用途】 为局部吸入或气管内滴入的速效黏痰溶解剂。作用机制同乙酰半胱氨酸，但较其强 2 倍，且病人易耐受。用于慢性支气管炎、阻塞性肺炎、术后肺不张等痰黏稠而咯痰困难者。本品具有巯基（—SH）可与环磷酰胺及异环磷酰胺代谢物结合，可避免用上列药物引起的膀胱炎。

【不良反应】 有局部刺激作用，可引起咳嗽及支气管痉挛。

【药物相互作用】　不宜与四环素、红霉素、氨茶碱等合用。

【用法与用量】

规　格	用　法	小 儿 剂 量
气雾剂 0.2g（1ml）	雾化吸入	10% ~ 20%
溶液剂（10%）	气管内滴入	1 ~ 2ml/次
注射剂 0.2g（2ml） 0.4g（4ml）	静注	8mg/（kg·次），在使用环磷酰胺制剂后0、4、8h 静脉冲入

溴己新　Bromhexine

【别名】　溴己铵　必消痰　必嗽平　溴苄环己胺　Bisolvon

【作用与用途】　本品是一种黏痰溶解剂，作用比吐根碱强2倍，使痰液稀释，易于咯出。本品尚可促进呼吸道纤毛运动，具有恶心性祛痰作用。主要用于慢性支气管炎、哮喘、支气管扩张等有痰不易咯出者。

【不良反应】　偶有恶心、胃部不适，减量或停药后可消失。

【注意事项】　胃溃疡患者慎用。

【用法与用量】

规　格	用　法	小 儿 剂 量
片剂（8mg）	口服	>6 岁，4 ~ 8mg/次，3 次/d
注射剂［4mg（2ml）］	肌内	>6 岁，2 ~ 4mg/次，2 次/d

乙酰半胱氨酸　Acetylcysteine

【别名】　痰易净　Mucomyst　Airbron

【作用与用途】　本品为黏痰溶解剂，能使痰中多肽链中的二硫键（—S—S—）断裂，降低痰的黏滞性，并使之液化。本品还能使脓性痰中的 DNA 链断裂，因而也能溶解脓性痰。适用于大量黏痰阻塞引起呼吸困难及各种疾病引起的咯痰困难。本品也可用于对乙酰氨基酚中毒的解救。

【不良反应】 可引起呛咳、支气管痉挛、恶心、呕吐、胃炎等。一般减量后即可缓解，遇恶心、呕吐可暂停给药。支气管痉挛可用异丙肾上腺素缓解。

【注意事项】 本品直接滴入呼吸道可产生大量痰液，需用吸痰器吸引排痰。喷雾器须选玻璃或塑料制品，不宜与金属、橡皮、氧化剂、氧气接触。本品喷雾液应临用前配制，剩余液体密封贮于冰箱内，48h用完。与异丙肾上腺素交替使用，可提高疗效，减少不良反应。支气管哮喘者禁用。

【用法与用量】

规　格	用　法	小　儿　剂　量
喷雾剂（10%）0.5g/瓶，1g/瓶	喷雾	10%溶液，1~2mg/次，2~3次/d
颗粒剂 100mg	口服	100mg/次，依照年龄2~4次/d

碘化钾　Potassium Iodide

【作用与用途】 为恶心性祛痰药。口服后一部分从呼吸道腺体排出，刺激呼吸黏膜，使分泌增多，痰液稀释，易于排出。用于慢性支气管炎，痰少而稠的患者。亦用于地方性甲状腺肿的防治。

【不良反应】 偶有发热、不适、上呼吸道充血、喉头水肿及皮肤红斑等过敏症状。

【注意事项】 对碘过敏者禁用；活动性肺结核患者慎用。

【用法与用量】

规　格	用　法	小　儿　剂　量
溶液剂 1%、5%	口服	30mg/（岁·次），3次/d，总量不超过0.5g
喷雾剂 0.5g，1g	喷雾 10%	仅用于非紧急情况，0.5~2ml/次，2~3次/d
	气管滴入 5%	直接滴入气管，0.5~1ml/次，2~6次/d
	气管注入5%	注入气管腔内0.5~1ml/次

续表

规　格	用　法	小　儿　剂　量
颗粒剂 100mg，200mg 泡腾片（600mg）	口服	100mg/次，2～4次/d （服药次数依年龄而定）

联邦小儿止咳露　Isedyl Cough Syrup

【作用与用途】　祛痰、止咳。适用于多痰及无痰干咳，兼有镇静、止喘的功效，可迅速消除呼吸道感染引起的咳、痰、流涕、鼻塞等症。可用于急慢性支气管炎、上感、流感、百日咳、哮喘或过敏引起的咳嗽，伴有胸痛的剧烈咳嗽。

【用法与用量】

规　格	用　法	小　儿　剂　量
糖浆剂：120ml 每5ml含：可待因5mg，异丙嗪4mg，麻黄素5mg，愈创木酚磺酸钾50mg	口服	<1岁，1～2ml/次，1～2岁，3～4ml/次， 2～4岁，5ml/次，4～8岁，5～8ml/次， 8～15岁，8～10ml/次，>15，10～15ml/次， 3次/d

糜蛋白酶　Chymotrypsin

参见第十四章　一、酶类药物。

二、镇咳药

可待因　Codeine

【别名】　甲基吗啡

【作用与用途】　对延脑咳嗽中枢有选择性抑制作用，镇咳作用强而迅速。其镇痛作用弱于吗啡而强于任何解热镇痛药。其抑制呼吸、便秘、耐受性及成瘾性等不良反应均弱于吗啡。用于各种原因引起的剧烈性干咳，尤其适用于伴有胸痛的剧烈干咳，也用于中度疼痛的镇痛。

【不良反应】 偶有恶心、呕吐、便秘及眩晕，久用可成瘾，应慎用。大剂量可抑制呼吸中枢，小儿对此药较敏感，并可出现烦躁不安。

【注意事项】 本品能抑制支气管腺体分泌，使痰液黏稠度增高难以咯出。对多痰及痰液黏稠病例不宜应用，对支气管平滑肌有轻度收缩作用，故对呼吸不畅者及肺炎患者忌用。目前有些儿童制剂常配与祛痰剂合用，但在痰多的病例应慎用。

【用法与用量】

规　格	用　法	小儿剂量
片剂 15mg，30mg	口服	镇痛：0.5~1mg/（kg·次），每日3次
糖浆剂（0.5%）		镇咳：1mg/（kg·d），分3次

镇痛亦可按100mg/（m^2·d）计算，镇咳可按30mg/（m^2·d）计算。

右美沙芬　Dextromethorphan

【别名】 右甲吗喃　美沙芬　Romilar　Tussad

【作用与用途】 镇咳作用与可待因相似且稍强，为非麻醉性中枢镇咳药。无镇痛作用，长期用药无耐受性及成瘾性，亦不抑制呼吸。主要用于干咳，适用于感冒、急慢性支气管炎、哮喘、咽炎、扁桃体炎以及肺结核引起的咳嗽。

【不良反应】 偶见头痛、嗜睡、口干、嗳气、恶心等。

【注意事项】 孕妇及痰多的病人慎用。妊娠3个月以内的妇女及有精神病病史者禁用。

【用法与用量】

规　格	用　法	小儿剂量
片剂（15mg）糖浆剂 15mg（20ml）150mg（100ml）	口服	0.3~0.6mg/（kg·次），每日3~4次

氯哌斯汀 Cloperastine

【别名】 氯哌啶 氯苯息定 咳平 Hustazol

【作用与用途】 本品为苯海拉明的衍生物，主要抑制咳嗽中枢，还有 H_1 受体阻断作用，能轻度缓解支气管平滑肌的痉挛和黏膜充血、水肿，有助于镇咳作用。本品镇咳作用比可待因弱，但无耐受性及成瘾性。口服用药 20~30min 生效，作用时间可维持 3~4h。用于上呼吸道感染引起的咳嗽和结核病引起的频繁咳嗽。

【不良反应】 偶有轻度口干、嗜睡。

【用法与用量】

规 格	用 法	小 儿 剂 量
片剂 5mg, 10mg	口服	0.5~1mg/（kg·次），每日 3 次

二氧丙嗪 Dioxopromethazine

【别名】 双氧异丙嗪 克咳敏 Prothanon

【作用与用途】 本品具有较强的镇咳作用，并有抗组胺、解除平滑肌痉挛和局麻作用。作用强度与可待因相当。多用于呼吸道感染引起的咳嗽，也用于过敏性哮喘、荨麻疹和皮肤瘙痒症。

【不良反应】 常有困倦、乏力、头晕等。

【注意事项】 本品中毒量与治疗量比较接近，服用时应掌握好剂量。有较强的催眠作用，忌与其他催眠、镇静、安定药合用，禁用于机敏作业者，如司机、高空作业。有癫痫史及肝功能不全者慎用。本品忌与利血平等降压药合用，因可使后者减效。

【用法与用量】

规 格	用 法	小 儿 剂 量
片剂 5mg	口服	0.1mg/（kg·次），每日 2~3 次

奥昔拉定   Oxeladin

【别名】 咳乃定   Neobex

【作用与用途】 为非麻醉性中枢性镇咳药。能选择性抑制咳嗽中枢，而对呼吸中枢无抑制作用。用于各种原因引起的咳嗽。

【不良反应】 恶心、呕吐、头晕、嗜睡、皮疹等。

【注意事项】 肝、心脏功能不全及肺淤血者慎用。对痰多者效果差。

【用法与用量】

规　格	用　法	小 儿 剂 量
片剂 10mg, 20mg 糖衣片（20mg）	口服	0.2~0.4mg/（kg·次），每日3~4次

依普拉酮   Eprazinone

【别名】 苯丙哌酮   咳净酮   Mucitux   Resplen

【作用与用途】 为中枢性非成瘾性祛痰镇咳药，并具有局部麻醉和抗组胺作用，能溶解痰液，使之黏度下降，从而产生祛痰效果。镇咳作用比可待因弱。用于急慢性支气管炎、肺炎、哮喘、肺结核等引起的咳嗽。

【不良反应】 偶有头晕、口干、胃部不适、恶心等。

【用法与用量】

规　格	用　法	小 儿 剂 量
糖衣片（40mg）	口服	0.5~1mg/（kg·次），每日3次

替培啶   Tipepidine

【别名】 安嗽灵   阿斯维林   必嗽定   Asverin   Antupex

【作用与用途】 抑制咳嗽中枢而发挥较强的镇咳作用，亦能兴奋迷走神经，使支气管分泌增加，痰液变稀，易于咯出，并能促进纤毛运动，加速痰液排出。用于急、慢性支气管炎引起的咳嗽。对呼吸中枢无抑制作用，亦无耐药性和成瘾性。

【不良反应】 偶有头晕、嗜睡、食欲减退、口干、便秘、皮疹、瘙痒等。

【用法与用量】

规　格	用　法	小儿剂量
片剂 15mg，30mg	口服	0.5～1mg/（kg·次），每日3次

福米诺苯　Fominoben

【别名】 胺酰苯吗啉　Oleptan　Noleptan

【作用与用途】 本品抑制咳嗽中枢的同时亦具有兴奋呼吸中枢的作用。其镇咳作用与可待因接近，尚可改善呼吸功能，使动脉氧分压升高，二氧化碳分压降低。适用于各种原因引起的慢性咳嗽及呼吸困难。对小儿顽固性百日咳咳嗽奏效较可待因快，且无成瘾性。本品还能促进支气管分泌，降低痰液黏滞性，有利于咯痰。

【注意事项】 大剂量使用可致血压下降。

【用法与用量】

规　格	用　法	小儿剂量
片剂（80mg）	口服	1.5～3mg/（kg·次），每日3次

苯佐那酯　Benzonatate

【别名】 退咳　Tessalon

【作用与用途】 本品具有较强的局部麻醉作用。吸收后分布于呼吸道，阻断咳嗽反射的传入冲动，产生镇咳作用。本品镇咳作用强度略低于可待因，但不抑制呼吸。支气管哮喘病人用后，反能使呼吸加深加快，每分钟通气量增加。口服后10～20min开始产生作用，持续时间达2~8h。常用于急性支气管炎、支气管哮喘、肺炎、肺癌所引起的刺激性干咳、阵咳等。

【不良反应】 可引起嗜睡、恶心、眩晕、胸部紧迫感和麻木感，偶见皮疹。

【注意事项】 服用时勿嚼碎，以免引起口腔麻木。多痰患者禁用。

【用法与用量】

规　格	用　法	小 儿 剂 量
糖衣丸 25mg, 50mg	吞服	1~2mg/（kg·次），每日3次

福尔可定　Pholcodine

【别名】 吗啉吗啡　福可定　Pholcod　Ethnine　Pholdine　Adaphol　Pholevan

【作用与用途】 具有中枢镇咳作用，也有镇静和镇痛作用，但成瘾性较可待因弱。用于剧烈干咳和中等度疼痛。新生儿和儿童易于耐受此药，不致引起便秘和消化紊乱。

【不良反应】 偶见恶心、嗜睡等。可致依赖性，不宜久用。

【用法与用量】

规　格	用　法	小 儿 剂 量
片剂 5mg, 10mg, 15mg	口服	0.1~0.2mg/（kg·次），每日3次 极量：1mg/（kg·d）

喷托维林　Pentoxyverine

【别名】 咳必清　维静宁　Toclase　Carbetapentan

【作用与用途】 为非成瘾性中枢镇咳药，作用比可待因弱。大剂量可使痉挛的支气管平滑肌松弛，降低气道阻力，又有局麻作用，因此也有些末梢镇咳作用。用于上呼吸道感染引起的急性咳嗽。

【不良反应】 偶有便秘、还可能有轻度头痛、头晕、口干、恶心、腹胀。

【注意事项】 因有阿托品样作用，故青光眼、心功能不全，伴有肺淤血咳嗽病人慎用；痰多者应伍用祛痰药。

【用法与用量】

规　格	用法	小儿剂量
片剂（25mg） 糖浆剂（100ml） 含：喷托维林 0.2g 　氯化铵 3g	口服	0.5～1mg/（kg·次），每日 3 次 0.5～1mg/（kg·次），每日 3 次

三、平喘药

（一）β 肾上腺素受体激动剂

麻黄碱　Ephedrine

【别名】 麻黄素

【作用与用途】 本品可直接激动肾上腺素 α、β 受体，也可通过促进肾上腺素能神经末梢释放去甲肾上腺素发挥间接激动作用。①对心血管系统 可使皮肤黏膜和内脏血管收缩，血流量减少，冠状和脑血管扩张，血流量增加。用药后血压增高，脉压差加大，心肌收缩力增强，心输出量增加，由于血压增高可反射性地兴奋迷走神经，故心率不变或减慢；②对支气管平滑肌的影响 可使支气管平滑肌松弛，其 α 效应可使支气管黏膜血管收缩，减轻充血与水肿。有利于改善小气道阻塞，但长期应用黏膜血管过度收缩，毛细血管压增加，充血、水肿反会加重；③对中枢神经系统 可兴奋大脑皮层下中枢，产生精神兴奋、失眠、不安和震颤。临床用于预防支气管哮喘发作和轻度哮喘，也用于蛛网膜下腔麻醉或硬膜外麻醉引起的低血压及慢性低血压症。0.5%～1% 的溶液局部滴鼻治疗鼻黏膜充血、肿胀引起的鼻塞。

【不良反应】 大量长期使用可引起兴奋、焦虑、失眠、头痛、震颤、心悸、出汗等。

【注意事项】 短期反复使用可产生快速耐受现象，作用减弱，停药数小时后可恢复。有甲状腺功能亢进症、高血压、动脉硬化、心绞痛等疾病的患者禁用。忌与单胺氧化酶抑制剂合用，以防血压过高。

【用法与用量】

规　　格	用　　法	小　儿　剂　量
片剂 15mg，25mg，30mg	口服	0.5～1mg/（kg·次），每日3次
注射剂 30mg（1ml） 50mg（1ml）	皮下 肌内	0.5～1mg/（kg·次） prn
滴鼻剂 0.5%～1%	滴鼻	q.s.，3～4次/d

异丙肾上腺素　Isoprenaline

【别名】 喘息定　治喘灵　Isoproterenol　Isuprel　Aludrine　Medihaler－Iso

【作用与用途】 为β受体激动剂，对$β_1$和$β_2$受体无选择性，均有较强的激动作用。对$β_1$受体的激动作用可使心肌收缩力增强，心率加快，传导加速，心输出量及耗氧量增加；对$β_2$受体激动作用使骨骼肌血管明显舒张，肾、肠系膜血管、冠状血管亦不同程度舒张，血管总外周阻力下降，脉压变大，支气管平滑肌舒张，并能促进糖原和脂肪分解，增加组织耗氧。

用于支气管哮喘，控制急性发作。常用口含片和气雾剂。用于心脏骤停，如溺水、电击、手术意外和药物中毒引起的心脏骤停，必要时可与肾上腺素、正肾上腺素三联并用于心腔内注射（用生理盐水注射液10倍稀释后使用）。亦用于房室传导阻滞引起的心动过缓以及心源性休克和感染性休克。对中心静脉压高、心输出量低者应在补足血容量的基础上使用本药。

【不良反应】 常有心悸、头痛、眩晕、恶心、震颤、皮肤潮红、出汗、咽干、肢体软弱无力等。使用剂量过大易致心肌耗氧增加，可出现心律失常、室性心动过速、心室颤动。

【注意事项】 过多地重复使用气雾剂可产生耐受性，此时不仅在β受体激动剂之间产生交叉耐受，并且对内源性肾上腺素能神经分泌的介质也产生耐受性，使支气管痉挛加重，疗效降低，使死亡率上升，故应控制使用次数及吸入量。对已有明显缺氧的哮喘患者，年长儿心率超过 120 次/min，婴幼儿心率超过 140～160 次/min 时，应慎用本药。患有糖尿病、高血压、甲状腺功能亢进、心肌炎、心律失常、嗜铬细胞瘤者，禁用此药。舌下含服时，应将药片嚼碎，才能迅速生效。

【用法与用量】

规　格	用　法	小 儿 剂 量
片剂 5mg，10mg	舌下含服	支气管哮喘：>5 岁，2.5～10mg/次，2～3 次/d Ⅱ度房室传导阻滞：5～10 岁，2.5～5mg/次 >10 岁，同成人剂量
注射剂 1mg（2ml）	心腔内注射	>5 岁，0.2～1mg/次，用 N. S. 10 倍稀释 Ⅲ度房室传导阻滞：>5 岁，0.2～1mg/次，溶于 5% G. S. 中，使心率维持在 60～70 次/min
	静滴	抗休克：>5 岁，0.2～1mg/次，溶于 5% G. S. 中，滴速 0.5～2μg/min
气雾剂 35mg（350 喷）		支气管哮喘：0.1mg（1 喷）/次，1～3 次/d

沙丁胺醇　Salbutamol

【别名】 舒喘灵　羟甲叔丁肾上腺素　柳丁胺醇　万托林　嗽必妥　Albuterol　Ventolin　Proventil

【作用与用途】 本品为选择性 β_2 受体激动剂，对支气管平滑肌有较强的舒张作用，其作用强度与异丙肾上腺素相当，但对心脏 β_1 受体的激动作用表现微弱，仅及异丙肾上腺素的 1/10。用于防治支气管哮喘、喘息型支气管炎、肺气肿患者的支气管痉挛。

【不良反应】 少数人可有恶心、头痛、头晕、心悸、肌震颤，剂量大时可见心动过速和血压波动，一般经减量后即恢复，严重时应停药。

【注意事项】 长期使用可产生耐受性，不仅疗效降低，且可使哮喘加剧。不宜与 β 受体阻断剂合用。心功能不全、高血压和甲状腺功能亢进的患者慎用。初期妊娠的妇女禁用。静脉注射需稀释。

【用法与用量】

规　格	用　法	小儿剂量
片剂、胶囊剂 2mg、6mg、8mg 控释片 4mg、8mg	口服	0.1 ~ 0.15mg/（kg·次），每日 3 次
注射剂 0.4mg（2ml）	肌内	8μg/（kg·次），prn，1 次/4h 重复
	静注、静滴	0.1mg（1 喷）/次，6 ~ 8 次/d
气雾剂 100μg×200 喷	喷雾吸入	0.2mg/次，3 ~ 4 次/d
粉雾剂 0.2mg×8 0.4mg×8	吸纳器吸入	
溶液剂 5mg（20ml）	雾化吸入	间歇吸入 2.5 ~ 5mg/次，吸 10min，连续吸入 1 ~ 2mg/h

特布他林　Terbutaline

【别名】　间羟叔丁肾上腺素　间羟舒喘灵　叔丁喘宁　间羟舒喘宁　间羟嗽必妥　博利康尼　喘康素　Bricanyl　Brethine

【作用与用途】　本品为选择性 β_2 受体激动剂，其扩张支气管的作用与沙丁胺醇相近。对 β_1 受体的激动作用极小，仅为异丙肾上腺素的 1/100，但在大剂量给药时，仍可显现对心血管系统的副作用。用于支气管哮喘、哮喘型支气管炎和慢性阻塞性肺部疾患时的支气管痉挛。连续滴注本品可激动子宫平滑肌 β_2 受体，抑制自发性子宫收缩和催产素引起的子宫收缩，预防早产及胎儿窒息。

【不良反应】　少数病例可见口干、鼻塞、轻度胸闷、嗜睡、肌肉震颤、头痛、心悸及胃肠障碍等。

【注意事项】　患有高血压、冠心病、甲状腺功能亢进者慎用。忌与 β 受体阻断剂伍用。对儿茶酚胺类药物敏感性高者慎用。

【用法与用量】

规 格	用 法	小 儿 剂 量
片剂 2.5mg，5mg	口服	65μg/（kg·次），每日 3 次
注射剂 1mg（1ml）	皮下	5μg/（kg·次），15~30min 后 prn，可重复应用，4h 总量 <10μg/kg
气雾剂 250μg×200 喷 250μg×400 喷	喷雾吸入	>6 岁，1~2 喷/次，3~4 次/d
粉雾剂 0.25mg×100 喷 0.5mg×200 喷		>12 岁，0.5mg/次，4 次/d
雾化剂 2.5mg（2ml） 5mg（2ml）	雾化吸入	<20kg，2.5mg/次，>20kg，5mg/次，prn，24h 内不超过 4 次

班布特罗　Bambuterol

【别名】　帮备　Bambec

【作用与用途】　新型选择性长效 β₂ 受体激动剂。为特布他林的前体药物，吸收后经肝代谢成为有活性的特布他林。本品亲脂性强，与肺组织有很强的亲和力，产生扩张支气管、抑制内源性过敏介质释放、减轻水肿及腺体分泌，从而降低气道高反应性，改善肺及支气管通气功能。用于支气管哮喘、慢性喘息性支气管炎、阻塞性肺气肿及其他伴有支气管痉挛的肺部疾病。

【不良反应】　可致震颤、头痛、强直性肌肉痉挛及心悸。

【注意事项】　对本品、特布他林及拟交感胺类药物过敏者禁用。肝功能不全者不宜应用。患有高血压、缺血性心脏病、快速性心律失常、严重心力衰竭、甲状腺功能亢进者慎用。

【用法与用量】

规 格	用 法	小 儿 剂 量
片剂（10mg，20mg） 口服液［100mg（100ml）］	口服	12 岁以下：5mg/次，q.n.

丙卡特罗　Procaterol

【别名】 普鲁卡地鲁　美普清　Meptin

【作用与用途】 为选择性较高的 β_2 受体激动剂，对支气管平滑肌的舒张作用强而持久，一次用药可维持药效 10~12h，并能促进呼吸道纤毛运动，利于痰液排出。此外，本品尚有抗过敏作用，可稳定肥大细胞膜，抑制过敏物质释放，对于过敏原诱发的支气管哮喘有较好疗效。用于防治支气管哮喘、喘息型支气管炎和慢性阻塞性肺部疾患所致的呼吸困难和喘息等症状。

【不良反应】 偶有心悸、面色潮红、发热、肌颤等，多发生在治疗初期。也可发生头痛、眩晕、鼻塞、耳鸣、疲倦、口渴、皮疹等。

【注意事项】 与肾上腺素、异丙肾上腺素等儿茶酚胺类药物并用时，会引起心律失常，严重时会发生心跳停止，应避免同用。有甲状腺功能亢进、高血压、心脏病、糖尿病的患者慎用。本药有抗过敏作用，故在评价药物皮试反应时，应考虑本品的影响。孕妇及婴儿慎用。

【用法与用量】

规　格	用　法	小儿剂量
片剂 25μg，50μg	口服	3~6 岁，1.25μg/（kg·次），>6 岁，25μg/次，2 次/d

氯丙那林　Clorprenaline

【别名】 氯喘通　氯喘　邻氯喘息定　Isoprophenamine

【作用与用途】 为选择性 β_2 受体激动剂，有明显的支气管舒张作用，但较沙丁胺醇的选择性略低，对心脏的兴奋作用为异丙肾上腺素的 1/10~1/3。对由组胺、乙酰胆碱等引起的支气管平滑肌痉挛有明显的缓解作用。用于支气管哮喘、喘息性支气管炎、慢性支气管炎合并肺气肿，可止喘并能改善肺功能。

【不良反应】 同其他 β 受体激动剂一样，可引起头痛、心悸、手指震颤。

【注意事项】 患有心律失常、高血压病及甲状腺功能亢进的病人慎用。

【用法与用量】

规 格	用 法	小 儿 剂 量
片剂 5mg	口服	6~12岁，2.5~5mg/次，3次/d
气雾剂 2%	气雾吸入	6~12岁，3~6mg/次，3次/d

克仑特罗 Clenbuterol

【别名】 双氯醇胺 氨哮素 克喘素 Spiropent

【作用与用途】 为强效 β_2 受体激动剂，平喘作用强于同剂量的沙丁胺醇100倍左右，且作用持久。用药后可明显增加每秒肺活量和最大呼气流速，降低气道阻力，并能增强纤毛运动和促进痰液排出，但对心血管系统影响较小。用于防治支气管哮喘以及喘息性支气管炎、肺气肿等气道阻塞性疾病。

【不良反应】 可有短暂的头昏、心悸和手指震颤。

【注意事项】 心律失常、高血压病和甲状腺功能亢进的患者慎用。

【用法与用量】

规 格	用 法	小 儿 剂 量
片剂 20μg，40μg	口服	10~20μg/次，3次/d
膜剂 60μg，120μg	舌下含服	20~40μg/次，待哮喘缓解后，其余药品用温开水服下
气雾剂 2mg，3mg（每揿20μg）	气雾吸入	10~20μg/次，3~4次/d
栓剂 60μg	直肠给药	30~60μg/次，1~2次/d

膜剂其中1/3为速效膜，2/3为缓释长效膜，前者含服，后者吞服。

妥洛特罗　Tulobuterol

【别名】　洛布特罗　丁氯喘　喘舒　Lobuterol　Chlobamol

【作用与用途】　为选择性 β₂ 受体激动剂。对支气管平滑肌有较强而持久的扩张作用，其作用强度为氯丙那林的 2～10 倍；对心脏作用轻微；另有抗过敏、止咳、祛痰作用。用于支气管哮喘、喘息性支气管炎、慢性支气管炎和肺气肿等。

【不良反应】　有心悸、心律失常、手颤抖、口干、头痛、眩晕、恶心、食欲减退和胃不适。

【注意事项】　患有甲状腺功能亢进、高血压、心功能不全、糖尿病患者慎用。出现过敏反应时应停药。忌与肾上腺素、异丙肾上腺素等合用。

【用法与用量】

规　格	用　法	小儿剂量
片剂 0.5mg, 1mg, 2mg	口服	0.01～0.04mg/（kg·次）

沙普特罗　Salmeterol

【别名】　沙美特罗　施立稳　施立碟　Sevevent　Seredisk

【作用与用途】　作用似沙丁胺醇，但比其强，且维持时间长。用于长期哮喘（包括夜间或运动发作）、慢性支气管炎、肺气肿可逆性气道阻塞等。

【不良反应】　可引起支气管痉挛及低血钾，偶有震颤、头痛、心悸等。

【注意事项】　本品不适用于哮喘急性发作，须配有碟式吸入器使用。

【用法与用量】

规 格	用 法	小 儿 剂 量
气雾剂 1.5mg（3ml） 每喷25μg， 60、120喷	气雾吸入	>4 岁，1 揿/次，2 次/d
粉雾剂、胶囊剂 50μg	吸入	>4 岁，50μg/次，1 次/d

福莫特罗 Formoterol

【作用与用途】 为一新型长效 β_2 受体激动剂，对支气管平滑肌的松弛作用较沙丁胺醇强且持久。尚有抗炎作用，可抑制抗原诱发的嗜酸性粒细胞聚集与浸润、血管通透性增高以及速发性与迟发性哮喘反应，对血小板活化因子诱发的嗜酸性粒细胞聚集亦能抑制。还能抑制嗜碱性粒细胞与肥大细胞介导的组胺释放。对吸入组胺引起的微血管渗漏与肺水肿有保护作用。用于支气管哮喘、慢性阻塞性肺病、肺气肿等。

【不良反应】 偶见心动过速、室性早搏、面部潮红、胸部压感、头痛、头晕、发热、嗜睡、盗汗、震颤、腹痛、皮疹等。

【注意事项】 有高血压、甲状腺功能亢进、心脏病及糖尿病患者慎用。与肾上腺素、去甲肾上腺素等儿茶酚胺类药物合用时可诱发心律失常，甚至心搏停止，应避免使用。

【用法与用量】

规 格	用 法	小 儿 剂 量
片剂 20μg，40μg	口服	1.5μg/（kg·次），每日2次
干糖浆 40μg/g		0.3～0.5μg/（kg·次），每日2～3次 极量：不超过1.5μg/（kg·d）
粉雾剂 4.5μg×60 喷	喷雾吸入	>12 岁，4.5μg/次，1～2次/d

（二）磷酸二酯酶抑制剂

茶碱 Theophylline

【作用与用途】 本品对气道平滑肌有较强的松弛作用，但其作用强度不及 β 受体激动剂。其作用机制为：①抑制磷酸二酯酶，从而使气道平滑肌细胞内 cAMP 含量增高，气道扩张；②促使内源性肾上腺素与去甲肾上腺素释放，气道平滑肌舒张；③腺苷是哮喘发作时气管收缩的递质之一，茶碱是腺苷受体阻断剂，可抑制哮喘发作；④茶碱能促进气道纤毛运动，改善气道功能。此外，茶碱尚能增强膈肌收缩力，有利于改善呼吸，并有兴奋呼吸和强心作用以及抑制钙离子内流，减少递质释放作用，用于缓解和预防支气管哮喘，并伴有慢性气管炎和肺气肿可逆性支气管痉挛症状。

【不良反应】 茶碱的毒性常出现在血清浓度超过 18 ~ 20μg/ml，早期多见恶心、呕吐、易激动、失眠等，严重时可出现心动过速、心律失常，当血清浓度超过 40μg/ml 时，可出现发热、失水、惊厥等症状，严重时甚至呼吸、心跳停止而致死。

【注意事项】 因本品刺激性大，不宜肌内及直肠给药。静脉注射浓度过高，会发生严重毒性反应，甚至危及生命。本品治疗剂量与中毒剂量接近，在用药过程中最好进行治疗药物监测。新生儿血浆清除率低，血清浓度增加，用该药时应小心谨慎。孕妇、产妇及哺乳期妇女慎用。

【用法与用量】

规 格	用 法	小 儿 剂 量
片剂 100mg，400mg，600mg 胶囊剂 125mg，500mg	口服	4mg/（kg·次），每日3次
控释片 100mg，400mg		5 ~ 10mg/（kg·d），每日1次

氨茶碱 Aminophylline

【别名】 Aminodur

【作用与用途】 本品可抑制磷酸二酯酶，减慢 cAMP 水解速度，从而增加其在组织中的浓度，促使支气管平滑肌舒张，并有促进纤毛的清除作用。本品尚可扩张冠状动脉，增强心肌收缩，使心输出量增加，也可抑制肾小管对钠、氯离子的重吸收，增加肾小球的滤过率而有利尿作用。用于支气管哮喘、喘息性支气管炎，与 β 受体激动剂合用可提高疗效，与肾上腺皮质激素合用可治疗哮喘持续状态。也用于治疗急性心功能不全、心性哮喘及胆绞痛。

【不良反应】 本品碱性较强，对局部有刺激性，肌注可引起局部红肿、疼痛，现已少用。口服可致恶心、呕吐。静滴过快，或浓度过高可引起心律失常、心悸、头晕、血压骤降，严重者可致惊厥，故必须稀释后缓慢注射。少数病人可致中枢兴奋、神智不安、失眠等。剂量过大可产生谵妄、惊厥。

【注意事项】 本药有效血药浓度范围窄，治疗量与中毒量较为接近，个体差异大，用量难以掌握，应进行治疗药物监测。儿童对本药的敏感性较成人高，易发生中毒事故。静注速度不宜过快，浓度不宜过高，宜在饭后服用。

西咪替丁、红霉素、林可霉素、克林霉素、普萘洛尔、别嘌醇、喹诺酮类药物，可使本药浓度升高，易致中毒；苯妥英钠、卡马西平、利福平、异丙肾上腺素可使茶碱的清除率增加，血药浓度下降，应注意调整剂量；静注输液时，应避免与维生素 C、促肾上腺皮质激素、去甲肾上腺素、四环素族抗生素配伍，否则可使茶碱的血药浓度迅速上升；酸性药物可加速茶碱排泄，碱性药物可延缓茶碱排泄；盐酸盐在小肠内可减少吸收。

【用法与用量】

规　格	用　法	小儿剂量
片剂/肠溶片 0.05g，0.1g，0.2g 缓释片（0.1g）	口服	3～5mg/（kg·次），每日3次 极量：10mg/（kg·d）
注射剂（肌注用） 0.125g（2ml），0.25g（2ml）， 0.5g（2ml）	肌内	2～3mg/（kg·次），每日2次
（静注用） 0.25g（10ml）	静注 静滴	2～3mg/（kg·次），用5% G.S. 20～40ml 稀释后，缓慢静注，或用5% G.S. 500ml 稀释后静滴。 中、重症患者给负荷量：<4 岁，6mg/（kg·次），5～10 岁，5.5mg/（kg·次），>10 岁，4.5mg/（kg·次），用5% G.S. 20～40ml 稀释，20min 滴完 维持量：0.5～lmg/（kg·h），以5% G.S. 稀释后，24h 滴完

二羟丙茶碱　Diprophylline

【别名】 喘定　甘油茶碱　丙羟茶碱　Neophylline　Glyphylline

【作用与用途】 与氨茶碱相似，但平喘及兴奋心脏作用均较氨茶碱弱。用于支气管哮喘、喘息性支气管炎、慢性肺气肿等，尤其适用于有明显心动过速的哮喘患者。

【不良反应】 对胃肠道有轻度刺激，肌注部位有酸痛感。

【注意事项】 不可与氨茶碱共用。本品遇光即变质。其余参见氨茶碱有关项下。

【用法与用量】

规　格	用法	小儿剂量
片剂 0.1g，0.2g	口服	5mg/（kg·次），每日3次
注射剂 0.25g（2ml）	肌注 静滴	5～10mg/（kg·次），每日1次 严重哮喘发作：20mg/（kg·次），每日1次，加于 G.S. 1000～2000ml 中缓慢滴注

（三）M 胆碱受体拮抗剂

异丙托溴铵　Ipratropium Bromide

【别名】　异丙阿托品　爱全乐　Atrovent

【作用与用途】　本品对支气管平滑肌有较高的选择性抗胆碱作用，抑制迷走神经对支气管平滑肌的过度兴奋，控制支气管痉挛的发生。对呼吸道的腺体分泌和心血管系统作用不明显。适用于防治支气管哮喘和哮喘型慢性支气管炎等气道阻塞性疾病及患有心脏病和循环系统疾病而不能耐受其他药物的患者。

【不良反应】　少数病人有口苦、口干、咽部激惹及过敏反应，个别人可引起支气管收缩及加重尿闭，尤其是有尿道阻塞的患者。

【注意事项】　预先使用 β 肾上腺素受体激动剂和黄嘌呤制剂（氨茶碱）可加强支气管扩张作用。

【用法与用量】

规　格	用　法	小儿剂量
气雾剂（0.025%） 20ml （20μg×200 撖）	雾化吸入 气雾吸入	1~2ml/次 20~40μg（1~2 撖）/次，3~4 次/d

异丙东莨菪碱　Isopropylscopolamine

【作用与用途】　为东莨菪碱异丙基衍生物，其抗胆碱作用与东莨菪碱及溴化异丙托溴铵相似，具有强大的支气管扩张作用。用于支气管哮喘及喘息型慢性支气管炎。

【不良反应】　极少数患者有轻度口干、恶心。

【用法与用量】

规　格	用　法	小儿剂量
气雾剂 0.073%~0.103% （w/w）	气雾吸入	60~120μg（1~2 喷）/次，2~4 次/d

（四）过敏介质阻释剂

色甘酸钠　Sodium Cromoglicate

【别名】　色甘酸二钠　咽泰　咳乐钠　Intal　Cromolyn Sodium Disodium Cromoglicate

【作用与用途】　本品有稳定肥大细胞膜的作用，可抑制其脱颗粒，从而阻滞过敏介质的释放，目前认为还具有抗过敏炎症的作用，可抑制气道高反应性及降低炎症细胞的活化。用于各型哮喘发作，对外源性哮喘疗效明显，对内源性哮喘也有一定疗效。对肾上腺皮质激素依赖性哮喘，经用本药后可减少肾上腺皮质激素的用量或停用后者。对运动性哮喘，预先给药几乎可以停止发作。亦可用于过敏性鼻炎，季节性枯草热，春季角膜炎、结膜炎、过敏性湿疹及某些皮肤瘙痒症。

【不良反应】　少数病人吸入干粉后，可出现黏膜刺激、口干、咽痒、呛咳、胸部紧缩感，甚至可诱发哮喘，与异丙肾上腺素同时吸入可避免发生。

【注意事项】　原来使用其他平喘药治疗者，采用本药后应继续使用原来药物至少1周，至症状明显改善后，才能逐渐减量或停用原来药物。使用本药获得满意疗效后，可逐减给药次数，不可骤然停药，以防哮喘复发。对外源性哮喘，一般应于接触抗原前1周给药。对于运动性哮喘，可于运动前15min给药。孕妇慎用。

【用法与用量】

规　格	用　法	小儿剂量
粉雾胶囊 20mg	吸入	5~10mg/次，4次/d，维持量：5~10mg/d
气雾剂 700mg（200揿，每揿3.5mg）560mg（112揿，每揿5mg）	吸入	3.5~7mg/次，3~4次/d，极量28mg/d，总疗程1~2年
软膏（5%~10%）	外涂	皮肤瘙痒症，q.s.
滴眼剂（2%）	滴眼	2滴/次，6次/d

成人过敏性鼻炎干粉吸入10mg/次，4次/d。

酮替芬 Ketotifen

【别名】 噻喘酮 甲哌噻庚酮 Zaditen Zasten

【作用与用途】 有强大的 H_1 受体阻断与保护肥大细胞和嗜碱性粒细胞膜的稳定作用。可抑制组胺和慢反应物质释放，拮抗组胺、慢反应物质、5-羟色胺、乙酰胆碱及过敏原。对儿童哮喘优于成人。对外源性哮喘的疗效优于内源性哮喘。最大疗效见于用药后 6~12 周。未见耐受性，中断用药亦未见复发。用于哮喘及过敏性鼻炎。

【不良反应】 有困倦、口干、少数有恶心、呕吐、腹痛、腹泻、便秘等。

【药物相互作用】 中枢性抑制药可增强本药对中枢的抑制作用。与口服降糖药合用，偶见血小板减少。

【用法与用量】

规　格	用法	小 儿 剂 量
片剂、胶囊剂 0.5mg，1mg	口服	0.03~0.06mg/（kg·d），分2次，疗程6~9个月
溶液剂 1mg（5ml）		4~6岁，2ml/次，6~9岁，2.5ml/次，9~14岁，3ml/次
滴鼻剂 15mg（10ml）	滴鼻	2次/d，1~2滴/次，1~3次/d

多索茶碱 Doxofylline

【别名】 枢维新 达复啉 Ansimar

【作用与用途】 本品松弛支气管平滑肌痉挛作用较氨茶碱强，且有镇咳作用。用于支气管哮喘、喘息性慢性支气管炎及其他支气管痉挛引起的呼吸困难。

【作用与用途】 大剂量时，可引起头痛、嗜睡、失眠、易怒、阵发性痉挛等中枢反应。与氟喹诺酮类药物合用，本品应减少剂量。应避免与咖啡因类饮料或食品同服。

【用法与用量】

规 格	用 法	小 儿 剂 量
片剂 200mg，300mg，400mg 散剂 200mg	口服	10~20mg/（kg·d），分2~3次，饭后或临睡前服用
注射剂 100mg，300mg	静注 静滴	3~5mg/(kg·次)，分1~2次

（五）白三烯受体拮抗剂

扎鲁司特　Zafirlukast

【别名】　安可来　扎非鲁卡　Accolate

【作用与用途】　本品为特异性白三烯受体拮抗剂，可有效地预防白三烯多肽所致的血管通透性增加所致的气道水肿，并可抑制白三烯多肽所产生的气道嗜酸性粒细胞浸润。对白三烯 D_4 所致的气管痉挛有拮抗作用，能完全预防运动和各种变态反应引起的哮喘发作。

【不良反应】　可出现轻微头痛或胃肠道反应。血清转氨酶有可能升高，通常表现短暂而无症状，这可能是肝毒性的早期表现。

【注意事项】　本品与吸入糖皮质激素和色甘酸钠类药物相同，不适用于解除哮喘急性发作时的支气管痉挛。在重度哮喘患者治疗中不宜用本品突然代替糖皮质激素，在考虑减少激素用量时应谨慎。如有肝功能不全的症状或体征出现，应测量血清转氨酶，尤其是血清 ALT，随后酌情对患者进行处理。本品禁用于有肝损害的病人。食物可影响本药吸收，宜空腹服用。

【用法与用量】

规 格	用 法	小 儿 剂 量
片剂 20mg，40mg	口服	12岁以下：0.5~1mg/（kg·次），从小剂量开始，每日2次，维持量0.5mg/（kg·d）12岁以上同成人剂量

孟鲁司特 Montelukast

【别名】 蒙泰路特钠 顺尔宁 Singulair

【作用与用途】 为高选择性半胱氨酰白三烯受体拮抗剂，可缓解白三烯介导的支气管炎症和痉挛状态。用于支气管哮喘和过敏性鼻炎的防治，可减少发作次数和症状、减少对激素的依赖，对激素已耐药的病人本品有效。特别治疗对阿司匹林敏感的哮喘患者。

【注意事项】 本药不应用于治疗急性哮喘发作，2 岁以下患儿慎用。

【用法与用量】

规　格	用　法	小 儿 剂 量
咀嚼片 4mg、5mg 包衣片 10mg	口服	2~5 岁，4mg/次，6~14 岁，5mg/次，15 岁以上，10mg/次，1 次/d，睡前服用

（六）肾上腺皮质激素类药物

布地奈德 Budesonide

参见第十二章 二、肾上腺皮质激素类药物。

倍氯米松 Beclomethasone

参见第十二章 二、肾上腺皮质激素类药物。

氟替卡松 Fluticasone

参见第十二章 二、肾上腺皮质激素类药物。

第七章
作用于循环系统的药物

一、治疗心功能不全的药物

洋地黄　Digitalis

【作用与用途】　治疗剂量抑制心肌和血管平滑肌细胞膜上的 Na^+, K^+ – ATP 酶，减少细胞的 Na^+ 外流及 K^+ 内流，导致细胞内 Na^+ 增加，通过 Na^+ – Ca^{2+} 交换，使细胞内 Ca^{2+} 增加，而增强心肌收缩力，本药还能反射性兴奋迷走神经，降低窦房结及心房的自律性而减慢心率，抑制心脏的传导系统，使心搏量增加。用于充血性心力衰竭、心房纤颤、心房扑动及阵发性室上性心动过速。

【不良反应】　因其半衰期长，易蓄积，产生毒性反应，原则上2周内未用过慢效洋地黄者方能常规给药，否则应按情况调整用量。

【注意事项】　在用强心苷类期间若需用钙剂，可在严密监视下以不同的给药时间、不同的途径应用，一般禁忌合用；在用强心苷期间或停用7天内忌用肾上腺素、麻黄素及其类似药；利血平可加强洋地黄对心脏的毒性反应，引起心律失常、房室传导阻滞及心力衰竭。本品的中毒与治疗量之间相差很小，每个人的耐受力和消除速率又差异很大，故应根据病人的具体情况调整最佳剂量。

【用法与用量】

规　格	用法	小 儿 剂 量
片剂 0.1g	口服	饱和量：2 岁以下，30 ~ 40mg/kg，2 岁以上，20 ~ 30mg/kg 分成 3 ~ 6 次，饱和量后 24h 用上述量的 1/10 作为每日维持量

洋地黄毒苷 Digitoxin

【别名】 狄吉妥辛 地支毒 Digotin

【作用与用途】 同洋地黄。

【不良反应】 同洋地黄。

【注意事项】 同洋地黄。此外不可与酸、碱性药物配伍，以防失效。静注时药液不可外漏。因蓄积作用，目前很少应用。

【用法与用量】

规　格	用法	小　儿　剂　量
片剂 0.1mg	口服	饱和量：新生儿、未成熟儿，0.015～0.03mg/kg， 2岁以下，0.04g/kg， 2岁以上，0.03mg/kg 维持量为饱和量的1/10
注射剂 0.2mg（1ml）	肌内 静注	0.1～0.2mg/次，2h后视病情，调整剂量或改口服，静注以 G.S. 液稀释混匀

地高辛 Digoxin

【别名】 狄戈辛 Lanoxin

【作用与用途】 同洋地黄。其增强心肌收缩力的作用较洋地黄强而迅速，能显著减缓心率，并有较强的利尿作用，本品吸收后易排出，蓄积作用小。

【不良反应】 同洋地黄。

【注意事项】 同洋地黄。本品以70%乙醇溶液作溶剂，故静注时勿将药液漏于血管外，以免对局部刺激。心绞痛、心肌梗死患者慎用。慢性轻度心力衰竭者可采用维持量化法，即每日口服维持量，4个半衰期（约7天）血浓度即可达到饱和量化法同样水平，且临床也达到饱和量的效果。对病情不急又易中毒的患者可采用缓慢饱和法，即儿童可逐日按5.5μg/kg给药，成人逐日给0.25～0.5mg，经6～7日在体内也达到稳定的浓度而发挥全效作用。

【用法与用量】

规 格	用法	小 儿 剂 量
片剂 0.25mg	口服	饱和量: 新生儿、未成熟儿, 0.02mg/kg, 2岁以下, 0.06~0.08mg/kg, 2岁以上, 0.04~0.06mg/kg 饱和量末次12h予维持量, 维持量是饱和量的1/5~1/4
注射剂 0.25mg (1ml) 0.5mg (2ml)	肌内 静注	饱和量: 为口服饱和量的3/4, 以 G.S. 液10~20ml 稀释, 缓慢注入

饱和量亦可按 $1.5mg/m^2$ 计算。

氨力农 Amrinone

【别名】 氨双吡酮 氨吡酮 氨利酮 Inocor Wincoram

【作用与用途】 本品为人工合成的非苷、非儿茶酚胺类新型强心药, 为双吡啶类, 兼有正性肌力作用和血管扩张作用, 能增加心排血量, 降低心脏前、后负荷, 降低左室充盈压, 改善心功能并减少心肌耗氧量, 可使房室结功能和传导功能增强。适用于难治性心力衰竭。

【不良反应】 不良反应发生率较高, 并与剂量、疗程密切相关。约10%患者可发生恶心、呕吐、腹泻等胃肠道反应, 严重时应停药, 约20%患者可发生血小板减少, 停药后可恢复。

【注意事项】 儿童慎用, 用时应严密观察。

【用法与用量】

规 格	用法	小 儿 剂 量
片剂 100mg	口服	2~4mg/(kg·次), 每日3次
注射剂 50mg(2ml) 100mg(2ml)	静注 静滴	0.5~3mg/kg, 从小剂量开始, 注后以5~10μg/(kg·min)点滴维持

米力农 Milrinone

【别名】 米利酮 甲氰吡酮 二联吡啶酮 Primacor Corotrope

【作用与用途】 本品为氨力农的衍生物。其作用比氨力农强 20 倍，可使心输出量增加，使外周阻力下降。临床用于慢性心功能不全者，近期和远期疗效均显著。

【不良反应】 不良反应小，用药数月未发现血小板减少症。过量使用可发生低血压、心动过速。

【注意事项】 不宜逾量使用。

【用法与用量】

规　格	用法	小儿剂量
片剂 2.5mg,5mg 注射剂 10mg(10ml)	口服 静滴	0.05~0.15mg/(kg·次)，每日 3~4 次 参见成人剂量

二、抗心律失常药

奎尼丁 Quinidine

【作用与用途】 可延长心肌不应期，降低自律性、传导性和异位节律点的自律性。主要用于房性心律失常如房扑、房速、心房颤动，尤其房扑转复后维持窦律等。

【不良反应】 有恶心、呕吐、腹泻、头痛、耳鸣、视觉障碍；特异性体质可有奎尼丁晕厥，窦房结功能低下者，可致窦性心动过缓及窦性停搏。静注可引起低血压、呼吸抑制，有一定的危险性。

【注意事项】 血压偏低或休克病人应先提高血压、抗休克后再用本药；严重心肌损害者禁用；与地高辛合用，应适当减少地高辛的用量；完全性房室传导阻滞者禁用，严重心力衰竭者慎用；若连服 3~4 日无效或有毒性反应者应停药。

【用法与用量】

规　格	用法	小 儿 剂 量
片剂 0.2g	口服	用前先给试验剂 2mg/(kg·次)，观察 2h 后如无不良反应加至 3～6mg/(kg·次)，4～5 次/d。 维持量:5～10mg/(kg·d)
注射剂 0.5g(10ml)	静注	2～6mg/(kg·次)，4～5 次/d 新生儿 1.5mg/(kg·次) 以 G.S. 液稀释后缓慢注射

口服、静注亦可按 900mg/(m² · d)计算。

普鲁卡因胺　Procainamide

【别名】　普鲁卡因酰胺

【作用与用途】　能延长心房的不应期，降低房室的传导性及心肌的自律性。但对心肌收缩力的抑制较奎尼丁弱。适用于阵发性心动过速、频发早搏、心房颤动和心房扑动，常与奎尼丁交替使用。

【不良反应】　有厌食、呕吐、恶心及腹泻。特异质病人有发冷、发烧、关节痛、肌痛、皮疹、粒细胞减少症，偶有幻视、幻听、精神抑郁；静脉点滴可使血压下降，发生虚脱，应严密观察血压和心律的变化。

【注意事项】　用药 3 天后，如仍未恢复窦性心律或心动过速不止，应考虑换药；心房纤颤及心房扑动的病人，宜先用洋地黄类药物使心律正常后再用本药；血压偏低者，宜先用升压药，提高血压后再用；严重心力衰竭、完全性传导阻滞、束支传导阻滞或肝、肾功能严重损害者忌用。

【用法与用量】

规　格	用法	小 儿 剂 量
片剂 0.125g, 0.25g	口服	10～15mg/（kg·次），1 次/6h
注射剂 0.1g（10ml） 1g（10ml）	肌注	6mg/（kg·次），1 次/6h
	静滴	2mg/（kg·次） 溶于 G.S. 液 100ml 内，1h 滴完

口服亦可按 0.3g/（m² · 次）计算。

美西律 Mexiletine

【别名】 慢心律 脉律定 慢心利

【作用与用途】 抗心律失常药,能增加浦氏纤维细胞的 K^+ 的通透性,而降低自律性;延长不应期,而对心房窦房结、房室结作用小。还具有抗惊厥及局部麻醉作用。用于室性心律失常,如室性早搏、室性心动过速、心室颤动等心律失常。

【不良反应】 有恶心、呕吐、嗜睡、心动过缓、低血压、震颤、头痛、眩晕等。

【注意事项】 严重心动过缓、窦房结功能不全、房室传导阻滞、束支传导阻滞者禁用;低血压及明显神经衰弱者慎用。

【用法与用量】

规 格	用法	小 儿 剂 量
片剂 50mg,100mg 胶囊剂 50mg,100mg,200mg	口服	$10 \sim 15mg/$ (kg·d),分3次服,1日后酌情减量维持
注射剂 100mg(2ml)	静注 静滴	$3mg/$ (kg·次),加入 G.S. 液中缓慢注入

亦可按口服 $300mg/$ (m^2·d) 计算;注射按 $60mg/$ (m^2·次) 计算。

丙吡胺 Disopyramide

【别名】 双异丙吡胺 吡二丙胺 异脉停 Norpace Rythmodan

【作用与用途】 为广谱抗心律失常药,作用与奎尼丁相似,但抗心律失常作用比奎尼丁强。对心脏兴奋性传导有抑制作用,延长不应期,可用于房性早搏、室性早搏、阵发性房性心动过速、房颤,对室上性心律失常效果较好。

【不良反应】 有口干、胸闷、排尿困难、视力模糊,偶见轻度房室传导阻滞,血压下降,心率减慢。

【注意事项】 严重心力衰竭患儿禁用,轻度心功能不全者慎用。

【用法与用量】

规 格	用 法	小 儿 剂 量
片剂 100mg 胶囊剂 100mg	口服	<1岁，10~30mg/次 >1岁，30~80mg/次 3次/d
注射剂 5mg（5ml）	静注	1~2mg/kg，最大剂量每次不超过3mg/kg，用葡萄糖注射液20ml稀释后在5~10min内注完，必要时可在20min后重复1次
	静滴	2~4mg/kg，以G.S.500ml稀释，滴注0.4~0.6mg/（kg·h）

苯妥英钠 Phenytoin Sodium

【别名】 大仑丁 Dilantin

【作用与用途】 本品对兴奋性细胞（如中枢神经细胞、外周神经、心肌细胞和骨骼细胞等）均有膜稳定作用，使动作电位不易产生，除能阻止癫痫病灶的异常放电向周围正常脑组织扩散外，还能抑制心肌的异位节律点，降低其自律性、兴奋性和收缩性，加速房室结的传导，缩短不应期。适用于室性早搏或室性心动过速，尤其是强心苷中毒引起的室性心动过速。

【不良反应】 详见第三章 五、抗癫痫药本药项下。

【注意事项】 静注速度必须缓慢，否则可发生眼球震颤、运动失调、语言障碍、血压下降、心动过缓和心跳、呼吸停止。遇酸性药物可有沉淀析出，忌与偏酸性药物和汞盐配伍。本品溶解后应立即使用，不宜放置。本品注射剂不可直接用葡萄糖注射液溶解。

【用法与用量】

规 格	用 法	小 儿 剂 量
片剂 50mg，100mg	口服	5~10mg/（kg·d），分3次
粉针剂 0.1g，0.25g	肌注	3~8mg/（kg·d），分2次
	静注 静滴	3~5mg/（kg·次），加入N.S.注射液100~200ml中缓慢注射

妥卡胺 Tocainide

【别名】 室安卡因 妥卡尼

【作用与用途】 本品为利多卡因的同系物，其电生理和药理作用与利多卡因相似，能减慢传导，使心肌有效不应期相对延长。适用于各种室性心律失常，折返性室上性心动过速，包括预激综合征所引起者，尤宜用于洋地黄中毒和心肌梗死所致的室性心律失常。

【不良反应】 常见厌食、恶心、呕吐、便秘等胃肠道症状，以及眩晕、头痛、耳鸣、嗜睡、感觉异常等神经症状，偶见皮疹。一般均轻，停药即可消失。

【注意事项】 碱化尿液可使本品排泄减少。与其他抗心律失常药合用，作用增强，对心脏不良反应加重。与普鲁卡因有交叉过敏反应。有房室传导阻滞及双束支传导阻滞者禁用。换用其他抗心律失常药物时，应先停用本药 8h。有心功能不全、窦房结功能障碍者，正在使用其他抗心律失常药物，或肝、肾功能不全者应慎用本品。

【用法与用量】

规 格	用法	小 儿 剂 量
片剂、胶囊剂 200mg	口服	8~10mg/（kg·次），每日 2~3 次
注射剂 100mg（5ml） 200mg（10ml） 750mg（15ml）	静注 静滴	0.5~0.75mg/（kg·min），共 15~30min 总量为：10~15mg/kg

溴苄铵 Bretylium

【别名】 甲苯磺酸溴苄乙铵 特兰新 托西溴苄铵 Darenthin Bretylan

【作用与用途】 为抗肾上腺素药，能提高心室致颤阈，并能直接加强心肌收缩力，改善房室传导。适用于各种病因所致的室性心律失常，如频发性早搏、阵发性室性心动过速、心室扑动和颤动，尤其对阿－斯综合征效果较好。

【不良反应】 有时有胸闷、心慌、恶心、呕吐、腹部不适等反应，注射可有暂时升压现象。

【注意事项】 用药期间注意体位性低血压的发生；钙离子与本品有拮抗作用，不可同用；使用本品应停止使用其他抗心律失常药，以免减弱其作用；用萝芙木制剂和噻嗪类利尿剂时，本品应减量；本品口服吸收不规则，时间过长又易产生耐药性，疗效又不及其他药，故已少用。

【用法与用量】

规　　格	用法	小 儿 剂 量
片剂 0.1g	口服	2mg/（kg·次），每日3次，逐增至有效量 极量：30mg/（kg·d）
注射剂 0.25g（2ml）	肌内	3~5mg/（kg·次），每日2~3次
	静注	2~3mg/（kg·次），必要时，4~6h重复1次，出现疗效后，以肌注维持2~3日，逐渐停药

氟卡尼　Flecainide

【别名】 氟卡胺　Tambocor

【作用与用途】 本品具有膜稳定作用，能使心房肌、心室肌、房室结、房室旁路和希－浦氏系统传导减慢，有效不应期延长。适用于室上性心动过速及室性早搏、预激综合征并发心律失常。

【不良反应】 常有恶心、呕吐、眩晕、视力模糊、皮疹。有致室性心动过速，室上性心动过速的作用，可伴有束支传导阻滞，并有轻度抑制心肌收缩力的作用。

【注意事项】 高度房室传导阻滞、束支传导阻滞，重度心力衰竭和电解质失衡者禁用。

【用法与用量】

规　　格	用　　法	小 儿 剂 量
片剂 100mg，200mg	口服	2mg/（kg·次），每日2次
注射剂 50mg（5ml），100mg（10ml）	静注	2mg/（kg·次），15min 注完

吡美诺　Pirmenol

【别名】 吡哌醇

【作用与用途】 抗心律失常药，作用与奎尼丁相似。它还具有抗胆碱作用。用于各种原因引起的室性早搏、室性心动过速，对室上性心动过速也有效。尤其对低钾所致的心律失常，疗效优于其他抗心律失常药。

【不良反应】 有口干、便秘、尿潴留等。在血药浓度高时可出现PR、QRS、QT 间期延长、低血压、心功能抑制。

【注意事项】 有房室传导阻滞、心功能不全者慎用。

【用法与用量】

规　　格	用　　法	小 儿 剂 量
片剂 50mg，100mg	口服	2~4mg/（kg·次），每日2~3次
注射剂 50mg（2ml）	静注	2.5mg/（kg·次），于2min 注入
	静滴	2.5mg/（kg·次），1.25mg/min

氯卡尼　Lorcainide

【别名】 氯卡胺　劳卡胺　Lopantrol　Remivox

【作用与用途】 能延长有效不应期，毒性小，作用快，维持时间较长。用于室性心律失常，对室性早搏、复发性室性心动过速疗效较好。

【不良反应】 可有出汗、口干、失眠，静注有头晕等。

【用法与用量】

规　格	用　法	小 儿 剂 量
片剂 100mg	口服	1～2mg/（kg·次），2～3 次/d
注射剂 10mg（1ml） 100mg（10ml）	静注	1～2mg/（kg·次），缓慢静注，1 次/8～12h

三磷腺苷　Adenosine Triphosphate

【别名】　腺三磷　Atriphos　ATP

【作用与用途】　可减慢房室传导。用于阵发性室上性心动过速，包括预激综合征。

【不良反应】　可出现面红、呼吸困难、血压下降、一过性心律失常，如窦性心动过缓、窦性停搏及传导阻滞。有房室传导阻滞者禁用。

【用法与用量】

规　格	用　法	小 儿 剂 量
注射剂 20mg（2ml） 粉针剂（20mg）	静注 静滴	<5 岁 10mg/次，>5 岁 20mg/次，1～2 次/d

普罗帕酮　Propafenone

【别名】　心律平　丙胺苯丙酮　利它脉　Fenopraine

【作用与用途】　延长动作电位的时间及有效不应期，可以提高心肌细胞阈电位，减少心肌的自发兴奋性。用于预防或治疗室性或室上性异位搏动及心动过速，预激综合征及电转复律后室颤发作。

【不良反应】　有头痛、头晕、恶心、呕吐、便秘；心电图有 P－R 延长，QRS 增宽等；也有出现房室传导阻滞、胆汁淤积、肝损坏的报道，静注可致心力衰竭加重。

【注意事项】　心肌严重损害者慎用；心力衰竭、心动过缓、低血压者慎用；房室传导阻滞及病重者禁用；静注需在严密心电监护下进行。

【用法与用量】

规 格	用 法	小 儿 剂 量
片剂 50mg,100mg,150mg	口服	5~8mg/(kg·次),每6~8h1次 维持量:3~6mg/(kg·d),分2~4次
注射剂 35mg(10ml) 70mg(20ml)	静注 静滴	1~1.5mg/(kg·次),缓慢注射,每8h1次,或续以静滴,总量<6mg/(kg·d)

亦可按口服 $150mg/(m^2·次)$ 计算,注射按 $40mg/(m^2·次)$ 计算。

异丙肾上腺素 Isoprenaline Sulfate

参见第五章 三、拟肾上腺素药。

【用法与用量】

规 格	用 法	小 儿 剂 量
注射剂 1mg（2ml）	静滴	传导阻滞:0.5~1mg/次,以 G.S. 液500ml 稀释后,缓慢滴注,使心率维持正常后停药
	心内注射	0.2~1mg/次,以 N.S.10 倍稀释后使用

阿托品 Atropine Sulfate

参见第五章 二、抗胆碱药。

【用法与用量】

规 格	用 法	小 儿 剂 量
片剂 0.3mg 注射剂 0.5mg（1ml） 1mg（1ml） 5mg（1ml）	口服	解痉:0.01mg/(kg·次),a.c.
	皮下 肌内	解痉:0.01mg/(kg·次),prn,或3~4次/d 极量:1mg/次,3mg/d
	静注	抗心律失常:0.03~0.05mg/(kg·次),以 N.S.或 G.S. 液稀释后缓慢静注,根据需要隔15~30min重复

有机磷中毒解救见第五章本药项下。

氯化钾　Potassium Chloride

【作用与用途】　钾离子为细胞内液主要成分，为神经冲动传导、肌肉收缩及心脏自律机能所必需的物质。缺钾时心肌兴奋性增高，易引起异位节律，钾过多时则抑制心肌的自律性、传导性和兴奋性，甚至心搏停止。用于低血钾症、异位节律性心律失常、阵发性室上性和室性心动过速，洋地黄中毒引起的阵发性心动过速或频发性早搏等。

【不良反应】　有恶心、呕吐、腹胀、疲乏、肌张力减低、心动过缓等。

【注意事项】　肾功能严重减退、尿闭或血钾过高时及房室传导阻滞者忌用；静滴时的稀释浓度不可超过0.3%，以缓慢滴注为宜。

【用法与用量】

规　格	用　法	小　儿　剂　量
片剂（0.25g）	口服	0.1~0.2g/（kg·d），分3次
溶液剂（10%）		0.1~0.2g/（kg·d），视病情调整用量
注射剂	静滴	（1.5~3mg/ml）
1g（10ml）		
1.5g（10ml）		

门冬氨酸钾镁　Potassium Magnesium Aspartate

【别名】　脉安定　潘南金　Panangin　Sparagin　Spartase　Trophicard

【作用与用途】　天门冬氨酸对细胞的亲和力强，可作为钾离子的载体，使其重返细胞内。钾离子可促进细胞除极化，维持肌张力，改善心肌收缩功能，并能减低氧耗量。镁离子为生成糖原及高能磷酸酯不可缺少的物质，可增强天门冬氨酸钾盐的作用。适用于心力衰竭、冠状动脉功能不全、心肌代谢障碍所引起的各种疾病，如心绞痛、心肌硬化、心肌营养不良、心肌梗死等，以及心脏传导阻滞，如早搏、阵发性心动过速等，对洋地黄所引起的心律失常有良效。也可用于急慢性肝炎、肝硬化、肝细胞功能不全、胆汁分泌障碍、高血氨症、妊娠中毒、低血钾等。

【不良反应】 快速静注易引起恶心、呕吐、血管疼痛、热感、面部潮红、血压下降等。

【注意事项】 高血钾症、严重肾功能障碍及严重房室传导阻滞者忌用；必要时可与毒毛花苷、洋地黄类同用。

【用法与用量】

规　格	用　法	小 儿 剂 量
片剂 含钾盐、镁 盐各 0.075g	口服	1 ~ 2 片/次,3 次/d
注射剂(10ml) 含钾 106 ~ 122mg、 镁 39 ~ 45mg	静滴	7 岁以下 10ml/d, 7 岁以上 20ml/d, 用 10 倍 G.S. 液稀释后静滴 30gtt/min,1 ~ 2 次/d
口服液(10ml) 含钾 106 ~ 122mg 镁 39 ~ 45mg	口服	0.2ml/(kg·次),每日 3 次

二磷酸果糖　Fructose diphosphate

【别名】 Esafosfina　FDP

【作用与用途】 本品具有调节糖代谢中若干酶活性的功效,为恢复和改善细胞代谢的分子水平药物。能增加细胞内高能磷酸键,增加细胞内 K^+ 浓度,减轻细胞内酸中毒,加强心肌细胞的收缩功能。适用于休克、急性心肌梗死、心肌缺血、缺血性脑血管意外、麻醉意外、外周血管疾病、糖尿病、血管病变等症。

【注意事项】 本品宜单独使用,勿溶入其他药物,尤其忌溶入碱性液、钙剂等。禁用于对本品过敏及高磷酸症、肾功衰竭患者、肌酐清除率低于 50% 者,应监测血磷。

【用法与用量】

规　格	用　法	小 儿 剂 量
注射剂 5g/瓶、0.5g/支、 3.75g (50ml)	静滴	100 ~ 250mg/（kg·d） (0.1g/ml, 滴速 0.5 ~ 1g/min)

三、β 肾上腺素受体阻断药

普萘洛尔 Propranolol

【别名】 心得安 Inderal

【作用与用途】 阻断心肌的 β 受体，减慢心率，抑制心肌收缩力与房室传导，降低心肌耗氧。用于治疗窦性心动过速、室上性心动过速、早搏等，此外还可用于心绞痛、高血压、嗜铬细胞瘤（手术前准备）等。

【不良反应】 可见乏力、嗜睡、头晕、失眠、恶心、腹胀、皮疹、晕厥、低血压、心动过缓等，并可引起支气管痉挛。

【注意事项】 哮喘病人忌用；窦性心动过缓，重度房室传导阻滞、心力衰竭、心源性休克、低血压患者忌用；不宜与抑制心脏的麻醉药（如乙醚）合用；本药有增加洋地黄毒性的作用，故不用于洋地黄化的病人；不宜与单胺氧化酶抑制剂（优降宁）合用。患者对本品的剂量个体差异较大，宜从小到大试用，以选择恰当的剂量。静滴时应严密观察病人心律、心率和血压的变化，随时调整滴注速度，心率转慢，应立即停药。

【用法与用量】

规格	用法	小 儿 剂 量
片剂 10mg	口服	心律失常：0.5~1mg/（kg·次），每日 3 次 新生儿：0.1~0.5mg/（kg·次），每日 4 次
注射剂 5mg（5ml）	静滴	0.05~0.15mg/（kg·次），不超过 3mg/次，以 G.S.100ml 稀释，滴速：0.01~0.02mg/（kg·min）

氧烯洛尔 Oxprenolol

【别名】 心得平 烯丙氧心安

【作用与用途】 本品作用与普萘洛尔相似，为 β 受体阻断剂，并具有膜稳定作用，但对心脏和支气管的抑制较弱。用于窦性心动过速、阵发性室上性和室性心动过速、室性早搏及心绞痛、高血压等。

【不良反应】 有食欲减退、恶心、头晕等，个别患者可发生心衰及血小板降低。

【注意事项】 心功能不全、循环障碍、支气管哮喘者慎用。

【用法与用量】

规格	用法	小儿剂量
片剂 20mg，40mg，80mg	口服	心律失常：0.4~0.8mg/（kg·次），q6h，不超过4mg/（kg·d） 高血压：2~6mg/（kg·d）

阿替洛尔　Atenolol

【别名】 天诺敏　氨酰心安　Tenormin

【作用与用途】 为β受体阻断剂。对心脏的β_1受体有较大的选择作用，而对血管及支气管的β_2受体影响较小。临床用于治疗高血压、心绞痛及心律失常，对青光眼也有效。

【用法与用量】

规　格	用法	小儿剂量
片剂 25mg，50mg，100mg	口服	1~2mg/（kg·d），分1~2次
滴眼剂4%	滴眼	q.s.

美托洛尔　Metoprolol

【别名】 倍他乐克　甲氧乙心安　美多心安　Betaloc　Lopresor Seloken

【作用与用途】 β受体阻断剂。对心脏的β_1受体有较大的选择性作用，大剂量时对血管及支气管平滑肌的β_2受体也有作用。可减慢心率，减少心输出量，降低收缩压，减慢房室传导。临床用于治疗各型高血压及心绞痛。本品静注对心律失常特别是室上性心动过速更为有效。

183

【不良反应】 偶有胃部不适、眩晕、头痛、疲倦、失眠、噩梦等。

【注意事项】 哮喘病人不宜用大剂量，用一般剂量时也应分次投与，心动过缓、糖尿病、甲亢患者及孕妇慎用。有传导阻滞及对洋地黄无效的心衰患者忌用。

【用法与用量】

规　格	用　法	小 儿 剂 量
片剂 25mg，50mg，100mg，150mg	口服	高血压：初始量 2～3mg/（kg·d），分 1 次逐增至 8mg/（kg·d），分 2 次 维持量 2～4mg/（kg·d）
注射剂 5mg（2ml）	静注	心律失常：初始量 0.1mg/（kg·次）， 每 10min 重复 1 次，直至生效

吲哚洛尔　Pindolol

【别名】 心得静　心复宁　吲哚心安　Visken

【作用与用途】 作用似普洛萘尔，但对心肌 β 受体的阻滞作用比前者强 10 余倍，并有很强的内在交感活性，一般剂量对心脏抑制较轻，不易引起心力衰竭。临床主要用于窦性心动过速，阵发性室上性心动过速及早搏。对手术麻醉及甲状腺机能亢进引起的心律失常也有效。也用于治疗心绞痛及高血压。

【不良反应】 可见恶心、呕吐、腹泻、乏力、头晕、失眠等反应，偶见皮疹、血小板减少等。

【注意事项】 有支气管哮喘、严重房室传导阻滞、严重心动过缓、心源性休克及低血压等症的患者禁用。孕妇禁用。

治疗心绞痛时与硝酸甘油合用，可提高疗效，并互相抵消副作用。

【用法与用量】

规　格	用　法	小 儿 剂 量
片剂 5mg，10mg	口服	100μg/（kg·次），每日 2～3 次
注射剂 0.4mg（2ml）	静注 静滴	4～20μg/（kg·次），以葡萄糖注射液 100ml 稀释后静滴

四、钙拮抗剂

硝苯地平 Nifedipine

【别名】 拜新同 硝苯吡啶 心痛定 利心平 伲福达 Adalat Nifelat

【作用与用途】 具有抑制 Ca^{2+} 内流作用，松弛血管平滑肌，扩张冠状动脉，增加冠脉血流量，提高心肌对缺血的耐受性，同时扩张周围小动脉，降低外周血管阻力，从而使血压下降。小剂量扩张冠状动脉时并不影响血压，为较好的抗心绞痛药。临床用于预防和治疗冠心病心绞痛，还适用于各种类型的高血压，对顽固性充血性心力衰竭亦有良好疗效。

【不良反应】 常见有面潮红、心悸、窦性心动过速、舌根发麻、口干、发汗、头痛、恶心、食欲减退等。

【注意事项】 孕妇忌用。缓释制剂须整粒吞服。

【用法与用量】

规 格	用法	小儿剂量
片剂(10mg) 胶囊剂(5mg) 缓释片 20mg(伲福达) 30mg(拜新同)	口服或 舌下含	高血压:0.1~0.2mg/(kg·次),每日 3 次 慢性心力衰竭: 0.3~0.6mg/(kg·d),1 次/d 0.4mg/(kg·次),1 次/6h
喷雾剂 100mg(200 揿)	咽部 喷雾	儿科不用

氨氯地平 Amlodipine

【别名】 压氏达 阿罗地平 络活喜 Norvasc Istin

【作用与用途】 本品为二氢吡啶类钙拮抗剂。具有钙通道阻滞作用，作用持续时间长，其效应为硝苯地平的 2 倍。适用于轻、中度高血压的治疗，对慢性稳定型心绞痛患者可显著推迟发作和延长总运动时间，亦为变异型心绞痛的一线药物。并可用于对硝酸盐和 β 受体阻断剂无效的高血压患者。

【不良反应】 常见有轻、中度水肿及头痛、乏力、眩晕。

【注意事项】 肝功能不良者、孕妇及哺乳期妇女慎用。本品与其他抗高血压药、抗心绞痛药合用，病人能很好地耐受。

【用法与用量】

规　格	用　法	小儿剂量
片剂 2.5mg，5mg，10mg	口服	0.1mg/（kg·次），每日 1 次，可根据需要递增剂量，但不超过 0.2mg/（kg·d）

尼卡地平　Nicardipine

【别名】 硝苯苄胺啶　Perdipine

【作用与用途】 与硝苯吡啶作用相似；为一种新的强效钙拮抗剂，能松弛血管平滑肌，产生明显的血管扩张作用，其降压作用迅速，对脑血管也有扩张作用。适用于高血压、脑血管疾病、脑血栓形成或脑溢血后遗症及脑动脉硬化症等。

【用法与用量】

规　格	用　法	小儿剂量
片剂 10mg，20mg，40mg	口服	0.4mg/（kg·次），每日 3 次
缓释胶囊剂 40mg		1.0mg/（kg·d），每日 1 次
注射剂 2mg（2ml） 5mg（5ml） 10mg（10ml）	静滴	0.05～0.2mg/（kg·次），用 N.S. 或 G.S. 稀释（0.1mg/ml）

尼莫地平　Nimoldipine

【别名】 尼达尔　尼莫通　Nimotop

【作用与用途】 为选择性地作用于脑血管平滑肌的钙拮抗剂，对外周血管作用小，故降压作用小。对缺血性脑损伤有保护作用，尤其对缺血性脑血管痉挛的作用更明显，并有保护促进记忆的作用。主要用于脑血管疾患，如脑血管灌注不足、脑血管痉挛、蛛网膜下腔出血、中风和偏头痛等，对突发性耳聋也有一定疗效。

【用法与用量】

规　格	用　法	小儿剂量
片剂 20mg，30mg	口服	0.8~1.2mg/（kg·d），分2~3次
注射剂 10mg（50ml） 20mg（100ml）	静滴	0.25mg/（kg·次），用 N.S. 或 G.S. 稀释（0.1mg/ml）

维拉帕米　Verapamil

【别名】　异搏定　戊脉安　凡拉帕米　异搏停　Iproveratril　Isoptin

【作用与用途】　抑制钙离子内流，抑制心肌收缩力及房室传导，减慢心率、扩张冠状动脉增加冠脉流量及肾血流量，降低心肌耗氧量。用于心律失常、心绞痛及肥厚性心肌病。

【不良反应】　有眩晕、恶心、呕吐、便秘、心悸等。

【注意事项】　忌与β受体阻断剂合用；支气管哮喘患者慎用；心力衰竭者或心源性休克患者禁用。

【用法与用量】

规　格	用　法	小儿剂量
片剂 40mg	口服	1~2mg/（kg·次），每日3次
注射剂 5mg（2ml）	静注 滴注	0.1~0.2mg/（kg·次），缓慢注射或滴注，1次不超过5mg，隔15min重复1~2次，如无效即停药

地尔硫䓬　Diltiazem

【别名】　硫氮䓬酮　合心爽　恬尔心　奥的镇　蒂尔丁　Odizem　Herbesser

【作用与用途】 为钙拮抗剂，能阻断去极化的浦氏纤维放电，并消除去极化的心室肌的自动节律性，抑制房室传导和延长不应期。减轻心率的作用较强。可扩张冠状动脉及外周血管，使冠脉血流量增加和血压下降，减轻心脏负荷和心肌耗氧，解除冠脉痉挛。用于室上性心律失常，典型心绞痛、变异性心绞痛及降低血压。

【不良反应】 有时会出现胃部不适、食欲减退、便秘或腹泻。如出现头痛、头晕、疲劳感、心动过缓等症状时，应减少剂量或停用。

【注意事项】 服用缓释片不能咀嚼。有Ⅱ度以上房室阻滞者以及孕妇禁用。

【用法与用量】

规　格	用　法	小儿剂量
片剂 30mg，60mg	口服	心律失常：0.5~1mg/（kg·次），每日4次
缓释片 30mg，90mg 缓释胶囊剂 60mg，90mg，120mg 180mg，240mg	口服	高血压：2.5~5mg/（kg·d），分3~4次 2~3.5mg/（kg·次），每日1~2次

噻帕米　Tiapamil

【作用与用途】 维拉帕米类钙拮抗剂，对心肌缺血有保护作用，能减少室性早搏的发生率，可缩小心肌梗死的发生面积。用于阵发性室上性心动过速、室上性或室性早搏，也可用于心绞痛和高血压。

【不良反应】 可发生头痛、头晕、疲劳、恶心、上腹部不适、颜面潮红、心悸等。

【用法与用量】

规　格	用法	小儿剂量
片剂 100mg，200mg，300mg	口服	心律失常、高血压：4~12mg/（kg·d），分2~3次 4周内根据情况递增至18mg/（kg·d）
注射剂 50mg（2ml）	静注 静滴	心律失常：1~1.5mg/（kg·次），25~50μg/（kg·min）

吲达帕胺 Indapamide

【别名】 吲达胺 吲满胺 钠催离 寿比山 Indamol Lozide
Lozol Natrilix Veroxil Arifon

【作用与用途】 具有钙拮抗作用和利尿作用。为一种长效强效降
压药，但不致引起体位性低血压，另有潮红和心动过速，单服不必加
利尿剂。可与β受体阻断剂联合应用。

【不良反应】 个别有眩晕、恶心、头痛、失眠，但不影响继续
治疗。

【注意事项】 高剂量时利尿作用增强，可出现低血钾。严重肝、
肾功能不全者慎用。

【用法与用量】

规　格	用　法	小儿剂量
片剂 2.5mg	口服	0.05~0.1mg/（kg·d），每日1次 维持量：0.05mg/（kg·次），1次/qod

非洛地平 Felodipine

【别名】 费乐地平 二氯苯吡啶 波依定 Plendil

【作用与用途】 作用与硝苯地平相似，对冠脉及外周血管均有扩
张作用；高浓度时兼有抑制钙调素从而干扰细胞内钙的利用。可增加
冠状窦血流量，降低全身及冠脉血管阻力，使血压下降。用于高血压
病、缺血性心脏病和心力衰竭患者。

【不良反应】 大剂量应用时可出现头痛、头晕、心悸、疲乏等，
也可发生齿龈增生或踝关节肿胀。

【注意事项】 孕妇慎用。与地高辛合用可增加后者的血药浓度。
与肝药酶抑制剂合用，可使非洛地平血药浓度增加；反之与肝药酶诱
导剂合用时，则使其血药浓度降低。

【用法与用量】

规　格	用　法	小　儿　剂　量
片剂（10mg，20mg） 缓释片（2.5mg，5mg）	口服 吞服	起始量 0.05mg/（kg·d），可增至 0.4mg/（kg·d），分 2 次

桂利嗪　Cinnarizine

【别名】　肉桂苯哌嗪　桂益嗪　脑益嗪　Midrona

【作用与用途】　为哌嗪类钙拮抗剂，对血管平滑肌有扩张作用，能显著改善脑循环及冠脉循环，还有防止血管脆化的作用。用于脑血栓形成、脑栓塞、脑动脉硬化、脑出血恢复期、脑外伤后遗症、内耳眩晕症、冠状动脉粥样硬化及末梢循环不良引起的疾患。

【不良反应】　偶有嗜睡、皮疹、胃肠道反应。静脉注射可使血压短暂不降。

【用法与用量】

规　格	用　法	小　儿　剂　量
胶囊剂、片剂 25mg	口服	0.5~1mg/（kg·次） 每日 3 次，p.c.
注射剂 20mg（20ml）	静注 静滴	0.5~1mg/（kg·次）

氟桂利嗪　Flunarizine

【别名】　脑灵　氟脑嗪　西比灵　Sibelium

【作用与用途】　为哌嗪类钙拮抗剂，其作用与桂利嗪相似，有扩张血管作用。此外它对注意力减弱、记忆力障碍、易激动、平衡功能障碍及眩晕等都有一定疗效。

【不良反应】　困倦、乏力。长期用药时偶见抑郁症及锥体外系症状，停药可恢复。

【注意事项】　哺乳期妇女慎用。

【用法与用量】

规　格	用　法	小 儿 剂 量
胶囊剂（5mg）	口服	0.1~0.2mg/（kg·次），q.n. 顿服

五、降血压药

（一）中枢性降压药

可乐定　Clonidine

【别名】 可乐宁　氯压定　血压得平　Catapresan　Catapres

【作用与用途】 为中枢性降压药。主要通过血管运动中枢，抑制交感神经冲动的传递而降压，同时伴有心动徐缓，心输出量减少和镇静作用。适用于中度与重度高血压及不能耐受胍乙啶或肾上腺素 α 受体阻断剂的患者，伴有消化性溃疡与青光眼的高血压患者。亦可预防偏头痛及血管性头痛的复发。

【不良反应】 口干、嗜睡、心动过缓、乏力，偶有直立性低血压，长期用药可引起尿潴留和耐药性。

【注意事项】 静注时病人应取卧位，速度应缓慢。低血压者慎用。

【用法与用量】

规　格	用　法	小 儿 剂 量
片剂 0.075mg,0.15mg	口服	0.002~0.004mg/（kg·次），每日2~3次
注射剂 0.15mg(1ml)	静注 肌内	0.003mg/（kg·次），prn6h 后可重复1次
滴眼剂 12.5mg(5ml)	滴眼	q.s.,2~3次/d

（二）肾上腺素受体阻断药

妥拉唑林

参见第五章　四、抗肾上腺素药。

酚苄明

参见第五章　四、抗肾上腺素药。

乌拉地尔　Urapidil

【别名】　优匹敌　Eupressyl　Ebrantil

【作用与用途】　有阻断突触后 α_1 受体和阻断外周 α_2 受体的作用，但以前者为主。此外，尚有激活中枢 5 – HT 1A 受体的作用，可降低延脑心血管调节中枢的交感反馈而降低血压。尚可降低心脏前后负荷平均动脉差，改善心搏出量和心输出量，降低肾血管阻力，对心率无明显影响。用于各型高血压，可与利尿药、β 受体阻断药合用。静脉注射可用于高血压危象，也可用于手术前、中、后对血压升高的控制性降压。

【不良反应】　偶见头晕、头痛、恶心、疲乏、心悸、心律失常、瘙痒、失眠等。体位性低血压少见。

【注意事项】　孕妇、哺乳期妇女禁用。主动脉峡部狭窄或动静脉分流的患者禁用静脉注射。

【用法与用量】

规　格	用　法	小　儿　剂　量
缓释胶囊剂 30mg 60mg	口服	开始 1mg/（kg·次），每日 2 次 如血压下降减量为 0.5mg/（kg·次），每日 2 次 维持量：1～3mg/（kg·d）
注射剂 25ml(5ml) 50ml(10ml)	静注	0.5～1mg/（kg·次） 如用高剂量，应分 2 次，其间隔为 5min
	静滴	5mg/（kg·次），溶于 500ml 输液中，开始滴速为 0.1mg/（kg·min），维持量滴速为 3mg/（kg·h）

酚妥拉明

参见第五章 四、抗肾上腺素药。

(三) 影响交感神经递质释放的药物

川芎嗪 Ligustrazine

【别名】 四甲吡嗪 Tetramethylpyrazine

【作用与用途】 具有抗血小板聚集作用，并对已聚集的血小板有解聚作用；尚能扩张小动脉，改善微循环和脑血流，产生抗血栓形成和溶血栓作用。用于闭塞性血管疾病、脑血栓形成、脉管炎、冠心病、心绞痛等。对缺血性脑血管疾病的急性期、恢复期及其后遗症，如脑供血不足、脑栓塞、脑动脉的硬化均有疗效，能改善这些疾病引起的偏瘫、失语、吞咽困难、肢体麻木、无力、头痛、头晕、失眠、耳鸣、步态不稳、记忆力减退等。

【不良反应】 少见不良反应，偶有胃部不适、口干、嗜睡等。

【注意事项】 对脑出血及有出血倾向的患者禁用；对少量出血与闭塞性脑血管病鉴别诊断困难时应慎用。

【用法与用量】

规 格	用 法	小 儿 剂 量
片剂 50mg	口服	2mg/(kg·次)，3 次/d 疗程 1 个月
盐酸盐注射液 40mg(2ml)	肌内	1mg/(kg·次)，每日 1～2 次
磷酸盐注射液 50mg(2ml)		1～2mg/(kg·次)，每日 1～2 次，一疗程 15 日
	静滴	盐酸盐 1～2mg/(kg·d)，磷酸盐 2～3mg/(kg·d)，分 1 次 加于 G.S. 250～500ml 内，3～4h 滴完。疗程 10～15 日磷酸盐 100～150mg/d， 加于 G.S. 250～500ml 内，3～4h 滴完。疗程 10～15 日

硝普钠 Sodium Nitroprusside

【别名】 Sodium Nitroferricyanide

【作用与用途】 为强力血管扩张剂，可扩张周围血管使血压下降，作用迅速，停药后可维持 2 ~ 15min。用于高血压伴有急性左心心力衰竭和肺水肿，急性肾小球肾炎。

【不良反应】 有恶心、呕吐、出汗、不安、头痛、肌肉抽搐等。

【注意事项】 溶液应新鲜配制，避光，不超过 4h；除用 G.S. 溶解稀释外不可加入其他药物；长期使用，血中硫氰酸盐浓度过高，可引起甲状腺功能过低，故须每日检查血中硫氰酸盐的浓度，以不超过 10mg/100ml 为宜；肾功能不全，甲状腺功能低下者慎用；代偿性高血压、动静脉并联、主动脉狭窄者和孕妇忌用。

【用法与用量】

规　格	用　法	小儿剂量
粉针剂 50mg	静滴	1 ~ 1.5mg/（kg·次），加 5% G.S. 500ml 5 ~ 15gtt/（kg·min）或 1 ~ 3μg/（kg·min），视血压下降情况调整用量

硫酸镁 Magnesium Sulfate

【别名】 硫苦 泻盐 Epsom Salt

【作用与用途】 镁离子可直接舒张周围血管平滑肌，使血管扩张，血压下降。能使心室复极趋于一致。用于地高辛中毒所致快速心律失常、高血压脑病、肺动脉高压、子痫。

【不良反应】 可出现呼吸减慢，血压下降过快，完全性传导阻滞，膝反射消失。

【注意事项】 有传导阻滞者及严重肾功能不全者忌用。用药期间每 15min 观察血压、脉搏、呼吸、膝反射 1 次。静脉注射需配成 1% 浓度方可使用。用本药时须慎用地高辛。用药时需备有 10% 葡萄糖酸钙，以备过量时急救之需。

【用法与用量】

规　格	用　法	小　儿　剂　量
注射剂 2.5g（10ml）	肌内	地高辛引起快速心律失常：开始 0.2ml/（kg·次），10min 后增至 0.8ml/（kg·次），6h 后增至 1.6ml/（kg·次）
	静滴	肺动脉高压：20～50mg/（kg·次） 高血压：20～100mg/（kg·次） 新生儿：0.1～0.2mmol/次，3～4次/d 用5% G. S. 稀释成1%浓度缓慢滴注

（四）　血管紧张素转换酶抑制剂及血管紧张素Ⅱ受体拮抗剂

卡托普利　Captopril

【别名】　甲巯丙脯酸　开搏通　Capoten　Lopirin

【作用与用途】　为血管紧张素转化酶抑制剂（ACEI），对多种类型高血压均有明显降压作用，并能改善充血性心力衰竭患者的心脏功能。用于治疗各种类型高血压，特别是常规疗法无效的严重高血压。由于本品通过降低血浆血管紧张素Ⅱ和醛固酮水平使心脏前、后负荷减轻，故可用于顽固性慢性心力衰竭。

【不良反应】　常见有皮疹、瘙痒、干咳，个别有蛋白尿、中性白细胞减少、粒细胞缺乏等，但减量或停药后可消失或避免。

【注意事项】　肾功能严重减退及自身免疫缺陷者慎用；过敏体质者忌用；儿童在其他药物治疗无效时方可考虑使用本品。

【用法与用量】

规　格	用　法	小　儿　剂　量
片剂 12.5mg，25mg，50mg，100mg	口服	1～2mg/（kg·d），分3次，从小剂量开始 极量：6mg/（kg·d）

依那普利　Enalapril

【别名】　恩纳普利　苯丁酯脯酸

【作用与用途】 本品在体内的代谢产物依那普利拉具有血管紧张素转换酶抑制剂的作用，能降低体内血管紧张素Ⅱ的水平及减少醛固酮的分泌，造成全身血管张力降低，血压下降。此外，还能增加心血流量、减慢心率，使肾血流量亦增加。与卡托普利比较，本品的降压作用强而持久，可用于治疗各期原发性高血压、肾性高血压和充血性心力衰竭。

【不良反应】 较卡托普利少。少数人出现头痛、眩晕、恶心、腹痛、体位性低血压。罕有咳嗽、皮疹、血管神经性水肿、粒细胞减少。

【注意事项】 对本品过敏或双侧性肾动脉狭窄者禁用。儿童、孕妇、哺乳期妇女、肾功能严重受损者慎用。合用利尿剂或低血容量患者（休克、脱水、钠潴留）应减低剂量，并注意扩充血容量。用药期间应定期检查血常规、肾功能及监测血钾的浓度。有肝病、心力衰竭时，治疗作用减弱。严重咳嗽时可采用对症治疗。

【用法与用量】

规 格	用 法	小 儿 剂 量
片剂 5mg，10mg，20mg 胶囊剂 5mg，10mg	口服	0.05～0.2mg/（kg·次），每日1次，根据病情可加至0.8mg/（kg·d）

西拉普利　Cilazapril

【别名】 一平苏　抑平舒　Inhibace　Inibace　Vascace

【作用与用途】 为含羧基ACEI，在体内代谢成活性物质而起作用。口服后4～6h呈最大作用，可持续24h。

【注意事项】 不良反应和注意事项同依那普利。肾功能低下时应减量。

【用法与用量】

规 格	用 法	小 儿 剂 量
片剂 2.5ml，5mg	口服	0.05～0.1mg/（kg·d），每日1次

贝那普利 Benazepril

【别名】 苯那普利 洛汀新 Cibacene Lotensin Zinadril Briem

【作用与用途】 本品为不含巯基的长效、强效血管紧张素转换酶抑制剂，在体内转换成有活性的代谢物贝那普利拉而起作用。其降压效果与卡托普利、依那普利相似。可用于各型高血压和充血性心力衰竭患者，与地高辛和利尿药合用可起协同作用。

【不良反应】 参见依那普利，但较之为少且轻。

【注意事项】 有肾动脉狭窄、心力衰竭、冠状动脉或脑动脉硬化病人慎用。

【用法与用量】

规 格	用 法	小 儿 剂 量
片剂 5mg，10mg，20mg	口服	降压开始 0.2mg/（kg·d），根据病情逐增至 0.8mg/(kg·d) 严重心肾功能不全者剂量减半

缬沙坦 Valsartan

【别名】 代文 Diovan

【作用与用途】 为血管紧张素 II 受体（AT）拮抗剂，它对 I 型（AT_1）受体有高度选择性，可竞争性阻断而无任何激动作用，它还可抑制 AT 所介导的肾上腺球细胞分泌醛固酮。对高血压有降压作用，对正常血压无降压作用，对心功能无影响。

【不良反应】 有头痛、头晕、咳嗽、腹泻、恶心、腹痛、乏力等。也可发生中性粒细胞减少。偶可发生肝功能异常。

【注意事项】 低钠血症及血容量不足、肾动脉狭窄、肾功能不全的患者慎用。可与利尿剂或其他降压药合用。

【用法与用量】

规 格	用 法	小 儿 剂 量
胶囊剂 80mg，160mg，200mg	口服	1.5mg/（kg·d），每日 1 次 可根据需要增至 3mg/(kg·d)

厄贝沙坦 Irbesartan

【别名】 伊贝沙坦 安博维

【作用与用途】 为血管紧张素Ⅱ受体拮抗剂，对 AT_1 受体产生不可逆的或非竞争性抑制，因而减轻血管紧张素Ⅱ的缩血管和促增生作用，降压时对心率影响很小。适用于原发性高血压。

【不良反应】 有头痛、头晕和疲倦，很少发生干咳，血红蛋白和红细胞压积轻度下降。

【注意事项】 肾功能损害和心力衰竭患者可出现高血钾。

可与噻嗪类利尿剂合用，但不宜与保钾利尿剂合用；也不可与 ACEI 合用，否则可使血钾升高。

【用法与用量】

规　格	用　法	小儿剂量
片剂 75mg，150mg 胶囊剂 75mg，150mg	口服	3mg/（kg·d），每日1次 最大剂量为6mg/（kg·d）

第八章
作用于消化系统的药物

一、抗酸药及治疗消化道溃疡病药

（一）抗酸药

碳酸氢钠　Sodium Bicarbonate

【别名】　小苏打　重碳酸钠　重曹　Baking Soda

【作用与用途】　口服可中和胃酸，对高酸性溃疡病具有迅速而短暂的止痛作用，对胃炎的急性发作有健胃止痛效果，可防治酸中毒、碱化尿液。静滴可矫正酸中毒。

【不良反应】　口服后易产生二氧化碳及引起继发性胃酸过多。用量过大可致碱中毒。

【注意事项】　忌用于可能发生穿孔的溃疡病患者；忌与酸性药物如胃蛋白酶合剂等配伍。

【用法与用量】

规　格	用　法	小儿剂量
片剂 0.3g，0.5g	口服	0.1~1g/次，3次/d，a.c.
注射剂（5%） 10ml/支，20ml/支 12.5g（250ml）	静滴	0.5ml/kg，可提高二氧化碳结合力一个百分容积

氢氧化铝　Aluminium Hydroxide

【作用与用途】　可中和或缓冲胃酸，起抗酸收敛作用，保护溃疡面。用于消化道溃疡、胃酸过多症。

【不良反应】 长期服用可产生便秘，严重时可产生肠梗阻；大剂量口服可减少磷酸盐的吸收。

【注意事项】 本品不宜长期或大量使用；本品的吸着作用可影响其他药物的吸收；四环素与铝离子络合影响其吸收；有胃出血的患者服用该片剂，可结成凝块阻塞肠道，应改服凝胶剂。

【用法与用量】

规　格	用　法	小儿剂量
片剂 0.3g	口服	5岁以上：0.15～0.3g/次，3次/d（餐前1h嚼碎服）
凝胶剂（4%） 500g		2～8ml/次，3次/d（餐前1h服）

复方氢氧化铝片

【别名】 胃舒平片　Gastropine

【作用与用途】 能中和胃酸、减少胃酸分泌并有保护胃黏膜及解痉止痛作用。用于胃酸过多、胃溃疡及胃痛。

【注意事项】 饭前半小时或胃痛发作时服。

【用法与用量】

规　格	用　法	小儿剂量
片剂 （每片含：氢氧化铝0.245g， 三硅酸镁0.105g 颠茄浸膏0.0026ml）	口服	5岁以上：0.5～1片/次，3次/d（嚼碎服）

铝碳酸镁　Hydrotalcite

【别名】 碱式碳酸铝镁　达喜　Talcid

【作用与用途】 为抗酸药。作用温和而持久，用于胃酸过多、胃及十二指肠溃疡。

【注意事项】 因含铝、镁等多价金属离子，不宜与四环素类同服。

【用法与用量】

规 格	用 法	小 儿 剂 量
片剂（0.5g） 咀嚼片（0.5g） 混悬剂（0.5g/ml）	口服	3~4岁，0.1~0.2g/次； 5~7岁，0.2~0.35g/次； 8~10岁，0.35~0.5g/次； 11~14岁，0.5~0.75g/次； 3次/d

（二） 胃酸分泌抑制剂

兰索拉唑 Lansoprazole

【别名】 达克普隆 Takepron Ogest Lan Zor

【作用与用途】 本品系继奥美拉唑开发后的第二个质子泵抑制剂，作用与奥美拉唑相似。用于胃溃疡，十二指肠溃疡，吻合部溃疡，反流性食管炎，卓-艾综合征。

【不良反应】 偶有皮疹、瘙痒、贫血、白细胞减少、嗜酸性粒细胞增多，长期应用可致肝酶升高。

【注意事项】 有药物过敏者、肝功能障碍患者、高龄患者及孕妇慎用，本品宜短期使用。

【用法与用量】

规 格	用 法	小 儿 剂 量
胶囊剂 15mg，30mg，50mg 片剂（15mg）	口服	1~2mg/（kg·次） 每日3次

埃索美拉唑 Esomeprazole

【别名】 左旋奥美拉唑 埃索他拉唑 耐信 Nexium Inexium

【作用与用途】 质子泵抑制剂，是奥美拉唑的 S-异构体，能在壁细胞泌酸微管的高酸环境中浓集并转化为活性形式，作用和机制同奥美拉唑。

用于胃食管反流性疾病：①治疗糜烂反流性食管炎；②治愈的食管炎患者长期维持治疗；③胃食管反流性疾病的症状控制。本品联合适当的抗菌疗法，用于根除幽门螺杆菌，使溃疡愈合，并防止复发。

【不良反应】 可出现头痛、腹痛、腹泻、腹胀、恶心、呕吐、便秘、胃肠胀气。少见有皮炎、瘙痒、荨麻疹、头晕、口干等。罕见可逆性外周水肿。本品具有罕见的肝毒性，可致肝酶升高。

【注意事项】 肝肾功能不全者慎用。长期用药应进行监测。孕妇应慎用，哺乳期妇女用药期间应停止授乳。对本品或奥美拉唑等苯并咪唑类化合物过敏者禁用。

【用法与用量】

规 格	用 法	小 儿 剂 量
片剂 （肠溶） 20mg，40mg	口服	0.5mg/（kg·d），每日1次，a.c. 吞服疗程：糜烂性反流性食管炎：4~8周。胃食管反流性疾病的症状控制：4周联合抗菌疗法根除幽门螺杆菌 联合抗菌疗法根除幽门螺杆菌：1mg/（kg·d），分2次

丙谷胺 Proglumide

【别名】 二丙谷酰胺 Gastridine

【作用与用途】 本品为胃泌素受体阻断剂，能抑制胃酸和胃蛋白酶分泌；对胃黏膜有保护和促进溃疡愈合作用。可用于治疗胃及十二指肠溃疡、胃炎等，尤适用于慢性胃酸过多的溃疡者，对临床症状的改善、溃疡的愈合效果较好。

【注意事项】 无明显不良反应，偶有食欲减退、便秘、腹泻、头痛、口干、失眠、腹胀、下肢酸胀等不良反应。

【用法与用量】

规 格	用 法	小 儿 剂 量
片剂（0.2g） 胶囊剂（0.2g）	口服	8mg/（kg·次），每日3~4次，饭前15min服

（三）胃黏膜保护剂

铝镁加　Almagate

【作用与用途】　本品为水化碳酸氢氧化镁铝。是一作用快、中和能力强的抗酸药，每克的耗酸容量为 28.3mEq 盐酸，可使胃内 pH 长时间维持在 3～5。其中和胃酸的作用比氢氧化铝强 8 倍，速度快 4 倍。本品可吸附胆汁并使胆汁失活，并且可以降低胃蛋白酶的活性。用于治疗与胃酸过度分泌有关的胃、十二指肠疾病，包括胃、十二指肠溃疡、胃炎、胆汁反流性食管炎、消化不良、食管裂孔疝等。

【不良反应】　偶有肠蠕动增加、腹泻、恶心、便秘等。

规　格	用　法	小 儿 剂 量
咀嚼片（0.5g） 混悬剂［1g（7.5ml）］	口服	0.5g/次，3～4 次/d，p.c. 或 h.s.

胃膜素　Gastric Mucin

【别名】　胃黏膜素　Grastron

【作用与用途】　本品为一种多糖质，由猪胃黏膜提取而得。具有抗胃蛋白酶分解和微弱的抗酸作用，可在胃内成膜，覆盖溃疡面。用于治疗胃及十二指肠溃疡、胃痛。

【注意事项】　本品与氢氧化铝合用疗效更佳。

【用法与用量】

规　格	用法	小 儿 剂 量
胶囊剂 0.3g	口服	20～60mg/（kg·次），每日 3～4 次，饭前 1h 或睡前半小时空腹使用

替普瑞酮　Teprenone

【别名】　施维舒　戊四烯酮

【作用与用途】 本品为萜类物质，能促进胃黏膜及胃黏液层中主要的黏膜修复因子糖蛋白的合成，提高黏液中磷脂浓度，提高黏膜的防御能力，促进组织修复，具有较强的抗溃疡作用。同时还具有防止复发的作用。用于急性胃炎及慢性胃炎急性发作、胃溃疡。

【注意事项】 儿童用药的安全性尚未确定，需权衡利弊慎重使用。

【用法与用量】

规　格	用　法	小儿剂量
胶囊剂（50mg）颗粒剂（100mg）	口服	>6岁，25~50mg/次，2~3次/d

复方铝酸铋　Compound Bismuth Aluminate

【别名】 胃必治　胃铋治　胃必灵

【作用与用途】 本品为复方制剂，含铝酸铋、甘草浸膏粉、碳酸氢钠等。口服后，铝酸铋可在胃及十二指肠黏膜上形成保护膜，碳酸氢钠可中和部分胃酸，利于溃疡愈合，其他辅助成分有消除大便秘结和胃肠胀气的作用。用于治疗消化性溃疡、慢性浅表性胃炎、胃酸过多症及神经性消化不良。

【不良反应】 偶见恶心、腹泻，停药后消失。

【注意事项】 服药期间大便呈黑色属正常现象；本品片剂每片含铝酸铋200mg、重质碳酸镁400mg、碳酸氢钠200mg、甘草浸膏300mg、弗朗鼠李皮25mg、茴香10mg。

【用法与用量】

规　格	用　法	小儿剂量
片剂	口服	2~5岁，1/4~1/3片/次；6~10岁，1/3~1片/次；10岁以上，1片/次；3次/d，饭后服

二、胃肠解痉药

丙胺太林 Propantheline

【别名】 普鲁本辛 Probanthine

【作用与用途】 具有阿托品样解痉及抑制腺体分泌的作用，减少汗液、唾液、胃液及黏蛋白的分泌。用于胃及十二指肠溃疡、胃肠痉挛、胃炎、胰腺炎、胆汁分泌障碍、多汗症及妊娠呕吐等。

【不良反应】 有轻微口干、视力模糊、小便不畅、便秘及心悸等，减量后可消失。

【注意事项】 青光眼患者忌用。

【用法与用量】

规　格	用　法	小　儿　剂　量
片剂（15mg）	口服	1.5mg/（kg·d），分4次

也可按40mg/（m^2·d）计算。

山莨菪碱 Anisodamine

【别名】 654 – Ⅱ

【作用与用途】 作用与阿托品相似，具有较强的平滑肌松弛作用，并能解除血管痉挛，且有镇痛作用，但扩瞳和抑制腺体分泌的作用较弱。用于治疗感染性休克、有机磷中毒、脑血管痉挛、脑血栓形成、栓塞性脉管炎、平滑肌痉挛引起的疼痛、眩晕、耳聋、血管神经性头痛、坐骨神经痛、视神经萎缩、中心性视网膜炎。

【不良反应】 口干、面红、轻度扩瞳及视近物模糊，偶有心跳加快、排尿不畅、皮疹等。过量中毒时可出现高热、呼吸加快、皮肤潮红或抽搐。

【注意事项】 脑出血急性期及青光眼患者忌用。排尿困难可用新斯的明肌内注射。

【用法与用量】

规 格	用 法	小 儿 剂 量
片剂 5mg，10mg	口服	0.3～1mg/（kg·次），每日3次
注射剂 5mg（1ml） 10mg（1ml） 20mg（1ml）	肌注	0.5～1mg/（kg·次）
	静注	用于感染性休克：0.5～1mg/（kg·次），每15～30min可重复给药，至血压回升即减量，停用
	静滴	0.5～2mg/（kg·次），加入葡萄糖或生理盐水中

颠茄　Belladonna

【作用与用途】 作用与阿托品相似，但较弱。用于胃酸过多、轻度胃肠绞痛。

【不良反应】 有口干、面红、心跳加快等。

【注意事项】 青光眼患者禁用。

【用法与用量】

规 格	用 法	小 儿 剂 量
片剂 10mg	口服	0.2～0.6mg/（kg·次），每日3次， 极量：1mg/（kg·次），3mg/（kg·d）

阿托品　Atropine

参见第五章　二、抗胆碱药。

溴甲阿托品　Atropine Methobromide

【别名】 胃疡平

【作用与用途】 作用与阿托品相似，有解除胃肠痉挛及抑制胃酸分泌的作用。用于胃及十二指肠溃疡、胃酸过多症、胃炎及胃肠道痉挛。

【不良反应】 个别患者可出现瞳孔扩大，口渴、排尿困难、便秘等。

【注意事项】　青光眼及泌尿系疾病患者忌用。

【用法与用量】

规　格	用　法	小　儿　剂　量
片剂（1mg，2mg）	口服	>12 岁 0.5～1mg/次，4 次/d，p.c.

东莨菪碱　Scopolamine

参见第五章　二、抗胆碱药。

丁溴东莨菪碱　Scopolamine Butylbromide

【别名】　解痉灵

参见第五章　二、抗胆碱药。

三、助消化药

胃蛋白酶　Pepsin

【作用与用途】　消化蛋白质。用于消化不良症及病后消化功能减退等。

【注意事项】　忌与碱性药物配伍；应严密贮存于阴凉处；有消化道溃疡者慎用。

【用法与用量】

规　格	用　法	小　儿　剂　量
合剂（2%）	口服	1ml/（岁·次），3～4 次/d（不超过10ml/次）

四、止吐药

甲氧氯普胺　Metoclopramide

【别名】　胃复安　灭吐灵　Paspertin　Primperan　Maxolon

【作用与用途】 通过阻断多巴胺受体而抑制延脑催吐化学感受器，具有较强的镇吐作用，促进胃蠕动，加快胃内容物排空，改善胃功能，增进食欲。用于胃肠功能失调引起的恶心、呕吐、食欲减退、消化不良、急慢性胃炎、顽固胃胀气等。

【不良反应】 可引起体位性低血压；过敏者或长期大剂量使用，可引起锥体外系反应。

【注意事项】 避免与阿托品、普鲁本辛、苯海索等共用，上述药品为其拮抗剂；孕妇及溃疡病患者忌用；色泽变黄后不可应用。

【用法与用量】

规　格	用　法	小　儿　剂　量
片剂 5mg，10mg 注射剂 10mg（1ml） 20mg（1ml）	口服 肌内 静注	新生儿0.1mg/（kg·次），每日2~3次 0.2~0.3mg/（kg·d），分3次，a.c. 0.1~0.3mg/（kg·次），每日1~2次

多潘立酮　Domperidone

【别名】 吗丁啉　Motilium

【作用与用途】 为外周多巴胺受体阻断剂，可使胃排空速率增快，使幽门舒张期直径增大。用于各种病因引起的恶心、呕吐、腹胀、反酸。

【注意事项】 偶有腹痛或尿量减少；对1岁以下婴儿有产生中枢神经系统副作用的可能性，应慎用；孕妇慎用；与抗胆碱药有拮抗作用，二者不宜合用。

【用法与用量】

规　格	用　法	小　儿　剂　量
片剂 10mg，30mg，60mg	口服	0.3mg/（kg·次），每日3次
混悬液100ml/瓶 （1mg/ml）	口服	0.3ml/（kg·次），每日3~4次

西沙必利 Cisapride

【别名】 普瑞博思 Prepulside

【作用与用途】 为一种全肠道动力药,可加强并协调胃肠运动,防止食物滞留与反流。其机制是选择性地促进肠肌间神经丛节后乙酰胆碱的释放,从而增强胃肠蠕动,但不影响黏膜下神经丛,不改变黏膜分泌。无多巴胺受体阻断及直接刺激胆碱能受体的作用,因此不增加胃酸分泌,也不影响血浆催乳素水平。用于胃轻瘫综合征,或消化道不适,胃食管反流与肠运动失调的推进性蠕动不足和肠内容物滞留,能促进结肠的推动作用,治疗慢性便秘。

【不良反应】 偶见阵发性腹部痉挛、肠鸣、腹泻,此时应减量;可见过敏、头痛、头晕、可逆性肝功能异常或胆汁淤积,并可发生锥体外系反应、癫痫、尿频、心悸、Q-T间期延长。

【注意事项】 <36周早产儿及心脏病患者禁用。肠道受激惹后有危险的患者禁用。肝、肾功能不良者要酌情减量。不可与大环内酯类、咪唑类抗真菌类抗生素、西咪替丁等同时服用。

【用法与用量】

规 格	用 法	小 儿 剂 量
片剂（5mg, 10mg） 混悬液［100mg（100ml）］	口服	0.2mg/（kg·次），每日3~4次

五、催吐药

阿扑吗啡 Apomorphine

参见第二十章 八、其他解毒用药。

六、止泻药

鞣酸蛋白　Tannalbin

【作用与用途】　在肠道遇碱性肠液后分解出鞣酸，呈现收敛作用，用于急性胃肠炎及各种腹泻。

【注意事项】　细菌感染所致的肠炎，应先控制感染后使用；不能与胰酶、胃酶、乳酶生同时用，因易使后者失去活力。

【用法与用量】

规　格	用　法	小　儿　剂　量
片剂 0.25g，0.3g	口服	婴儿0.1～0.2g/次，1岁以下小儿，每次0.15～0.3g，2～7岁，0.2～0.5g，每日3次

药用炭　Medicinal Charcoal

【别名】　活性炭　Charcoal

【作用与用途】　吸附药。能吸附肠内化学物质、毒物等，减少对肠壁的刺激，使肠蠕动减少而起止泻作用。也用于小儿肠套叠的诊断用药，起指示剂作用。

【注意事项】　可引起便秘；受潮后吸着力降低；不宜与其他药物同服。

【用法与用量】

规　格	用　法	小　儿　剂　量
片剂（0.3g，0.5g）	口服	0.3～1g/次，3次/d

洛哌丁胺　Loperamide

【别名】　氯苯哌酰胺　苯丁哌胺　易蒙停　Imodium　Blox Lopemid　Elcoman

【作用与用途】 可抑制肠道平滑肌的收缩，减少蠕动。还可减少肠壁神经末梢释放的乙酰胆碱，直接抑制蠕动反射，可延长食物在小肠的停留时间，促进水、电解质和葡萄糖的吸收，对前列腺素和肠毒素引起的肠过度分泌有显著的抑制作用，但治疗量时不影响胃酸分泌。本品与肠壁的高亲和力和首过代谢，使其几乎不进入全身血液循环。适用于急性腹泻和各种病因引起的慢性腹泻。对胃、肠部分切除术后和甲亢引起的腹泻也有较好疗效。尤其适用于对其他止泻药效果不明显的慢性功能性腹泻。

【不良反应】 主要有皮疹、瘙痒、口干、腹胀、恶心、食欲减退、呕吐，也可有头晕、头痛、乏力。

【注意事项】 严重中毒性和感染性腹泻慎用，以免止泻后加重中毒症状；重症肝损坏者慎用；因用抗生素而导致伪膜性肠炎患者禁用；禁用于2岁以下幼儿，对肠梗阻或便秘者，有胃肠胀气、严重脱水的小儿也不宜使用。孕妇和哺乳期妇女慎用；不得单独用于发烧和便血的痢疾患者。用药期间适当补充水和电解质。

【用法与用量】

规　格	用　法	小儿剂量
胶囊剂 2mg	口服	首剂2mg，以后每腹泻一次服2mg/次，至腹泻停止或最大用量达 8 ~ 12mg/d, a. c.

乳酸菌素　Lactobacillin

【作用与用途】 在乳酸菌发酵中，除产生乳酸和醋酸外，还产生很多抗生物质，统称为乳酸菌素。主要有嗜酸菌素、乳酸杀菌素、嗜酸乳菌素。它们具有抑制大肠杆菌、痢疾杆菌和沙门菌的作用。从而可以防止由于这些有害微生物引起的胃肠炎。本品含有数种维生素和氨基酸，具有滋补作用，并可刺激肠蠕动，治疗便秘，促进胃液分泌，协助钙质吸收。临床用于促进消化，治疗肠内异常发酵、肠炎、消化不良、小儿绿便和菌群失调症。

【注意事项】 本品没有配伍禁忌，无不良反应。因属含蛋白制剂，故不宜在空气中暴露时间太长，须避光、密闭、防潮、防热贮存。

【用法与用量】

规　格	用　法	适应证	小儿剂量
片剂 0.4mg, 1.2mg	口嚼服	便秘 异常发酵 肠炎、痢疾	0.4~0.8g/次，3~4次/d 0.8~1.6g/次，3~4次/d 1.2~2.4g/次，3~4次/d

蒙脱石　Smectite

【别名】 思密达　Smecta

【作用与用途】 本品是由双四面体氧化硅、单八面体氧化铝组成的片层结构。其特殊的结构使其具有相当的表面积，对病毒、细菌及其毒素等有强大的吸附作用，而且不通过与肠黏液相互作用来增强肠道的黏膜屏障。且不被机体吸收，也不影响肠道的吸收功能，用于小儿急性腹泻，尤其对轮状病毒感染疗效明显。

【注意事项】 本品可与补液盐共用，若用其他药物应间隔1h以上。治疗急性腹泻或其他适应证时，剂量酌减；食管炎患者宜于餐后服，其他患者宜于两餐之间服用；亦可用于灌肠疗法。

【用法与用量】

规　格	用　法	小儿剂量
每袋含： 蒙脱石3g 葡萄糖0.749g 香兰素0.004g	口服	新生儿0.25袋/次，<1岁 1袋/次，1~2岁1~2袋/次， 2~3岁2~3袋/次，>3岁3袋/次，3次/d

复方樟脑酊　Tictura Comphor Compound

参见第三章　三、镇痛药。

七、泻药

硫酸镁 Magnesium Sulfate

【作用与用途】 增加肠内渗透压，使肠内保留多量水分，容积增大，因而刺激肠壁，增加蠕动，起导泻作用。用于便秘导泻。

【注意事项】 仅服其饱和溶液，服时多饮水；4~6h可排出大便；孕妇禁用。

【用法与用量】

规　格	用　法	小 儿 剂 量
溶液（50%）	口服	0.15~0.25g/（kg·次），每日1次
注射剂 2.5g（10ml）	肌注 静滴	0.1~0.2ml/（kg·次），每日1~2次 0.1~0.15ml/（kg·次）， 1次/d（0.01~0.02g/ml）

口服亦可按8g/（m²·次），肌注、静滴亦可按3ml/（m²·次）计算。

酚酞 Phenolphthalein

【别名】 酚酞

【作用与用途】 口服在肠道遇胆汁及碱性液可徐徐分解，刺激结肠黏膜，促进蠕动，并阻止肠液被肠壁吸收而起缓泻作用。用于习惯性顽固便秘。

【注意事项】 与碱性药合用，本品变色；连用偶见引起皮疹；服药后4~8h排出软便，作用强弱与肠道碱度有关。

【用法与用量】

规　格	用　法	小 儿 剂 量
片剂 0.05g，0.1g	口服	1~3mg/（kg·次），h.s.

液体石蜡 Liquid Paraffin

【别名】 石蜡油

【作用与用途】 口服不被吸收，能使粪便稀释变软，同时润滑肠壁，使粪便易于排出。用于便秘。

【注意事项】 久用可阻碍脂溶性维生素及钙、磷吸收。

【用法与用量】

规 格	用 法	小 儿 剂 量
油剂（500ml/瓶）	口服	0.5ml/(kg·次)，h. s.

甘油栓 Glycerin Suppositories

【作用与用途】 塞入肛门后，缓慢溶化，可刺激直肠壁，反射性地引起排便。用于小儿及老人便秘。

【用法与用量】

规 格	用 法	小 儿 剂 量
栓剂（含甘油90%）1.5g，3g		6月~6岁，1.5g/次； >7岁，3g/次

开塞露

【作用与用途】 本品有两种产品，一种内含55%甘油，另一种含山梨醇45%~55%，硫酸镁10%。药物注入直肠内，在肠内形成一定的渗透压，刺激肠蠕动而排便。用于各种便秘。

【注意事项】 婴儿慎用。

【用法与用量】

规 格	用 法	小 儿 剂 量
每瓶10ml，20ml	注入直肠	>1岁，5~10ml/次

八、微生态药物

乳酶生　Lactasin

【别名】　表飞鸣　Biofermin　Lactomin

【作用与用途】　本药为嗜酸性乳酸杆菌、粪链球菌、糖化菌的干燥制剂。1g 含活肠链球菌不得少于 300 万个，在肠内分解糖类生成乳酸，使肠内酸度增高，而抑制肠内腐败菌的生长繁殖，并防止肠内蛋白质发酵，减少产生胀气，有促进消化和止泻的作用。适用于肠内异常发酵引起的消化不良、腹胀的治疗，亦用于儿童饮食失调引起的腹泻、绿便等。

【注意事项】　不宜与具有抗乳酸作用的抗菌药物合用；不宜久存并避免湿热，以防活乳酸菌数减少。不宜与抗酸药、磺胺类药、抗生素合用，至少应间隔 3h。

【用法与用量】

规　格	用　法	小儿剂量
片剂 0.1g，0.15g，0.3g	口服	<1 岁，0.1g/次； 1~5 岁，0.2~0.3g/次； >5 岁，0.3~0.6g/次； 3 次/d，饭后服

嗜酸乳杆菌　Lactobacillus Acidophius

【别名】　乐托尔　Lacteol　Fort

【作用与用途】　为嗜酸乳杆菌代谢物，具有直接的抑菌作用，其中所含维生素 B 能刺激肠道内正常产酸菌丛的生长，并对肠黏膜有非特异性免疫刺激作用，能增强免疫球蛋白的合成。本品具有黏附人体结肠细胞刷状缘的特性，可以抗拒病原微生物及所产毒素侵入组织。主要用于慢性腹泻的治疗。

【注意事项】　本品所含菌株已经灭活，故与抗生素同服不影响本品疗效，亦不诱导致病菌产生耐药性。对孕妇无致畸影响的报告。

【用法与用量】

规 格	用 法	小 儿 剂 量
胶囊剂（800mg） （含 50 亿酸性乳杆菌 及中和冻干之培养基）	口服	1~2 粒/次，2 次/d
散剂 160mg （含 50 亿酸性乳杆菌 及中和冻干之培养基）		1 袋/次，2 次/d

妈咪爱　Medilac – Vita

【作用与用途】　防治小儿消化不良，食欲减退、营养不良，肠道菌群紊乱引起的腹泻、便秘、腹胀、肠道内异常发酵、肠炎，使用抗生素引起的肠黏膜损伤。

【注意事项】　冲服时水温不得超过40℃。

【用法与用量】

规 格	用 法	小 儿 剂 量
散剂 1g	口服 （冲服）	<2 岁，1 袋/次；>2 岁，1~2 袋/次；1~2 次/d

双歧杆菌　Bifidobacteria

【别名】　双歧杆菌活菌制剂　肠乐　Bifidobiogen

【作用与用途】　系双歧杆菌活菌制剂，口服后寄生于肠道内，补充生理性肠道细菌，纠正菌群失调。用于急慢性腹泻，便秘等肠功能紊乱。亦用于肝脏病变的辅助治疗。

【注意事项】　抗菌药可使本品疗效降低，如需合用，应间隔 1~2h。不可与活性炭、鞣酸、铋剂等合用。

【用法与用量】

规 格	用 法	小 儿 剂 量
胶囊剂 含 0.5 亿活菌	口服	0.5~1 粒/次，早、晚餐后各 1 次，婴幼儿可取出胶囊内药粉用凉开水调服

培菲康 Bifico

【别名】 双歧三联活菌制剂

【作用与用途】 本品为双歧杆菌、嗜酸乳杆菌、粪链球菌组成的三联活菌制剂，三种菌均为人体正常菌群成分，可抑制外来病原菌的入侵。用于菌群失调症、急慢性腹泻、便秘的治疗，也用于肝病的辅助治疗。

【注意事项】 不宜与抗菌药物同服。

【用法与用量】

规　格	用　法	小　儿　剂　量
散剂（1g，2g）	口服	1~2g/次，2~3次/d

九、肝胆疾病用药

（一）治疗肝昏迷药

谷氨酸 Glutamic Acid

【别名】 麸氨酸

【作用与用途】 为氨基酸类营养药，能通过与肝脏细胞及血液中过多氨结合成为无害的谷氨酰胺随尿排出，使血氨下降，改善肝病症状，防治肝昏迷；谷氨酸还参与脑蛋白质代谢，促进氧化过程，改善中枢神经系统的功能。用于肝昏迷和某些精神–神经系统疾病（如癫痫和精神分裂症）治疗的辅助用药。

【注意事项】 肾功能不全和无尿病人慎用。胃酸过多或有胃肠道溃疡患者禁用。服药后约20min可出现面部潮红症状。

【用法与用量】

规　格	用　法	小　儿　剂　量
片剂 0.3g，0.5g	口服	预防肝昏迷：每次0.3~0.6g，3次/d； 癫痫：每次0.2~0.3g，3~4次/d

谷氨酸钠　Sodium Glutamate

【别名】　Monosodium Glutamate　MSG

【作用与用途】　系适量谷氨酸与氢氧化钠制成的无菌水溶液，作用同谷氨酸。用于血氨过多所致的肝性脑病、肝昏迷及其他精神症状。

【注意事项】　少尿、尿闭及肾功能减退者忌用；用药期间监测血气分析及钾、钠含量；用于肝昏迷时与谷氨酸钾合用，谷氨酸钠与谷氨酸钾的比例一般为3∶1或2∶1，血钾低时可为1∶1。输注过快可出现流涎、脸红与呕吐等症状。小儿用药可有震颤，应予注意。

【用法与用量】

规　格	用法	小儿剂量
注射剂 5.75g（20ml）	静滴	5.75g/次，其他参考成人剂量［11.5～17.25g/次，于1～4h内滴完，必要时可8～12h重复用药，日剂量不超过23g。（1次量用5% G.S. 750～1000ml或10% G.S. 250～500ml稀释）］适当减量

谷氨酸钾　Potassium Glutamate

【作用与用途】　同谷氨酸钠。适用于低钾血症患者，为维持电解质平衡，谷氨酸钾常与谷氨酸钠合用，以1∶3或1∶2比例混合应用。

【注意事项】　不与谷氨酸钠合用时注意会产生高钾血症。肾功能不全或无尿病人慎用谷氨酸。本品过量可致碱血症，故有碱血症患者慎用或禁用。静滴过快可引起流涎、皮肤潮红和呕吐。小儿可见震颤。

【用法与用量】

规　格	用　法	小儿剂量
注射剂 6.3g（20ml）	静滴	6.3g/次，1～2次/d 缓慢静滴

氨酪酸　Aminobutyric Acid

【别名】　γ-氨基丁酸　γ-氨酪酸　Ganimalon　GABA

【作用与用途】 有降低血氨及促进大脑新陈代谢的作用，在体内与血氨结合生成尿素而排出。用于治疗肝昏迷及其抽搐、躁动等。也可用于脑血管意外引起的偏瘫、记忆语言障碍、儿童发育迟缓、幼稚病、尿毒症及催眠药、煤气中毒所致的昏迷等。

【注意事项】 滴速宜慢，以免引起血压剧降。不良反应可有胸闷、气急、头昏、恶心、呕吐、运动失调、肌无力、呼吸抑制等。

【用法与用量】

规 格	用 法	小儿剂量
片剂 0.25g	口服	每次 20mg/kg, 3 次/d
注射剂 1g（5ml）	静滴	每次 20～80mg/kg，儿童智力发育迟缓及精神幼稚病等酌情加量口服

盐酸精氨酸 Arginin Hydrochloride

【作用与用途】 参与鸟氨酸代谢，促进尿素生成，能降低血氨水平，用于肝昏迷，适用于忌钠患者，也适用于其他原因引起血氨过高所致的精神症状。

【注意事项】 肾功能不全者忌用。输注过快可引起流涎，颜面或皮肤潮红，呕吐。本品为盐酸盐，可引起高氯酸血症。

【用法与用量】

规 格	用 法	小儿剂量
注射剂（5g）	静滴	0.2～0.4g/（kg·次），用 5% 或 10% G. S. 稀释，滴速宜慢，每次 4h 以上

谷氨酸钙 Calcium Glutamate

【作用与用途】 作用同谷氨酸钠，钙离子可发挥相应效应。用于肝昏迷、神经衰弱、脑外伤、脑功能减退、癫痫小发作等。临床上与谷氨酸钠合用，抢救肝昏迷并伴缺钙者。

【注意事项】 忌与强心苷类合用；注射过快可致恶心、灼热感、胃部不适；本品静注时，加到 50% 葡萄糖液中缓慢注入。

【用法与用量】

规　格	用　法	小　儿　剂　量
注射剂 1g（10ml）	静注	20mg/（kg·次），每日1～2次 50% G. S. 20～40ml 稀释后缓慢注射

乳果糖　Lactulose

【别名】　半乳糖苷果糖

【作用与用途】　在结肠内经细菌作用变成乳酸和醋酸，酸化粪便，抑制肠道细菌产氨同时阻止肠道吸收氨，使血氨降低。用于肝昏迷。有缓泻作用，用于慢性功能性便秘。

【注意事项】　不耐受乳糖者禁用；少数患者有肠胀气。

【用法与用量】

规　格	用　法	小　儿　剂　量
口服液 5g（10ml），50g（100ml）	口服	0.6～0.8ml/（kg·次），2～3次/d

（二）治疗肝炎辅助用药

联苯双酯　Bifendate

【别名】　Biphenyldicarboxylate

【作用与用途】　近期降 ALT 效果好，具有速度快、幅度大的特点，但远期疗效较差，半年内反跳者占53.8%，继用本品仍可下降，甚至恢复正常。对肝区痛、乏力、腹胀等有一定疗效。用于迁延性肝炎及长期单项 ALT 异常者。

【不良反应】　有轻度恶心。

【用法与用量】

规　格	用　法	小　儿　剂　量
滴丸剂（1.5mg） 片剂（5mg，25mg）	口服	0.5～1mg/（kg·次），每日3次

亦可按 15～30mg/（m^2·次）计算。

葡醛内酯　Glucurolactone

【别名】　肝泰乐　葡萄糖醛酸内酯　Glucurone

【作用与用途】　可与肠、肝内毒素结合形成无毒结合物，从尿中排泄，促进肝细胞再生，能降低肝淀粉酶活性，阻止糖原分解，使肝糖原增加，脂肪贮存减少。用于急慢性肝炎、肝硬化、药物及食物中毒，它又是体内构成结缔组织的成分之一，可用于治疗关节炎及结缔组织病。

【注意事项】　重症者用肌注或静滴。

【用法与用量】

规　格	用　法	小儿剂量
片剂 50mg，100mg，200mg	口服	<5 岁，25~50mg/次； >5 岁，100mg/次，3 次/d
注射剂 100mg（2ml）	肌内 静滴	<5 岁，25~50mg/次 >5 岁，100mg/次 1~4 次/d

促肝细胞生长素
Hepatocyte Growth-Promoting Factors

【别名】　Hepatopoietine　HGF

【作用与用途】　本品系从乳猪新鲜肝脏中提取的小分子量多肽活性物质。能刺激正常肝细胞 DNA 合成，促进肝细胞再生。对肝细胞有较好的保护作用，降低 ALT，促进病变细胞恢复。用于亚急性重症肝炎（肝功能衰竭早期或中期）的辅助治疗。

【不良反应】　可出现低热。

【注意事项】　使用本品应以周身支持疗法和综合基础治疗为基础；过敏体质者慎用；注意色泽变化，若变棕黄色停止使用。本品在 4℃保存，有效期 1 年。

【用法与用量】

规　格	用　法	小　儿　剂　量
冻干粉针 20mg，30mg，60mg	肌注 静滴	20mg/次，2次/d 40~100mg/次，1次/d 疗程1~4周

磷酸胆碱　Phosphorylcholine

【别名】　氯磷胆碱

【作用与用途】　本品参与合成磷脂，可保肝强肝，具有促进脂质代谢和抗脂肪肝的作用；通过加速甲基转移，供给活性甲基，促进肝细胞再生；此外，还可活化自主神经系统并具有解毒作用。用于治疗急性黄疸型和无黄疸型肝炎、慢性迁延性和活动性肝炎以及肝硬化、肝脂肪浸润和肝中毒。

【不良反应】　个别患者有轻度恶心、皮疹。

【用法与用量】

规　格	用　法	小　儿　剂　量
胶囊剂 0.25g	口服	参考成人剂量（0.25~0.5g/次，2~3次/d）酌减
注射剂 0.2g（2ml）	皮下或肌 内注射	参考成人剂量（0.2g/次，1~2次/d）酌减

马洛替酯　Malotilate

【别名】　二噻茂酯　Hepation　Kantec

【作用与用途】　本品促进肝细胞 RNA 合成，激活核糖体而提高蛋白质合成能力，从而促进肝细胞再生，恢复肝功能，抑制肝纤维化进展。用于慢性肝炎、代偿期肝硬化时肝功能的改善。本品 $t_{1/2}$ 为 0.9~1.1h。

【不良反应】　偶见 AST、ALT升高，罕见胆红素和甲胎蛋白升高；可有皮疹、瘙痒、食欲减退、腹部胀满感、胃部不适、恶心、呕吐、口渴、困倦及头痛等；偶见红细胞、白细胞减少，嗜酸性白细胞增加。

【注意事项】 对本品过敏者慎用；孕妇及小儿用药安全性尚未明确，应慎用；服药期间肝功能异常应停药。

【用法与用量】

规 格	用 法	小 儿 剂 量
片剂 100mg，200mg	口服	8~12mg/（kg·d），分3次，饭后1h服

水飞蓟宾 Silibinin

【别名】 水飞蓟素 益肝灵 Silymarin

【作用与用途】 可保护及稳定肝细胞膜，改善肝功能。用于慢性迁延性肝炎、慢性活动性肝炎、初期肝硬化、肝中毒等病的治疗。

【用法与用量】

规 格	用 法	小 儿 剂 量
片剂 35mg 糖衣片 50mg	口服	1.5mg/（kg·次），每日3次

水飞蓟宾葡甲胺盐 Silibinin – N – Methylglucamine

【作用与用途】 本品由水飞蓟宾与葡甲胺结合而成，易溶于水，吸收快，疗效较水飞蓟宾迅速。适应证同水飞蓟宾。用法用量同水飞蓟宾。

【规格】 糖衣片，50mg（相当于水飞蓟宾35.6mg）。

牛磺酸 Taurine

【作用与用途】 本品具有强肝利胆作用，可保护肝脏。还具有解热抗炎、提高机体免疫力功能。此外，还具有一定的降压、降血糖、强心、抗心律失常等作用。用于急慢性肝炎、脂肪肝、胆囊炎等。

【用法与用量】

规　格	用　法	小 儿 剂 量
颗粒剂（5g） （含牛磺酸0.5g） 片剂（0.5g） 胶囊剂（0.5g） 干糖浆剂（2g）	口服	治疗急慢性肝炎，0.5g/次，2次/d

甘草酸二铵　Diammonium Glycyrrhizinate

【别名】　甘利欣

【作用与用途】　本品有较强的抗炎、保护肝细胞及改善肝功能的作用；还有抗过敏、抑制钙离子内流、调节免疫及抗病毒作用。用于伴有 ALT 升高的慢性迁延性肝炎及慢性活动性肝炎。

【注意事项】　不良反应可见少数病人血压升高、头昏、头痛、腹部不适、皮疹和发热等；用药期间监测血压和血清钾、钠浓度，如出现高血压、钠潴留和低血钾等，应减量或停药；新生儿和婴幼儿慎用。

【用法与用量】

规　格	用法	小 儿 剂 量
胶囊剂 50mg	口服	3mg/(kg·次)，每日 1 次
注射剂 50mg(10ml)	静滴	3mg/(kg·次)，每日 1 次,10% G. S. 适量稀释

（三）利胆药

苯丙醇　Phenylpropanol

【别名】　利胆醇　Livonal

【作用与用途】　有促进胆汁分泌的作用。可减轻腹胀、腹痛、恶心、厌油症状，还可促进消化、增加食欲、排除结石，降低血胆固醇。用于胆囊炎、胆道感染、胆石症、胆道手术后综合征和高胆固醇血症等。

【不良反应】　偶有胃部不适；胆道阻塞患者禁用。

【用法与用量】

规 格	用 法	小 儿 剂 量
胶丸（0.1g，0.2g） 胶囊剂（0.1g）	口服	2～4mg/（kg·次），3 次/d，饭后服

非布丙醇　Febuprol

【别名】　舒胆灵　苯丁氧丙醇　Valbil

【作用与用途】　本品具有利胆作用；还有松弛胆管平滑肌及胆道口括约肌、降低血中胆固醇的作用。用于治疗胆囊炎、胆石症及其术后高脂血症、脂性消化不良、肝炎等。

【不良反应】　个别病例有一过性胃部不适。

【用法与用量】

规 格	用 法	小 儿 剂 量
片剂（50mg） 胶丸剂（50mg，100mg）	口服	2～4mg/（kg·次），每日 3 次，饭后服

曲匹布通　Trepibutone

【别名】　舒胆通　胆灵　Supacal

【作用与用途】　本品对胆管平滑肌有强烈的选择性松弛作用，并可直接抑制胆道口括约肌收缩，有明显的解痉止痛作用，且促进胆汁和胰液的分泌。用于胆石症、胆囊炎、胆道运动障碍、胆囊术后综合征及慢性胰腺炎。

【注意事项】　完全性胆道梗阻及急性胰腺炎患者慎用。

【用法与用量】

规 格	用 法	小 儿 剂 量
片剂（40mg）	口服	0.8mg/（kg·次），每日 3 次，饭后服

去氢胆酸　Dehydrocholic Acid

【作用与用途】　本品为胆酸的合成衍生物，可促进胆汁分泌，增加黏度较低的胆汁，促进脂肪的消化及吸收。用于胆囊及胆道功能失调、胆囊切除后综合征、慢性胆囊炎、胆石症等。

【注意事项】 完全胆道阻塞及严重肝肾功能减退患者忌用。

【用法与用量】

规　格	用　法	小儿剂量
片剂（0.25g）	口服	4～8mg/（kg·次），每日3次或<1岁，10～20mg/次；>5岁，30～100mg/次；3次/d
注射剂 0.5g（10ml） 1g（5ml） 2g（10ml）	静注	10mg/（kg·d），以后可酌情增加

熊去氧胆酸　Ursodeoxycholic Acid

【作用与用途】 长期服用，可促进内源性胆汁酸的分泌，减少重吸收；拮抗胆汁酸的细胞毒作用，保护肝细胞膜；溶解胆固醇型结石；还具有免疫调节作用。用于不宜手术治疗的胆固醇型结石，对中毒性肝障碍、胆囊炎、胆道炎和胆汁性消化不良等也有一定的治疗效果。

【不良反应】 腹泻，罕见便秘，过敏反应、瘙痒、头痛、头晕、胃痛、胰腺炎和心动过缓。

【注意事项】 急性胆系感染、胆道梗阻、严重肝功能减退患者禁用。本品须长期服用，疗程最短为6个月，6个月后未见结石有所溶解可停药。

【用法与用量】

规　格	用　法	小儿剂量
片剂（50mg）	口服	3mg/（kg·d），分2次服

茴三硫　Anethol Trithione

【别名】 胆维他

【作用与用途】 促进胆汁、胆酸、胆色素分泌，增加肝脏解毒功能。用于胆囊炎、胆结石、急慢性肝炎。

【注意事项】 长期服用可致甲亢；胆道梗阻禁用；出现荨麻疹样红斑，应即停药。

【用法与用量】

规 格	用 法	小 儿 剂 量
片剂 12.5mg，25mg	口服	0.25~0.5mg/（kg·次），每日3次

肌苷 Inosine

【别名】 次黄嘌呤核苷 Hypoxanthine Riboside

【作用与用途】 促进能量代谢与蛋白合成，提高各种酶的活性，促进细胞修复。用于肝炎、肝硬化、冠心病、心肌梗死、贫血、血小板或白细胞减少症，还可用于治疗锑剂对心脏和肝脏的不良反应。

【不良反应】 可有轻度腹痛。

【用法与用量】

规 格	用 法	小 儿 剂 量
片剂 0.2g	口服	治疗心脏病，白细胞及血小板减少症：<5岁，0.05~0.15g/次；>5岁，0.2~0.3g/次；3次/d 治肝病：<5岁，0.1~0.4g/次；>5岁，0.4~0.6g/次；3次/d
注射剂 0.1g（5ml） 0.2g（5ml） 0.2g（100ml）	肌内 静注	<5岁，0.05~0.2g/次；>5岁，0.2~0.4g/次；1次/d

肌醇 Inositol

【作用与用途】 促进肝及其他组织中脂肪的代谢，可去脂及降胆固醇。用于脂肪肝、肝硬化、动脉硬化、高脂血症。

【用法与用量】

规　格	用　法	小儿剂量
片剂 0.25g，200mg	口服	<5 岁，0.125 ~ 0.25g/次；>5 岁，0.5 ~ 0.75g/次；3 次/d

维丙胺　Diisopropylamine Ascorbate

【别名】 维丙肝

【作用与用途】 为维生素 C 的衍生物，促进肝细胞再生、改善肝功能、降血脂、降低 ALT。用于慢性迁延性肝炎、Ⅱ型高脂血症。

【不良反应】 头晕、口干、恶心、瘙痒。

【用法与用量】

规　格	用　法	小儿剂量
片剂（50mg）	口服	1 ~ 2mg/（kg·次），每日 3 次
注射剂 40mg（1ml），80mg（1ml）	肌内	2mg/（kg·次），每日 1 次，15 ~ 30 日为一疗程

辅酶 A　Coenzyme A

【作用与用途】 系体内乙酰化反应的辅酶，对糖、蛋白质、脂肪代谢起重要作用。用于肝炎、肝昏迷、脂肪肝、冠心病、白细胞或血小板减少症。本品 50u 与 ATP 注射液 20mg、细胞色素 C 15mg，加入 25% 葡萄糖注射液 40ml 中，作为能量合剂使用。

【用法与用量】

规　格	用　法	小儿剂量
粉针剂 50u，100u	肌内	25 ~ 50u/次，1 ~ 2 次/d，用 N.S. 2ml 溶解
	静滴	25 ~ 50u/次，1 次/d，用 G.S. 250ml 稀释

门冬酸钾镁　Potassium Magnesium Aspartate

【别名】 潘南金

【作用与用途】 适用于黄疸型肝炎，其退黄作用较好，对急、慢性肝炎也有一定疗效，对肝昏迷有清醒作用。

【注意事项】 不能做肌注或静脉推注；肾功能不全或高血钾患者禁用；除洋地黄中毒外，有房室传导阻滞者慎用。

【用法与用量】

规　格	用　法	小 儿 剂 量
注射剂 10ml 含：钾 106～122mg，镁39～45mg	静滴	<7 岁，10ml/次；>7 岁，20ml/次；加于 G. S. 液 250～500ml 中缓慢静滴，1～2 次/d
包衣片 含：钾 0.158g，镁 0.148g	口服	≤5 岁，1 片/次；>5 岁，2 片/次；3 次/d

能量注射液

【作用与用途】 可供给人体生理活动所需的能量。用于各型肝炎、肝硬化、肾炎、心力衰竭、心肌炎等。

【注意事项】 不宜空腹使用。

【用法与用量】

规　格	用　法	小 儿 剂 量
注射剂 2ml 内含： CoA 50u ATP 20mg Insulin 4u	肌内	0.1～0.2ml/（岁·次），每日 1～2 次
	静注 静滴	0.2ml/（岁·次），加25% G. S. 20ml 静推，加 10% G. S. 250～500ml 静滴，1 次/d

第九章
作用于泌尿系统的药物

一、利尿药及脱水药

呋塞米 Furosemide

【别名】 呋喃苯胺酸 速尿 Lasix

【作用与用途】 本品主要抑制髓袢升支的髓质部对钠、氯的重吸收，促进钠、氯、钾的排泄，而起利尿作用。用于治疗心源性、肾性水肿及肝硬化腹水；静脉给药可治疗肺水肿和脑水肿。

【不良反应】 可见轻度恶心、瘙痒、皮疹、视力模糊。有时可能出现直立性眩晕、乏力、疲倦、肌肉痉挛、口渴、粒细胞和血小板减少等。大剂量可致脱水、低钾、低钠、暂时性听力减退或耳聋等。

【注意事项】 有糖尿病、溃疡病、低血钾症、肝昏迷患者禁用或慎用；与氨基苷类抗生素合用时，可加重肾毒性及耳毒性。

【用法与用量】

规　格	用　法	小　儿　剂　量
片剂（20mg） 注射剂 20mg（2ml）	口服 肌内 静注	2~3mg/（kg·d），分2~3次 0.5~1mg/（kg·次），每日1次

依他尼酸 Ethacrynic Acid

【别名】 利尿酸 Edecrin

【作用与用途】 与呋塞米相似，作用迅速但短暂。临床治疗心、肝、肾引起的水肿。

【不良反应】 有水、电解质紊乱，口干、乏力、皮疹、头晕。偶有耳鸣、耳聋、肝细胞损害，粒细胞或血小板减少等。

【注意事项】 本品不宜与氨基糖苷类抗生素合用，易引起耳聋；不宜与普鲁卡因、青霉素、氯霉素等配伍，以免本品失效；尿闭症病人及婴儿禁用本品。

【用法与用量】

规　格	用　法	小儿剂量
片剂（25mg） 粉针剂（25mg）	口服 静注静滴	0.5mg/（kg·次），每日1~3次 0.5~1mg/（kg·次），每日1~3次

氢氯噻嗪 Hydrochlorothiazide

【别名】 双氢克尿塞 双氢氯噻嗪

【作用与用途】 抑制髓袢升支的髓质部对钠和氯的重吸收，从而促进肾脏对氯化钠的排泄而产生利尿作用。本品还有降压作用和抗利尿作用。用于各种水肿、降血压和尿崩症。

【不良反应】 偶见恶心、呕吐、皮疹、光敏性皮炎、高血糖、粒细胞及血小板减少等。长期服用可致低钠、低氯、低钾血症。

【注意事项】 肝、肾功能减退和痛风、糖尿病患者慎用；长期服用应补充钾。

【用法与用量】

规　格	用　法	小儿剂量
片剂（25mg）	口服	0.5~1mg/（kg·次），1~2次/d

环戊噻嗪 Cyclopenthiazide

【别名】 环戊甲噻嗪 环戊氯噻嗪 Navidrex

【作用与用途】 与氢氯噻嗪作用相似，有较强的利尿作用，亦可降压，用于各种类型的水肿，与降压药合用治疗高血压。

【不良反应】 同氢氯噻嗪。

【注意事项】 糖尿病、肝肾功能损害者慎用。

【用法与用量】

规　　格	用　法	小　儿　剂　量
片剂 （0.25mg）	口服	0.01～0.02mg/ （kg·d），分1～2次

苄氟噻嗪　Bendrofluazide

【别名】 Benuron

【作用与用途】 利尿作用与氢氯噻嗪同，作用比后者强而持久。

【不良反应】 偶见头晕、恶心、腹泻、食欲减退。

【注意事项】 肝、肾功能减退者忌用，不能与吩噻嗪类、巴比妥类、阿司匹林、麻醉药等合用。

【用法与用量】

规　　格	用　法	小　儿　剂　量
片剂 2.5mg，5mg	口服	0.4mg/ （kg·d），分1～2次， 维持量：0.05～0.1mg/ （kg·d）

托拉塞米　Torasemide

【别名】 托拉沙得　伊迈格　特苏尼

【作用与用途】 作用于肾小管髓襻升支粗段及远曲小管，抑制 Na^+、K^+、Cl^- 的重吸收，使尿中钠、氯和水的排泄量增加，发挥利尿作用，而不影响肾小球滤过率。还可抑制远曲小管上皮细胞醛固酮与其受体结合，进一步增加其利尿、排钠效果，且使其排钾作用弱于其他强效髓祥利尿药。

用于各种原因所致的水肿，急慢性心力衰竭，原发或继发性高血压、急慢性肾衰、肝硬化腹水、急性毒物和药物中毒。

【不良反应】 常见有消化道反应，可有失钾反应但程度较轻。

【注意事项】 禁用于肾功能衰竭、无尿、肝昏迷、低血容量、尿道梗阻所造成的排尿困难，以及对磺胺类过敏者。快速静脉注射可发生短时间听力障碍，注射时间不短于2min。

【用法与用量】

规　格	用　法	小 儿 剂 量
片剂 2.5mg	口服	0.05～0.2mg/（kg·次），1 次/d ＜ 0.4mg/（kg·d）
注射剂 10mg（1ml），20mg（2ml）	静注	0.2～0.4mg/（kg·d），＜0.8mg/（kg·d）

氯噻酮　Chlorthalidone

【别名】 海固通　Hygroton

【作用与用途】 与噻嗪类相似，具有利尿及降压作用，临床用于治疗心、肝、肾引起的水肿。

【不良反应】 与氢氯噻嗪类同，偶见粒细胞及血小板减少，长期服用，可致电解质紊乱，引起低血钾。

【注意事项】 肝、肾功能损害者慎用；服药期间应补充钾盐；孕妇及哺乳期妇女忌用。

【用法与用量】

规　格	用　法	小 儿 剂 量
片剂（50mg，100mg）	口服	2mg/（kg·次），1 次/d 或 1 次/隔日

螺内酯　Spironolactone

【别名】 安体舒通　螺旋内酯固醇　Antisterone

【作用与用途】 本品为醛固酮拮抗剂，作用于远曲小管与集合管，干扰醛固酮对上述部位的重吸收，促使钠、氯排泄增加而利尿。用于治疗醛固酮升高所致的水肿，如肝硬化腹水、肾病水肿等。

【不良反应】 可能引起头痛、嗜睡、精神紊乱及运动失调，停药后症状消失。长期服用可引起月经失调、多毛、乳房不适等。

【注意事项】 与氢氯噻嗪合用，可增加疗效并可抵消噻嗪类排钾作用；肾功能衰竭及高血钾者禁用；服用本品时无须补钾，哺乳期慎用。

【用法与用量】

规　格	用　法	小儿剂量
片剂，胶囊剂（20mg）	口服	2mg/（kg·d），分3~4次

氨苯蝶啶　Triamterene

【别名】　三氨蝶啶

【作用与用途】　作用于远曲小管上皮细胞，抑制钠的重吸收和钾的排泄，增加钠、氯的排泄而利尿。临床用于心、肝、肾引起的顽固性水肿的治疗。

【不良反应】　偶见恶心、呕吐、腹泻、头痛、头晕、口干、皮疹等。长期服用可致血钾高，停药后恢复。

【注意事项】　服药期间，尿色可呈淡蓝的荧光色。孕妇及哺乳期妇女慎用；有严重肝、肾功能损害者忌用；长期服用应定期查血钾。

【用法与用量】

规　格	用　法	小儿剂量
片剂（50mg）	口服	2~4mg/（kg·d），分2~3次，每日或隔日用药

阿米洛利　Amiloride

【别名】　氨氯吡咪　Amipromizide　Midamor　Guanamprazine

【作用与用途】　本品的作用部位在肾的远曲小管和集合管皮质段抑制 K^+ 和 Cl^- 的重吸收，增加 Na^+ 和 Cl^- 的排出起利尿作用，同时抑制 Na^+-K^+ 和 Na^+-H^+ 的交换而起到排 Na^+ 留 K^+ 的作用，为目前排钠留钾利尿剂中作用最强者。

【不良反应】　单独使用本品较易出现高钾血症，偶尔发生低血钠及高钙血症及轻度代谢性酸中毒。胃肠道反应有恶心、呕吐、腹痛、腹泻或便秘。有时可见头痛、头晕、性功能下降。过敏反应常有皮疹，甚至呼吸困难。也有体位性低血压的报道。

【注意事项】　忌与含钾类药物合用。肾功能损害、无尿、酸中毒、低钠血症和糖尿病患者慎用。

【用法与用量】

规　格	用　法	小儿剂量
片剂 2.5mg，5mg	口服	0.1mg/（kg·次），每日2次

布美他尼　Bumetanide

【别名】 丁苯氧酸　丁尿胺　Bumex　Aquazone

【作用与作途】 髓袢类利尿剂，为呋塞米衍生物，作用特点与呋塞米相似，具有高效、速效、短效和低毒的特点，其作用比呋塞米强，它对近曲小管也有明显作用，还可以扩张肾血管，改善肾血流量，但对远曲小管无作用，抑制碳酸酐酶的作用弱，因此 K^+ 丢失较咪塞米轻。用于顽固性水肿及急性肺水肿，对急慢性肾功能衰竭尤为适宜，在某些肾衰患者用大剂量呋塞米无效时，本品可能有效。

【不良反应】 不良反应基本同呋塞米，如引起低盐综合征，低氯血症、低钾血症高尿酸血症和高血糖等。肾功能不全患者大剂量使用可发生皮肤黏膜及肌肉疼痛。少数男性患者可出现乳房发育。偶见未婚男性遗精和阴茎勃起困难。

【注意事项】 严重肝、肾功能不全、糖尿病、痛风患者及小儿慎用。孕妇禁用、哺乳期妇女慎用。本品不宜加入酸性溶液中滴注，以免发生沉淀。

【用法用量】 长期应用应定期检查电解质。

规　格	用　法	小儿剂量
片剂（1mg） 注射剂 0.5mg（2ml）	口服 肌内 静脉	0.01~0.02mg/（kg·次），1次/4~6h，prn 注射剂量同口服

乙酰唑胺　Acetazolamide

【别名】 醋氮酰胺　Diamox

【作用与用途】 本品为肾小管碳酸酐酶抑制剂，能减少肾小管分泌氢离子，影响肾小管中氢钠离子的交换，大量的钠离子携带水分排出体外，起利尿作用。对睫状体和脑中的碳酸酐酶亦有抑制作用。用于心源性水肿及青光眼等。

【不良反应】 常见有四肢及面部麻木、发热、皮疹等。大剂量有恶心、呕吐、嗜睡等。长期服用可引起代谢性酸中毒、低钾血症。

【注意事项】 长期使用应加服氯化钾和碳酸氢钠；肾功能损害，泌尿道结石者忌用。不宜与钙、碘及广谱抗生素合用。

【用法与用量】

规　格	用　法	小 儿 剂 量
片剂 0.25g	口服	利尿：5mg/（kg·次），每日1次 脑水肿：5~10mg/（kg·次） 结核性脑膜炎伴脑水肿： 10~30mg/（kg，次） 1次/d或1次/qod

枸橼酸钾　Potassium Citrate

【作用与用途】 为渗透性利尿剂，服后钾离子被肾排出同时带出大量水分而利尿，并可补钾、碱化尿液。用于心性或肾性水肿及钾缺乏症。

【注意事项】 如有严重肾功能减退或已有高钾血症者忌用。

【用法与用量】

规　格	用　法	小 儿 剂 量
溶液（10%）	口服	0.5~1ml/（岁·次），每日3次

甘露醇　Mannitol

【作用与用途】 本品为高渗脱水利尿剂。体内注入高渗溶液后，使血浆渗透压增高，故有使组织脱水的作用。当从肾小球滤过后，几乎不被肾小管再吸收，大部分以原形携带水分从尿中排出，呈现利尿作用。用于降低颅内压及眼内压，常用于脑水肿、青光眼，亦用于早期急性肾功能衰竭及防治急性少尿症。

【不良反应】 快速滴注可产生暂时性头痛、胸痛、视力模糊、眩晕、畏寒及注射部位痛。大剂量久用可引起肾小管损害及血尿。

【注意事项】 心功能不全、虚弱，因脱水而造成尿少者慎用；活动性颅内出血者，仅供手术中使用；若有结晶析出，可用80℃热水温溶后使用。

【用法与用量】

规 格	用 法	小 儿 剂 量
注射剂 10g（50ml） 20g（100ml） 50g（250ml）	静滴	1~2g/（kg·次） 新生儿：0.25~0.5g/（kg·次），必要时6~8h重复使用

山梨醇 Sorbitol

【别名】 D-Glucitol Sorbol

【作用与用途】 作用与甘露醇相似。本品注入后可部分在肝脏内转化为糖原，部分以原形从肾脏排出，疗效较甘露醇差，但溶解度大，不易析出结晶。用于青光眼、脑水肿。另外口服可作缓泻剂或作糖尿病患者的糖代用品。

【不良反应】 同甘露醇。

【用法与用量】

规 格	用 法	小 儿 剂 量
注射剂 25g（100ml） 50g（250ml） 62.5g（250ml）	静滴	1~2g/（kg·次），prn，可6~8h后重复使用

异山梨醇 Isosorbide

【别名】 易思清 Isobide Ismotic Hydronol

237

【作用与用途】 为山梨醇脱水衍生物，为一口服渗透性脱水利尿剂，用于降低颅内压和眼压，也可用于肝硬化腹水及排除尿路结石。

【不良反应】 对胃肠有轻度刺激，表现有恶心、腹泻、食欲减退及腹痛等。

【注意事项】 急性脑出血及颅内血肿病人禁用此药。肾功能障碍、极度脱水以致无尿及充血性心力衰竭、出血性青光眼患者慎用。多次用药应保持足够水分及电解质平衡。

【用法与用量】

规　格	用　法	小 儿 剂 量
溶液剂［50g（100ml）］	口服	20～30ml/次，3次/d

甘油果糖注射液　Glycerin and Fructose Injection

【别名】 布瑞得

【作用与用途】 作用及用途与甘露醇相似。常用于颅内炎症、脑血管病、脑外伤、脑肿瘤及其他原因引起的急性、慢性颅内高压及脑水肿。

【不良反应】 本品不良反应少，偶可出现溶血现象。

【注意事项】 充血性心力衰竭、急性肾功能不全少尿或无尿、糖尿病、尿崩症患者慎用或禁用。本品内含0.9%的氯化钠，用量较大时需注意盐的摄入量。

【用法与用量】

规　格	用　法	小 儿 剂 量
注射剂 250ml，500ml	静滴	5～10ml/（kg·次），每日1～2次，缓慢滴注，每250ml滴注时间需1～1.5h

其中含甘油10%，果糖5%，氯化钠0.9%。

尿素　Urea

【作用与用途】 本品为30%高渗溶液，静注后能迅速提高血浆渗透压，引起组织脱水，脱水作用快而强。临床常用于治疗脑水肿、脑疝、青光眼等。

【不良反应】 可增加血中尿素氮，故肾功能不全、严重休克、明显脱水、血内氮质潴留者禁用。

【注意事项】 本品溶液剂不稳定，现用现配须在 24h 内用完，以防分解而释出氨，产生毒性。

【用法与用量】

规 格	用 法	小 儿 剂 量
注射剂 30g（100ml） 60g（200ml）	静注	0.5～1g/（kg·次），于30min 内滴入

丙米嗪 Imipramine

【别名】 米帕明 Deprinol Tofranil

【作用与用途】 为三环类抗抑郁药。除治疗各种抑郁症外，还可用于治疗 6 岁以上儿童遗尿症。

【不良反应】与【注意事项】 6 岁以下儿童禁用或慎用；膀胱炎、尿潴留患者禁用；宜从小剂量开始，逐渐增加剂量；停药时应逐渐减量后停药，以免出现复发。

【用法与用量】

规 格	用 法	小 儿 剂 量
片剂 12.5mg 25mg	口服	6 岁以上儿童遗尿症：12.5mg/次，每日睡前 1h 服，一周内未获满意效果，12 岁以下儿童可逐渐增至 25～50mg/次；12 岁以上儿童增至 50～75mg/次，睡前 1h 服，一般 1～2 周出现疗效，维持服用 2～3 月

二、治疗尿崩症药

去氨加压素 Desmopressin

【别名】 弥凝 Minirin

【作用与用途】 为人工合成的拟加压素药。具有较强的抗利尿作用。适用于中枢性尿崩症及夜间遗尿症。

【不良反应】 有少部分人可引起头痛、恶心、胃痛。上呼吸道系统可引起鼻充血、鼻炎或鼻出血。

【注意事项】 习惯性或精神性烦渴症患者不宜用本品，心功能不全或其他疾病需服用利尿剂的患者不可使用本品。

服药期间应限制饮水，否则会引起水潴留及其并发症（血清钠降低，体重增加甚至抽搐）。

年幼儿及老年患者、体液或电解质不平衡的患者，容易产生颅内压增高的患者禁用。

【用法与用量】

规　　格	用　法	小　儿　剂　量
片剂 0.1mg，0.2mg	口服	中枢性尿崩症：0.01~0.1mg/次，3 次/d 夜间移尿症：0.2~0.4mg/次，h.s. 连服 3 个月停药 1 周，再评估 中枢性尿崩症：10~20μg/d，1~3 次/d
喷鼻剂 2.5ml（0.1mg/ml） 滴鼻剂 2.5ml（0.1mg/ml）		
注射剂 4μg（1ml）	静注	<1 岁，0.2~0.4μg/次； >1 岁，0.4~1μg/次

垂体后叶粉鼻吸入剂　Insufflation Posterior Pituitary

【别名】 尿崩停

【作用与用途】 为猪脑垂体后叶经提取、精制、干燥而成。有抗利尿作用，适用于治疗中枢性尿崩症。

【不良反应】 吸入过程可致鼻痒、咳嗽、流涕；吸入过深引起胸闷、气短、咽喉发紧等；吸入过多可致腹泻；长期吸入可致慢性鼻炎。

【注意事项】 患有急慢性呼吸道疾病者忌用。

【用法与用量】

规　格	用　法	小 儿 剂 量
粉剂 1g/瓶	鼻腔 吸入	5～10 岁：10～20mg/次； 10～12 岁；15～30mg/次； 每 6～8h 1 次

氯磺丙脲　Chlorpropamide

【别名】 Diabinses　P－607

【作用与用途】 系降糖药，对中枢性尿崩症患者有抗利尿作用。用于治疗轻型尿崩症，对重型尿崩症和肾原性尿崩症无效。

【注意事项】 低血糖患者禁用，特别是儿童要予以足够摄食。

【用法与用量】

规　格	用　法	小 儿 剂 量
片剂 100mg，250mg	口服	5～10mg/（kg·d），每日 1 次 联合应用抗利尿剂时，2.5mg/（kg·d）

第十章
影响血液及造血系统的药物

一、促凝血药（止血药）

维生素 K₁   Vitamin K₁

参见第十三章 维生素类药物。

亚硫酸氢钠甲萘醌   Menadione Sodium Bisulfite

【别名】 维生素 K₃   Vitamin K₃

【作用与用途】 本品系人工合成水溶性维生素。作用及用途同维生素 K₁，但作用较缓慢。

【不良反应】 对红细胞中缺乏葡萄糖 – 6 – 磷酸脱氢酶的特异质病人可诱发溶血性贫血，口服易引起恶心、呕吐等胃肠反应。

【注意事项】 肌注较疼痛，肝功能不良者慎用。

【用法与用量】

规　格	用　法	小儿剂量
注射剂［4mg（1ml）］	肌内	4mg/次，2~3 次/d
片剂（2mg）	口服	2mg/次，2~3 次/d

甲萘氢醌   Menadiol

【别名】 维生素 K₄   乙酰甲萘醌   Vitamin K₄   Mentadiol Diacetate

【作用与用途】 本品为人工合成水溶性维生素，作用及用途同维生素 K₃，但作用较缓慢。

【不良反应】 同维生素 K₃。

【注意事项】 同维生素 K₃，本品只供口服。

【用法与用量】

规 格	用 法	小儿剂量
片剂 2mg，4mg	口服	2~4mg/次，3次/d 早产儿出血：0.5mg/d 新生儿出血：1mg/d

酚磺乙胺 Etamsylate

【别名】 止血敏 止血定 Dicynone

【作用与用途】 能促进血小板生成，增强其聚集及黏合力，促使凝血活性物质释放，缩短凝血时间，达到止血效果。还有增强毛细血管抵抗力，减少其通透性的功效。用于防治手术前后及其他因素出血。

【不良反应】 恶心、头痛、皮疹等。

【注意事项】 有血栓形成史者慎用，不宜与碱性药物配伍。最好单独使用，防止氧化变质。

【用法与用量】

规 格	用法	小儿剂量
片剂(0.25g,0.5g)	口服	10mg/(kg·次)，每日3次
注射剂 0.25g(2ml)， 0.5g(5ml)，1g(5ml)	肌内 静注	5~10mg/(kg·次)， 每日2次，静注以 G.S. 20ml 稀释

氨基己酸 Aminocaproic Acid

【别名】 6-氨基己酸 EACA

【作用与用途】 本品能抑制纤维蛋白溶酶原的激活因子，使纤维蛋白溶酶原不能被激活为纤维蛋白溶酶，阻止了纤维蛋白的溶解，产生止血作用。用于纤维蛋白溶解功能亢进所致的产后出血及前列腺、肝、胰、肺等手术后出血。

【不良反应】 偶有腹泻、体位性低血压、眩晕、瘙痒、红斑、皮疹、恶心、胃灼热感、结膜充血、鼻塞与尿多等，此外，还有发生血栓的报道。

【注意事项】 肾功能不全患儿慎用，有血栓形成倾向或有血栓栓塞病史的患儿禁用或慎用。

【用法与用量】

规　格	用　法	小 儿 剂 量
片剂（0.5g）	口服	0.1g/（kg·次），每日 3~4 次
注射剂	静滴	1~2g/次，溶于 G.S.
1g（10ml）		或 N.S. 50~100ml 中，1 次/4~6h
2g（10ml）		
4g（20ml）		

氨甲苯酸　Aminomethylbenzoic Acid

【别名】 止血芳酸　对羧基苄胺　抗血纤溶芳酸　PAMBA

【作用与用途】 止血作用机制同氨基己酸，但止血作用强 4~5 倍，排泄也较缓慢、毒性低、不易生成血栓。用于上消化道出血、渗血及妇产科病出血。

【不良反应】 不良反应小，偶有头晕，毒性较氨基己酸低。

【注意事项】 肾功能不全、有血栓形成趋向者慎用。

【用法与用量】

规　格	用　法	小 儿 剂 量
片剂	口服	>5 岁，0.125~0.25g/次，3 次/d
0.125g，0.25g		
注射剂	静注	>5 岁，0.1g/次，溶于 G.S. 或 N.S. 50~
0.05g（5ml）	静滴	100ml 缓慢注入，极量 0.3g/d
0.1g（10ml）		
0.5g（100ml）		

氨甲环酸　Tranexamic Acid

【别名】 止血环酸　凝血酸　抗纤维溶血环酸　AMCHA

【作用与用途】 止血作用机制同氨基己酸，但止血效果比氨基己酸强5~10 倍。用于各种出血性疾病，手术时异常出血及妇产科病出血等。

【不良反应】 胃肠道紊乱、眩晕、头痛、胸闷、嗜睡、偶见低血压。

【注意事项】 肾功能不全、有血栓形成趋向及外科手术后血尿者慎用。

【用法与用量】

规　格	用　法	小儿剂量
片剂（0.25g）	口服	5～10mg/（kg·次），每日3～4次
注射剂	静注	5～10mg/（kg·次）加入
0.1g（2ml）		25% G.S. 20ml中静注，
0.25g（5ml）	静滴	用G.S. 50～100ml稀释后静滴，
0.5g		1～2次/d

硫酸鱼精蛋白　Protamin Sulfate

【作用与用途】 本品为强碱性蛋白质，能与肝素结合，使之失去抗凝血能力。用于对抗过量肝素引起的出血，以及自发性出血，如咯血等。

【不良反应】 注射速度必须缓慢，注射过快可致血压突降、心动过缓、呼吸困难等休克状态。

【注意事项】 本品口服无效，忌接触碱类物质。

【用法与用量】

规　格	用　法	小儿剂量
注射剂	静注	抗肝素过量：
50mg（5ml）		用量应与最后一次所用肝素量相当，每1mg可中和肝素1mg（125u），但一次用量不超过25mg
100mg（10ml）	静滴	抗自发性出血：
		5～8mg/（kg·d），分2次，间隔6h，以N.S. 300～500ml稀释，连用不宜超过3日

凝血酶　Thrombin

【别名】 纤维蛋白酶　Dried Thrombin

【作用与用途】 本品能直接作用于血液中的纤维蛋白原，使其转变为纤维蛋白，加速血液凝固，达到止血目的。用于外伤、手术、口腔、耳鼻喉、泌尿、消化道等部位止血。

【不良反应】与【注意事项】 本品严禁血管内注射、皮下注射或肌注，以免发生血栓、局部坏死而危及生命。

【用法与用量】

规　格	用　法	小儿及成人剂量
粉剂 500u，1000u， 2000u，4000u	外用	局部止血：无菌生理盐水溶成50～1000u/ml 药液，喷雾或灌注于创面
	口服 灌注	消化道出血：生理盐水溶解本品成50～500u/ml，500～2000u/次，每1～6h 1 次

巴曲酶　Batroxobin

【别名】 立止血　蛇凝血素酶　血凝酶　Hemocoagulase

【作用与用途】 本品系从蝮蛇蛇毒液中提取的蛇蛋白酶制剂，具有凝血和抗凝作用。用于预防和治疗内外科多种疾病的出血。

【不良反应】 有血栓或栓塞史者禁用；DIC 致出血者禁用本品。

【用法与用量】

规　格	用　法	小儿剂量
粉针剂 1ku	肌内 静注	各种出血：1岁以下0.2～0.25ku/次；1～3岁0.25～0.3ku/次；3岁以上0.5～1.0ku/次；根据出血状况决定用药次数 术前预防出血：儿童酌情使用

凝血酶原复合物　Prothrombin Complex

【别名】 血浆凝血因子Ⅳ　PPSB

【作用与用途】 本品可促使凝血酶原转变为凝血酶。用于血友病，凝血因子缺乏症所致的出血。

【不良反应】 可有寒战、发烧等过敏反应，肝功能损害者慎用。

【用法与用量】

规　格	用　法	小 儿 剂 量
注射剂 200u，400u	静脉	首次剂量 200～400u，以后 100～200u，用5% 葡萄糖注射液 50～100ml 稀释，30min 内滴完

冻干人纤维蛋白原　Human Fibrinogen

【别名】　纤维蛋白原　凝血因子Ⅰ　Parenogen

【作用与用途】　本品系健康人血浆分离、提纯和冻干处理而得，含纤维蛋白原不少于60%。在凝血酶作用下，使纤维蛋白原转化成为纤维蛋白，促使血液凝固而达止血目的。用于原发性低纤维蛋白原血症。

【不良反应】　有紫绀、心动过速；偶有过敏反应及发热；少数病人可形成血栓。

【注意事项】　婴幼儿、无尿症者慎用；心肌梗死、心功能不全者及有血栓形成倾向者忌用。

【用法与用量】

规　格	用　法	小 儿 剂 量
粉针剂 1g，1.5g，2.5g	静滴	0.03～0.15g/（kg・次），用灭菌注射用水 溶解成 15mg/ml 滴注，速度为 20 滴/min

醋甘氨酸乙二胺　Ethylenediamine Diacetruate

【别名】　新凝灵　双乙酰乙酸乙二胺

【作用与用途】　本品能促使凝血酶生成，使纤维蛋白原变为不溶性纤维蛋白，加强血液凝固。临床用于各种出血。

【不良反应】　少见。

【用法与用量】

规　格	用　法	小 儿 剂 量
注射剂 200mg（2ml）	肌内 静注 静滴	4mg/（kg・次），每日 1～2 次 4～8mg/（kg・次），每日 1～2 次 4～12mg/（kg・次）

二、抗凝血药

枸橼酸钠 Sodium Citrate

【别名】 柠檬酸钠

【作用与用途】 本品能与血液中的钙离子络合而起抗凝作用。用于输血作抗凝剂。

【注意事项】 先以 N.S. 溶解后，再加入血液中，忌与奎宁类药物配伍。

【用法与用量】

规　格	用　法	小 儿 剂 量
注射剂 0.25g（10ml） 粉针剂（0.25g）	体外抗凝	每100ml 血中加入本品 0.25g

肝素钠 Heparin Sodium

【作用与用途】 本品在体内外均有抗凝血作用，可抑制凝血酶原变为凝血酶，并能抑制凝血酶，使纤维蛋白原不能生成纤维蛋白，并能阻止血小板的凝集和破坏。常用于防治血栓形成和栓塞及各种原因引起的弥漫性血管内凝血（DIC）及其他体外抗凝血。

【不良反应】 过量可致自发性出血，故用药期间应测定凝血时间；偶有哮喘、荨麻疹、结膜炎和发热等。

【注意事项】 肝肾功能不良者慎用，禁用于出血性病人和伴有凝血迟缓的各种病人。

【用法与用量】

规　格	用　法	小 儿 剂 量
注射剂 12500u （2ml）	静滴	100u/(kg·次)，溶于 G.S. 或 N.S. 50～100ml 中，在 4h 内缓慢滴入，新生儿输液浓度为 0.5～1u/ml；维持量 50～100u/(kg·次)，1 次/4h
	肌内	100u/（kg·次)，每日 2～3 次

华法林　Warfarin

【别名】　华法令　苄丙酮香豆素

【作用与用途】　本品为维生素 K 拮抗药，可抑制肝脏合成凝血因子Ⅱ、Ⅶ、Ⅸ和 X，从而起到抗凝作用，起效慢，维持时间长；用于防治血栓栓塞性疾病。

【不良反应】　过量易引起出血，一旦出现出血倾向，应立即停药。

【注意事项】　有出血倾向，严重肝肾疾患、严重高血压、活动性溃疡、血友病、亚急性心内膜炎患者及孕妇、先兆流产和月经过多等情况须慎用。

【用法与用量】

规　格	用　法	小儿剂量
片剂 1mg，2mg，2.5mg，3mg，5mg	口服	首日 0.1~0.4mg/(kg·d)，第 2 日停药，第 3 日根据凝血时间调整剂量或用维持量 0.05~0.15mg/(kg·d)

尿激酶　Urokinase

【别名】　Uranase UK

【作用与用途】　本品能激活纤溶酶原，使组成血栓的纤维蛋白溶解，因而溶解血栓。用于脑血栓形成，脑栓塞、周围动静脉栓塞、肺栓塞、心肌梗死等。

【不良反应】　易引起出血，如发现有出血倾向，应立即停药，少数病人有头痛、恶心、呕吐、食欲减退等反应。

【注意事项】　严重肝功能障碍者，低纤维蛋白原血症及出血性体质者忌用，本品溶解后应立即应用，不得用酸性溶液稀释。

【用法与用量】

规　格	用　法	小儿剂量
注射剂 5000u，1 万 u，2 万 u，5 万 u，10 万 u，20 万 u，25 万 u，50 万 u	静滴	200~400u/（kg·次），加入 G.S. 中，每日 1~2 次，连用 2~3 日，以后 200~400u/（kg·d），维持 7~10 日

蚓激酶　Lumbrukinase

【别名】　博洛克　普恩复

【作用与用途】　本品可以降低纤维蛋白原含量，缩短优球蛋白溶解时间，降低全血黏度及血浆黏度，t－PA 活性增加，纤维蛋白溶酶原激活物抑制物活性降低，纤维蛋白降解物增加。用于缺血性脑血管病中纤维蛋白原增高及血小板聚集增高的患者。

【不良反应】　不良反应少，可有皮肤瘙痒、皮疹、恶心、腹泻等。

【注意事项】　有出血倾向的患者慎用。

【用法与用量】

规　格	用　法	小 儿 剂 量
肠溶胶囊（30 万 u）	口服	1 粒/次，2 ~ 3 次/d，a. c

三、抗贫血药

硫酸亚铁　Ferrous Sulfate

【别名】　硫酸低铁　Iron Sulfate

【作用与用途】　铁系人体所必需的元素，本品为供造血原料二价铁，较三价铁易于吸收。用于慢性失血、营养不良、生长发育不良、钩虫病等引起的缺铁性贫血。

【不良反应】　有胃肠不适，可致恶心、呕吐、腹痛、腹泻，偶可致便秘。

【注意事项】　忌与含鞣酸的食品与药品同服；婴幼儿宜用合剂；溃疡性结肠炎、肠炎及对铁过敏者忌用。

【用法与用量】

规　格	用　法	小 儿 剂 量
片剂（0.3g） 合剂（2.5%）	口服	0.1 ~ 0.3g/次，3 次/d 2 岁以下，2 ~ 3ml/次，3 次/d； 3 ~ 6 岁，3 ~ 5ml/次，3 次/d

葡萄糖酸亚铁　Ferrous Gluconate

【作用与用途】　能参与血红蛋白的合成，用于防治营养性缺铁性贫血，治疗慢性失血性贫血。

【不良反应】　偶有胃肠刺激症状，饭后服用可减轻胃肠刺激症状。

【注意事项】　服药后2h内忌饮茶和进食含鞣酸的食物。细菌感染患者不宜应用本品。

【用法与用量】

规　格	用　法	小　儿　剂　量
片剂（0.1g，0.3g）	口服	预防：10~15mg/（kg·d），分3次服
胶囊剂 0.25g，0.3g，0.4g		治疗：30mg/（kg·d），分3次服

富马酸亚铁　Ferrous Fumarate

【别名】　富血铁　富马铁

【作用与用途】　作用同硫酸亚铁，但其含铁量高于硫酸亚铁，吸收较快。适用于治疗各种缺铁性贫血。

【不良反应】　与【注意事项】　同硫酸亚铁。

【用法与用量】

规　格	用　法	小　儿　剂　量
片剂（0.05g，0.2g） 干糖浆（0.2g）	口服	0.05~0.2g/次，3次/d

硫酸亚铁维生素复合物
Ferrous Sulfate and Vitamin Compound

【别名】　福乃得　施乐菲　维铁　铁维隆

【作用与用途】　本品为硫酸亚铁及维生素 C、B_1、B_2、B_6、B_{12}、烟酰胺、泛酸钙的复合制剂。作用及用途同硫酸亚铁。

【不良反应】 有轻度胃肠刺激反应。

【用法与用量】

规　格	用　法	小　儿　剂　量
控释片剂100mg	口服	100mg/次，1次/d，p. c. 疗程4～6周

多糖铁复合物　Polysaccharide Iron Complex

【别名】 力蜚能　Niferex

【作用与用途】 本品为多糖和铁的复合物，为新型口服补铁剂，含铁量高达46%。用于治疗缺铁性贫血，也可用于儿童、青少年、妇女（尤其是孕妇）等特殊人群的缺铁性贫血。

【不良反应】 用量过大时可引起胃肠道反应。

【注意事项】 血色素沉着症、含铁血黄素沉着症患者慎用本品。

【用法与用量】

规　格	用法	小　儿　剂　量
胶囊剂 150mg（铁元素） 糖浆剂60ml （每5ml含铁元素100mg）	口服	预防量：50mg/d 治疗量：＜6岁，50mg/d；＞6岁，100～150mg/d

右旋糖酐铁　Dextriferron

【别名】 右糖酐铁　葡聚糖铁　科莫菲　Iron Dextran

【作用与用途】 本品为铁和右旋糖酐的络合物。作用同硫酸亚铁，为可溶性铁，能供注射。适用于不能耐受口服铁剂的缺铁性贫血患者或需要迅速纠正缺铁的患者。

【不良反应】 注射后可有面部潮红、头痛、头昏，重者有恶心、呕吐、腹泻等。

【注意事项】 肝肾功能减退者，有哮喘史者、尿路感染者禁用，需计算需铁总量，以免过量中毒。

【用法与用量】

规　格	用　法	小儿剂量
注射剂 25mg（1ml） 50mg（2ml）	肌内（深部） 静注	<6kg，0.5ml/次； >6kg，1ml/次，1次/d；或按公式计算

需铁总量（mg）=［血红蛋白正常值（g/L）－患者血红蛋白值（g/L）］×体重（kg）×0.408。分次给药。

亚铁血红素　Heme

【别名】　益气维血颗粒

【作用与用途】　本品是从动物血中提取的生物有机铁，辅以中药当归等制成的补铁剂。适用于缺铁性贫血的治疗，对贫血症状，如头晕、目眩、疲劳、乏力、少气、懒言等有明显的改善。

【不良反应】　偶见便秘，可自行缓解，停药后消失。

【用法与用量】

规　格	用　法	小儿剂量
散剂（10g） （含铁元素2mg）	口服	<3岁，5g/次；>3岁，10g/次；2次/d

维生素B$_{12}$　Vitamin B$_{12}$

【别名】　氰钴胺　Cyanocobalamin

【作用与用途】　本品能参与体内甲基转换及叶酸代谢等许多生化反应，促进红细胞的成熟。主要用于治疗各种巨幼红细胞贫血，亦可用于神经系统疾病、肝炎、白细胞减少症等。

【不良反应】　偶可引起皮疹、瘙痒、腹泻、过敏性哮喘、过敏性休克。

【注意事项】　长时间应用本品，可出现缺铁性贫血，应给以铁剂治疗。

【用法与用量】

规　格	用　法	小　儿　剂　量
注射剂 0.05mg，0.1mg，0.25mg， 0.5mg，1mg	肌内	0.05～0.1mg/次，每日或隔日1次

甲钴胺　Mecobalamin

【别名】　弥可保　Methycobal

【作用与用途】　本药为存在于血液、脊髓液中的辅酶维生素 B_{12} 甲钴胺制剂，与其他维生素 B_{12} 相比，对神经组织具有良好的传递性。通过甲基转换反应，可促进核酸、蛋白质、脂质代谢，修复被损害的神经组织。治疗周围神经疾病，因缺乏维生素 B_{12} 引起的巨幼红细胞贫血。

【不良反应】　偶有食欲减退、恶心、呕吐、腹泻、少见皮疹肌内或静注偶见头痛、出汗、发热（<0.1%）。

【注意事项】

对本品过敏者禁用（过敏反应表现为血压下降、呼吸困难等）；婴幼儿肌内注射本品时，应避免在同一部位注射；用药2个月后，继续以维持量治疗1～3个月。

【用法与用量】

规　格	用　法	小　儿　剂　量
片剂（0.5mg）	口服	0.5mg/d，分3次 维持量：每周0.25mg
注射剂 0.5mg（1ml）	肌内 静注	0.2～0.3mg/次，每周3次

腺苷钴胺　Cobamamide

【别名】　辅酶维生素 B_{12}　腺苷　辅酶维 B_{12}　Coenzyme VitaminB$_{12}$

【作用与用途】　本品是体内维生素 B_{12} 的两种活性辅酶形式之一，是细胞生长繁殖和维持神经系统髓鞘完整所必需的物质。主要用于巨幼红细胞贫血，营养不良性贫血。也用于多发性神经炎、神经根炎、营养性神经疾患等，以及放射线和药物引起的白细胞减少症。

【不良反应】　极少数患者可有过敏反应，甚至出现休克。

【注意事项】　肝功能严重损害者应慎用；注射剂开瓶后尽快使用；应避光、密闭贮存。

【用法与用量】

规　格	用　法	小 儿 剂 量
片剂（0.25mg）	口服	0.125~0.25mg/次，1~3次/d
注射剂 0.5mg（1ml）	肌内	0.25~0.5mg/次，每日或隔日1次

叶酸　Folic Acid

【别名】　维生素 M　维生素 Bc　Vitamin M　Vitamin Bc

【作用与用途】　参与体内核酸和氨基酸的合成，与维生素 B_{12} 共同促进红细胞的生长和成熟。用于各种巨幼红细胞性贫血，尤适用于营养不良或婴幼儿生长发育期叶酸需要量增加所致的巨幼红细胞贫血。

【不良反应】　少数病人长期服用后可出现厌食、恶心、腹胀等胃肠道症状，罕见过敏反应。

【用法与用量】

规　格	用　法	小 儿 剂 量
片剂（5mg）	口服	5mg/次，3次/d
注射剂［15mg（1ml）］	肌内	15mg/次，1次/d

亚叶酸钙　Calcium Folinate

【别名】　甲酰四氢叶酸钙　甲叶钙　CF

【作用与用途】　亚叶酸钙进入人体后，通过四氢叶酸还原酶转变为四氢叶酸，从而有效地对抗甲氨蝶呤的作用。用于氨蝶呤、甲氨蝶呤、乙胺嘧啶过量及中毒、巨幼红细胞贫血、白细胞减少，也用于与氟尿嘧啶并用以提高氟尿嘧啶的疗效。(参见第十八章　五、其他抗肿瘤药。)

【**不良反应**】 偶有过敏反应。

【**用法与用量**】

规 格	用 法	小 儿 剂 量
粉针剂 3mg，5mg，15mg，30mg 100mg，200mg，300mg	肌注 静滴	巨幼红细胞贫血：2～5mg/d，至血常规恢复 抗叶酸代谢药中毒：5～10mg/次 白细胞减少症：3～6mg/次，1次/d
片剂（0.15mg）	口服	

红细胞生成素　Erythropoietin

【**别名**】 促红细胞生成素　宁红欣　依普定　生血素　怡泼津
利血宝　rHuEPO

【**作用与用途**】 本品系内源性糖蛋白激素。能促进红母细胞成
熟，增加红细胞数和血红蛋白含量，并能稳定红细胞膜，提高红细胞
抗氧化酶功能。主要用于慢性肾衰性贫血、与多发性骨髓瘤相关的贫
血和骨髓增生异常及癌症化疗引起的贫血。

【**不良反应**】 有血压升高、类似流感的症状，骨骼疼痛、过敏反
应、血栓形成。

【**注意事项**】 严重高血压、心血管疾病及有癫痫发作史者禁用。

【**用法与用量**】

规 格	用 法	小 儿 剂 量
注射剂 0.2万u，0.3万u，0.4万u， 0.5万u，0.6万u，1万u	静注 皮下注射	初始剂量：50～100u/（kg·次），3次/w 癌症化疗：150u/（kg·次），3次/w，根 据红细胞压积增减给药量

四、促进白细胞增生药

维生素 B$_4$　Vitamin B$_4$

【**别名**】 腺嘌呤　6-氨基嘌呤磷酸盐　Adenine Phosphate

【**作用与用途**】 本品系核酸的活性部分，能参与体内合成代谢功

能，促进白细胞增生。用于防治各种原因引起的白细胞减少症，也用于急性粒细胞减少症。

【用法与用量】

规　格	用　法	小 儿 剂 量
片剂 10mg，25mg	口服	<1 岁，2.5mg/次； 2~12 岁，5~10mg/次； 2~3 次/d
注射剂［20mg（2ml）］ （附 2ml 缓冲液）	肌内	10~20mg/次，1~2 次/d

复方维生素 B_4 片或注射剂，内含维生素 B_4 10mg，卡巴克洛 5mg。用法同上。

鲨肝醇　Batiol

【别名】　Batylalcohol

【作用与用途】　本品有促使白细胞增生及抗放射作用，并可对抗苯中毒，抗癌药物引起的造血系统抑制。主要用于各种原因引起的粒细胞减少症和贫血。

【不良反应】　偶见口干、肠鸣音亢进等不良反应。

【注意事项】　本品与利可君同服近期效果好，用药期间应经常检查白细胞数。

【用法与用量】

规　格	用　法	小 儿 剂 量
片剂 25mg，50mg	口服	1~2mg/（kg·次） 每日 3 次，4~6 周一疗程

地菲林葡萄糖苷　Diphyllin Glycoside

【别名】　升白新　Cleistanthin－B

【作用与用途】　本品能促进骨髓细胞增生，具有升高白细胞和预防白细胞降低作用。用于防治肿瘤患者因放射治疗和化疗后引起的白细胞减少症。

【注意事项】　长期大量服用时，对肝肾功能有影响，应定期检查肝、肾功能。

【用法与用量】

规 格	用 法	小 儿 剂 量
胶囊剂 50mg，200mg 微粒胶囊剂（50mg）	口服	100～200mg/次，2～3次/d 25～50mg/次，2～3次/d

白血生　Pentoxyl

【别名】　潘托西

【作用与用途】　本品参与体内蛋白质代谢，具有促进骨髓内粒细胞生长和成熟作用。用于各种原因引起的白细胞减少症。

【注意事项】　骨髓恶性肿瘤患者禁用，本品宜进食时服用。

【用法与用量】

规 格	用 法	小 儿 剂 量
片剂 100mg	口服	<5岁，25～50mg/次；5～10岁，50～100mg/次；>10岁，100～150mg/次；3次/d

利可君　Leucogen

【别名】　利血生

【作用与用途】　本品能增加造血系统功能，促进骨髓造血。用于防治各种原因引起的白细胞减少症及再生障碍性贫血，血小板减少等。

【不良反应】　毒性低，连续服用未见明显不良反应。

【用法与用量】

规 格	用 法	小 儿 剂 量
片剂 10mg，20mg	口服	<6岁，5～10mg/次；>6岁，10～15mg/次；1～3次/d

小檗胺　Berbamine

【别名】　升白安

【作用与用途】　本品能促进造血功能，增加末梢血白细胞，适用于各种原因引起的白细胞减少症。

【不良反应】　可见便秘、恶心、腹部不适、咽干、头晕等。有直接扩张血管使血压下降的作用，并能抑制心肌收缩力，降低自律性，延长不应期，使心率减慢。

【用法与用量】

规　格	用　法	小 儿 剂 量
片剂（25mg）	口服	25～50mg/次，3次/d

茴香烯　Anethole

【别名】　茴香脑　升血宁　Anis Camphor

【作用与用途】　本品具有促进骨髓细胞成熟和释放，明显升高白细胞作用，特别是升高中性粒细胞。适用于各种原因所致的白细胞减少症。

【不良反应】　偶有口干、食欲不佳、恶心、胃部不适等。

【用法与用量】

规　格	用　法	小 儿 剂 量
肠溶胶丸（0.15g）	口服	15～20mg/（kg·次），每日3次

氨肽素　Ampeptide Elemente

【作用与用途】　本品具有促进白细胞增殖、分化和释放，增加白细胞和血小板数作用。用于原发性血小板减少性紫癜、过敏性紫癜、白细胞减少症和再生障碍性贫血。

【不良反应】　长期服用偶见腹部不适。

【用法与用量】

规　格	用　法	小 儿 剂 量
片剂 0.2g	口服	20mg/（kg·次），3次/d，疗程4周，有效者继续服用

茜草双酯　Rubidate

【作用与用途】　本品具有促进骨髓干细胞增殖、分化，提升白细胞作用。用于防治各种原因引起的白细胞减少症。

【不良反应】与【注意事项】　可见口干、头痛、纳差及乏力等。与利可君、鲨肝醇、维生素 B_4 有协同作用。

【用法与用量】

规　格	用　法	小 儿 剂 量
片剂 100mg	口服	15～20mg/（kg·次），每日 2～3 次，总量＜1.5g/d

核苷酸　Nucleic Acid

【作用与用途】　能增强代谢，促进造血功能。可用于各种原因引起的白细胞减少，血小板减少。亦可用于肝炎、心肌炎。

【用法与用量】

规　格	用　法	小 儿 剂 量
片剂（100mg）	口服	50～100mg/次，3 次/d

肌苷磷酸钠　Sodium Inosinmonophosphate

【别名】　5'-肌苷酸钠

【作用与用途】　本品参与体内能量代谢和蛋白质的合成，提高各种酶的活性，使细胞在缺氧的情况下继续进行代谢，使损伤细胞修复，用于各种原因引起的白细胞减少、急慢性肝炎等。

【用法与用量】

规　格	用　法	小 儿 剂 量
片剂（100mg，200mg）	口服	50～100mg/次，3 次/d
注射剂 100mg（2ml）	肌内 静注 静滴	50～100mg/次，1～2 次/d

重组人粒细胞 – 巨噬细胞集落刺激因子
Human Granulocyte Macrophage
Colony Stimulating Factor

【别名】 生白能 沙格莫丁 特尔立 沙格司亭 Sargramostim
γHuGM – CSF GM – CSF Leucomax

【作用与用途】 本品能刺激造血前体细胞的增生和分化，刺激粒细胞、单核细胞和 T 细胞的生长，使其成熟细胞数目增多。还能促进巨噬细胞和单核细胞对肿瘤细胞的裂解作用。适用于治疗和预防在骨髓抑制治疗时所引起的白细胞减少，也可用于治疗骨髓衰竭病人的白细胞减少，预防白细胞减少所致的感染等并发症，亦可加速中性粒细胞的恢复。

【不良反应】 可见发热、皮疹、恶心、低血压、水肿、胸痛、骨痛和腹泻等反应。

【注意事项】 不能与抗肿瘤化疗药物同时使用。

【用法与用量】

规 格	用 法	小 儿 及 成 人 剂 量
注射剂 50μg，75μg，100μg，150μg，300μg，700μg	皮下	3μg/（kg·次），每日 1 次，待白细胞升高后再调整剂量，使白细胞计数维持在期望水平 癌症化疗引起的白细胞减少：5～10μg/（kg·次），分 1 次
	静滴	骨髓移植：5～10μg/（kg·次），分 1 次，4～6h 滴完，持续应用至中性粒细胞绝对计数≥1000/mm³ 达 3 天以上

静脉滴注亦可按 250μg/（m²·d）计算。

重组人粒细胞集落刺激因子
Human Granulocyte Colony Stimulating Factor

【别名】 非格司亭 格拉诺赛特 惠尔血 非雷司特 雷诺格拉斯蒂姆 吉粒芬 重组人白细胞生成素 金磊塞强 优保津 G – CSF
γHuG – CSF Granocyte Filgrastim

【作用与用途】　本品可与靶细胞膜受体结合刺激粒细胞系造血，并能使多能造血干细胞进入细胞周期，促进髓系造血细胞的增殖、分化和成熟，调节中性粒细胞系细胞的增殖与分化成熟，激活成熟中性粒细胞功能。用于各种原因所致的中性粒细胞减少症。

【不良反应】　可有皮肤发红、皮疹、恶心、呕吐、头痛、骨痛、胸痛、腰痛、关节痛、发热等。

【用法与用量】

规　格	用　法	小儿及成人剂量
粉针剂 50μg，75μg，100μg，150μg，200μg，250μg，300μg	皮下注射	一般剂量2～5μg/（kg·次）或50～200μg/（m²·次），必要时可根据病情增至5～10μg/（kg·次），每日1次

开始给药指标以中性粒细胞数目＜1000/mm³计；停药指标以中性粒细胞≥5000/mm³计。

五、抗血小板药

阿司匹林　Aspirin

参见第三章　二、解热镇痛抗风湿药。

双嘧达莫　Dipyridamole

【别名】　潘生丁　双嘧哌胺醇　哌醇定　Persantin

【作用与用途】　为一种血小板黏附抑制剂，它可以抑制血小板的第一相聚集和第二相聚集，高浓度时（50μg/ml）可抑制血小板的释放反应，具有抗血栓形成作用，对出血时间无影响。并有扩张冠脉血管的作用，增加冠脉血流量及心肌供氧。用于预防血管栓塞性疾病及缺血性心脏病，防止冠心病的发展。

【不良反应】　常见消化道反应有恶心、呕吐、腹泻，偶见头晕、头痛等。

【注意事项】　近期有出血、溃疡病患者，出血时间延长者禁用。

不宜与葡萄糖以外的药物混合注射。与肝素同用可引有出血倾向。由于冠脉扩张使心肌小血管血液流向冠脉，对心肌梗死者不利，对心绞痛患者短期亦难见效，只有长期使用后，可能由于促进侧支循环形成而发挥疗效。对有心肌梗死、低血压患者慎用。

【用法与用量】

规　格	用　法	小　儿　剂　量
片剂（25mg）	口服	0.5~2mg/(kg·次)，3 次/d，p. c.，症状改善为改为 1~2mg/(kg·d)，分 2 次
注射剂 10mg（2ml）	肌内（深部）	0.2~0.4/(kg·d)，分 2 次
	静滴	0.5~1mg（kg·d）

曲克芦丁　Troxerutin

【别名】　羟乙基芦丁　维脑路通　维生素 P_4　Venoruton Trioxy-ethylrutin

【作用与用途】　能抑制血小板聚集，有防止血栓形成的作用。同时能对抗 5‑HT、缓激肽引起的血管损伤，增加毛细血管抵抗力，降低毛细血管通透性，可防止血管通透性升高引起的水肿。对急性缺血性脑损伤有显著的保护作用。用于脑血栓形成和脑栓塞引起的偏瘫、失语及心肌梗死前综合征、动脉硬化、中心视网膜炎、血栓性静脉炎、静脉曲张、血管通透性升高引起的水肿等。

【不良反应】　偶有过敏反应、胃肠道障碍等。

【用法与用量】

规　格	用　法	小　儿　剂　量
片剂 100mg	口服	6mg/(kg·次)，每日 2~3 次
注射剂 100mg（2ml）	肌内	2~4mg/(kg·次)，每日 2 次
	静滴	8mg/(kg·次)，用 G. S. 稀释

噻氯匹定　Ticlopidine

【别名】　抵克力得　力抗栓　Ticlid

【作用与用途】 对二磷酸腺苷（ADP）诱导的血小板聚集有较强的抑制作用；对各种凝血因子诱导的血小板聚集也有不同程度的抑制作用。对血小板聚集还有解聚作用，并可抑制血小板的释放，阻止血小板聚集，减少血栓形成。此外，能与红细胞膜结合，降低红细胞在低渗溶液中的溶血倾向，增加红细胞的变形性和可滤性。本品也可降低血液黏滞度，改善微循环。

用于预防心脑血管及周围动脉硬化伴发的血管栓塞性疾病。亦可用于体外循环心外科手术以预防血小板丢失，慢性肾透析以增加透析器的功能。

【不良反应】 常见有恶心、腹部不适、腹泻等消化道症状以及皮疹。偶有中性粒细胞、血小板减少等报道，若发生严重粒细胞减少应立即停药并做恢复性治疗，一般 1～3 周可恢复正常。

【注意事项】 出血时间延长时，不宜进行外科手术。近期出血者、溃疡病患者，出血时间延长、对本品过敏、有白细胞或血小板减少病史者禁用。孕妇慎用。严重肝功能损害不宜使用；严重肾功能损害，可致血药浓度升高，使用本品应严密监测肾功能，必要时减量。

【用法与用量】

规　格	用　法	小　儿　剂　量
片剂（0.25g）	口服	5mg/（kg·次），每日 1～2 次，p.c

六、血浆代用品

中分子羟乙基淀粉　Hydroxyethyl Starch 130/0.4

【别名】 万汶　Voluven

【作用与用途】 系从天然玉米支链淀粉，经酸水解、羟乙基化后精制而得。分子量为 130000，为血容量扩充剂，其扩充效应为本品输注体积的 100%。用本品进行等容血液置换，可维持血容量至少 6h。

【不良反应】 可能产生过敏反应，个别患者出现皮肤瘙痒。大量输注可抑制凝血因子，特别是第Ⅷ因子活性，出现一过性凝血时间延长。血清淀粉酶浓度升高，干扰胰腺炎诊断。

【注意事项】　严重凝血功能异常，充血性心力衰竭，脑出血，肾功能衰竭合并无尿、少尿，对本品过敏，明显高血容量者禁用。肝肾功能异常者注意监测肝功能和血清肌酐，大量使用注意监测血细胞比容和血浆蛋白浓度以及避免循环超负荷。

【用法与用量】

规　格	用　法	小儿剂量
250ml（6%） 500ml（6%）	静滴	30ml/（kg·d）

第十一章
抗变态反应药物

一、抗组胺药

苯海拉明 Diphenhydramine

【别名】 苯那君 Benadrin Benadryl

【作用与用途】 本品属乙醇胺类 H_1 受体阻断剂，能竞争性阻断组胺 H_1 受体而产生抗组胺作用，能拮抗组胺对血管、胃肠道及支气管平滑肌的收缩作用，还有较强的抑制中枢作用及轻度的抗胆碱作用。

【不良反应】 有嗜睡、头晕、口干、恶心、呕吐、上腹不适；偶见粒细胞减少、皮疹；长期应用（6个月以上）可致溶血性贫血。

【注意事项】 新生儿、早产儿禁用，孕妇慎用；有低血压、心悸、支气管哮喘发作者及心血管病、高血压患者慎用；对黄嘌呤类过敏者，对本品也过敏。因有刺激性，不能皮下注射。

【用法与用量】

规 格	用 法	小 儿 剂 量
片剂（25mg） 注射剂 10mg（1ml） 20mg（2ml）	口服 肌内	2～4mg/（kg·d），分3～4次服 0.5～1mg/（kg·次）

异丙嗪 Promethazine

【别名】 非那根 非那更 抗胺荨 普鲁米近 Phenergan

【作用与用途】 本品为吩噻嗪类抗组胺药，抗组胺作用较苯海拉明持久，亦具有明显的中枢安定作用，能增强麻醉药、催眠药、镇痛药的作用，可降低体温，有镇吐作用。亦可用于治疗哮喘，也可与氯丙嗪合用于冬眠疗法。

【不良反应】 有困倦、思睡、口干，偶有胃肠刺激及引起光敏性皮炎和接触性皮炎。

【注意事项】 不宜与氨茶碱混合注射；从事高机敏性工作者禁用；肝功能减退者慎用；不可皮下注射。

【用法与用量】

规　格	用　法	小　儿　剂　量
片剂	口服	0.5~1mg/（kg·次），每日3~4次
12.5mg、25mg 注射剂	肌内	0.5~1mg/（kg·次），以 G.S. 稀释后使用
25mg（1ml）	静注	
50mg（2ml）	静滴	

茶苯海明　Dimenhydrinate

【别名】 乘晕宁　晕海宁　捉迷明　Theohydramine　Dramamine

【作用与用途】 本品为苯海拉明和氨苯碱的复合物，有镇吐防晕作用，可用于妊娠、晕动症、放射线治疗及术后等引起的恶心、呕吐等。

【不良反应】 有头昏、嗜睡及皮疹等。

【注意事项】 新生儿、青光眼患者禁用，能增强酒精和其他中枢神经系统抑制药的作用。

【用法与用量】

规　格	用　法	小　儿　剂　量
片剂 50mg	口服	1mg/（kg·次），每日2~3次
注射剂 100mg（2ml）	肌内 静注	1mg/（kg·次），每日2~3次，静注稀释浓度 5mg/ml

美喹他嗪　Mequitazine

【别名】 甲喹吩嗪　甲塞吩噻　玻璃玛朗　Metaplexan　Instotal

Primalan Mircol

【作用与用途】 为吩噻嗪的衍生物，主要用于过敏性鼻炎、过敏性结膜炎、荨麻疹、过敏性皮肤病等。

【不良反应】 偶见困倦、乏力、头痛、口干、胃肠不适、视物模糊等。

【注意事项】 青光眼和前列腺肥大者慎用，对本品过敏者禁用。

【用法与用量】

规　格	用　法	小　儿　剂　量
片剂（5mg）	口服	0.25mg/（kg·d），早晚各一次

去氯羟嗪　Decloxizine

【别名】 克敏嗪　克喘嗪　Rescupal

【作用与用途】 为哌嗪类抗变态反应药，具有抗组胺和抗 5 – 羟色胺作用，并有平喘和镇静效果。用于支气管哮喘、急慢性荨麻疹、皮肤划痕症和血管神经性水肿等。

【不良反应】 偶有嗜睡、口干、失眠等反应，停药可消失。

【用法与用量】

规　格	用　法	小　儿　剂　量
片剂 25mg，50mg	口服	1~1.5mg/kg，3 次/d

阿司咪唑　Astemizole

【别名】 息斯敏　西斯玛诺　苄苯哌咪唑　Hismanal

【作用与用途】 本品为强力、长效 H_1 受体阻断剂，因难以通过血脑屏障，故无镇静作用。适用于过敏性鼻炎、过敏性结膜炎、慢性荨麻疹和其他过敏反应性疾病。

【不良反应】 长期服用可增加食欲和体重。

【注意事项】 孕妇慎用。

【用法与用量】

规　格	用　法	小儿剂量
片剂 3mg，10mg	口服	<6岁，0.2mg/（kg·d）；>6岁，5mg/次；每日1次，饭前1h或空腹服用

氯雷他定　Loratadine

【别名】　克敏能　开瑞坦　氯羟他定　诺那他定　Clarityne

【作用与用途】　本品为强力长效三环抗组胺药，具有选择性地阻断外周 H_1 受体的作用。用于过敏性鼻炎、急慢性荨麻疹及其他过敏性皮肤病。

【不良反应】　偶有口干、头痛、眩晕、乏力等。

【注意事项】　孕妇及哺乳期妇女慎用。

【用法与用量】

规　格	用　法	小儿剂量
片剂（10mg）	口服	2～12岁：体重≤30kg，5mg/次，>30mg，10mg/次，1次/d
糖浆剂（1mg/ml） 60ml/瓶		1～2岁：2.5mg/次，1次/d

二、过敏反应介质阻释剂

色甘酸钠　Sodium Cromoglycate

【别名】　咽泰　Cromolyn　Intal

【作用与用途】　有稳定肥大细胞膜的作用，阻止肥大细胞膜释放过敏介质，以免造成对组织的不良作用，对哮喘、过敏性鼻炎、枯草热、溃疡性结膜炎、直肠炎有效。外用可以治疗湿疹及皮肤瘙痒症。

【不良反应】　可引起口干、咽喉干痒、发呛，偶见皮疹。吸入干粉时，咽部有刺激感，咳嗽胸部紧迫感及恶心。

【注意事项】 获得明显疗效后应逐渐减量，不可突然停药，以防病情反复。孕妇禁用。

【用法与用量】

规 格	用 法	小 儿 剂 量
胶囊剂（20mg）	口服	2~10mg/（kg·次），每日3次
气雾剂（14g）（每撤含本品3.5mg）	气雾吸入	3.5~7mg/次，4次/d
软膏（5%~10%）	涂患处	治疗慢性过敏性湿疹及皮肤瘙痒症：q.s
滴眼剂（2%）	滴眼	治疗季节性变应性结膜炎：q.s

酮替芬 Ketotifen

【别名】 甲哌噻庚酮 噻喘酮 Zaditen

【作用与用途】 有很强的 H_1 受体阻断作用和抑制过敏反应介质释放作用，用于支气管哮喘，对过敏性哮喘尤佳，对混合型、感染型哮喘半数以上亦有效，也用于过敏性鼻炎、皮炎及湿疹。

【不良反应】 主要有嗜睡、倦怠、胃肠反应等。

【注意事项】 作用比色甘酸钠好，无耐药性。

【用法与用量】

规 格	用 法	小 儿 剂 量
片剂（1mg）	口服	0.25~0.5mg/次，2次/d，连服2~6周

曲尼司特 Tranilast

【别名】 利喘贝 利喘平 肉桂氨茴酸 Rizaben

【作用与用途】 本药兼有抗组胺和白三烯作用，对中枢神经系统的抑制作用较弱，用于支气管哮喘和过敏性鼻炎的防治，亦用于其他过敏性疾病的防治。

【注意事项】 本药对已发症状不能迅速显效，应在好发季节前半月服用才能起预防作用。由于只起预防作用，保持规律用药非常重要。服药期间禁止做机敏性的工作。孕期及哺乳期妇女禁用。

【不良反应】 有嗜睡、疲倦、头痛、头昏、食欲减退、恶心、呕吐、腹痛、腹胀或便秘等。若出现皮疹、全身瘙痒或膀胱刺激症状应及时停药。

【用法与用量】

规　格	用　法	小儿剂量
胶囊剂（100mg）	口服	5mg/（kg·d），分3次

第十二章
激素类药物

一、脑垂体激素及其有关药物

生长激素　Somatropin

【别名】　Somatotrophin　STH

【作用与用途】　从垂体前叶提取而得。能促进合成代谢，增加防御反应，有利于组织愈合和促进生长。用于侏儒症、烧伤、休克、创伤、骨折及感染等。

【不良反应】　偶有过敏反应，有血糖升高的作用，故糖尿病患者忌用。

【用法与用量】

规　格	用　法	小　儿　剂　量
注射剂（100u）	肌注	垂体侏儒症：0.5u/（kg·w），分2~3次

重组人生长激素　Recombinant Human Somatropin

【别名】　基因重组人生长激素　健高灵　Genotropin Recombinant Somatropin

【作用与用途】　本品具有与人生长激素同等作用，即能促进骨骼、内脏和全身生长，促进蛋白质合成，影响脂肪和矿物质代谢，在人体生长发育中起关键作用。主要用于内源性生长激素分泌不足而引起的生长发育障碍，躯体矮小的侏儒症、短小病患儿。此外，尚可用于治疗烧伤、骨折、创伤、出血性溃疡、组织坏死、肌肉萎缩、骨质疏松症等疾病。

【不良反应】　偶可引起皮肤过敏、注射部位发红和皮下脂肪萎缩、氨基转移酶升高、呕吐及腹痛等。

【注意事项】 肿瘤患者、糖尿病患者、颅内进行性损伤者禁用。肿瘤引起的垂体侏儒病患者、心脏或肾脏病患者慎用。

使用前，需对脑垂体功能做详细检查，准确诊断后才能使用。

应于用前临时配制，用 D. D. W. 溶解，轻轻摇动，切勿震荡，以免变性。

【用法与用量】

规 格	用 法	小 儿 剂 量
粉针剂 4u, 10u	肌内 皮下	0.5~0.7u/（kg·w），分6~7次，1次/d

促皮质素 Corticotropine

【别名】 促肾上腺皮质激素 Adrenocorticotropic Hormone ACTH

【作用与用途】 能刺激肾上腺皮质合成及分泌皮质激素，临床用途基本同皮质激素，并常用作皮质激素治疗的辅助剂，以防止肾上腺皮质功能减退，但对肾上腺皮质功能丧失者无效。

【不良反应】 同皮质激素，但可发生过敏反应，如药物热、皮疹、血管神经性水肿，甚至可发生过敏性休克。

【用法与用量】

规 格	用 法	小 儿 剂 量
注射剂 10u, 25u, 50u	肌内	0.8u/（kg·次），每日2次
	静滴	0.4u/（kg·次），每日1次 （0.01~0.04u/ml）

亦可按 25~50u/（m^2·d）计算。

二、肾上腺皮质激素类药物

可的松 Cortisone

【作用与用途】 为糖皮质激素，能促进糖原异生，增加糖原，抑制糖的分解利用，使血糖升高，并能促进组织中蛋白质的分解，在少数组织（如肝、胃肠道、泌尿生殖系统等），则促进蛋白质的合成；加速脂肪分解，使之重新分布。超生理量的本类药品具有抗炎、抗过敏、抗毒、抗休克和免疫抑制作用。主要用于肾上腺皮质功能减退症的替代治疗。

【不良反应】 主要有柯兴征、高血压、低血钾、骨质疏松、肌肉萎缩、生长缓慢、高血糖、消化性溃疡穿孔出血、易感染、精神兴奋等。

【用法与用量】

规 格	用 法	小 儿 剂 量
片剂（25mg）	口服	5~10mg/(kg·d)，分3~4次
注射剂［250mg（10ml）］	肌内	2.5~5mg/(kg·d)，分2次
滴眼剂 0.25%、0.5%、2.5%	滴眼	q.s.，6次/d
眼膏（1%、2.5%）	涂眼	q.s.，3次/d

亦可口服按150~300mg/（m² · d）计算；肌注按75~150mg/（m² · d）计算。

甲泼尼龙　Methylprednisolone

【别名】 甲基氢化泼尼松　甲基强的松龙　甲基去氢氢化可的松
【作用与用途】 同泼尼松，但抗炎作用更强。水钠潴留副作用较轻。

【用法与用量】

规 格	用 法	小 儿 剂 量
片剂（4mg）	口服	1~2mg/（kg·d），每日3~4次
粉针剂 40mg、500mg 注射剂 40mg、500mg	静注 静滴	15~30mg/（kg·d），每日1次，<1g/d 疗程3~6日
混悬注射剂 20mg（1ml） 40mg（1ml）	局部注射	5~10mg/次

地塞米松 Dexamethasone

【别名】 氟美松 甲氟烯索 Oradexon Decadron

【作用与用途】 其抗炎和抗过敏作用比泼尼松更强，而水钠潴留和排钾作用较轻。用途同泼尼松。

【不良反应】 同泼尼松。服用较大剂量易引起糖尿及柯兴征。长期应用易引起精神症状和精神病。

【注意事项】 有癫病及精神病史者忌用。

【用法与用量】

规 格	用 法	小 儿 剂 量
片剂 0.75mg	口服	0.05mg/（kg·次），每日 3~4 次
注射剂 2mg，5mg，4mg（1ml）	肌内静滴	1~2.5mg/次，1~2 次/d
	鞘注	2~4mg/（m²·次）

亦可按口服 3~6mg/（m²·d）计算。

曲安奈德 Triamcinolone Acetonide

【别名】 曲安缩松 去炎舒松 去炎松 A 康宁克通 A Kenacor TA

【作用与用途】 为曲安西龙酯，作用与曲安西龙相似，抗炎、抗过敏作用较强且持久。适用于各种皮肤病、支气管哮喘、过敏性鼻炎、关节痛、肩周炎、腱鞘炎、急性扭伤、慢性腰腿痛及眼科炎症。

【不良反应】 有荨麻疹、支气管痉挛、月经紊乱、视力障碍、潮红。关节腔内注射，可能引起关节损伤。长期用于眼部可引起眼内高压。

【注意事项】 用前应摇匀，不得静脉注射。患有病毒性、结核性或急性化脓性眼病者忌用。

【用法与用量】

规　格	用　法	小　儿　剂　量
注射剂 （混悬液） 40mg（1ml）	肌内	支气管哮喘、过敏性鼻炎：3～6岁，15mg/次；6～12岁，20mg/次；1次/3w，5次为一疗程 各种关节病：10～20mg/次，加0.25%利多卡因5～10ml，进针痛处2～3次/w或1次/qod，4～5次为一疗程
霜膏0.1% （康纳乐霜） 5g，15g	外用	涂患处 q.s.

布地奈德　Budesonide

【别名】　丁地去炎松　普米克　英福美　雷诺考特　Pulmicort　Inflammide

【作用与用途】　具有显著的抗炎、抗过敏、止痒、抗渗出作用，临床用于支气管哮喘。

【不良反应】　有过敏、咽部刺激性咳嗽，可逆性声音嘶哑。

【注意事项】　肺结核患者及气道真菌病毒感染者慎用；孕妇慎用；6岁以下儿童不推荐使用；支气管扩张症禁用。本品不作治疗哮喘的首选药。在使用本药时应先使用支气管扩张剂。吸入时可采用辅助性吸入装置。用药后须及时漱口。

【用法与用量】

规　格	用　法	小　儿　剂　量
气雾剂 200mg（200μg/揿） 10mg（50μg/揿）	吸入	200～400μg/次，2次/d
粉雾剂 200μg（200揿）		200～800μg/d，2～4次/d
混悬液 1mg（2ml）	口服	0.5～1mg/次，2次/d

氟氢可的松　Fludrocortisone

【作用与用途】　糖代谢及抗炎作用较氢化可的松强，为氢化可的松的 15 倍，但潴钠作用为氢化可的松的百倍以上，在原发性肾上腺皮质功能减退症中，可与糖皮质类固醇一起用于替代治疗。也适用于低肾素低醛固酮综合征和自主神经病变所致的低血压。因内服可致水肿，多外用治疗脂溢性皮炎、湿疹、瘙痒症等。

【注意事项】　妊娠期、肝病、黏液水肿病人剂量应适当减少，以防钠潴留、水肿、高血压和低血钾症的发生。用药期间应用低钠高钾饮食。

【用法与用量】

规　格	用　法	小儿剂量
片剂（0.1mg）	口服	替代治疗：0.05~0.2mg/d，2 次/d
软膏（0.025%）	外用	局部涂敷：q.s.，2~4 次/d

三、性激素及同化激素

甲睾酮　Methyltestosterone

【别名】　甲基睾丸素　甲基睾丸酮

【作用与用途】　能促进男性性器官及第二性征的发育成熟，对抗雌激素，大剂量能抑制垂体及卵巢功能，并能促进蛋白质及骨质形成。用于男性性功能发育不全，儿童生长障碍，再生障碍性贫血、子宫内膜异位症、老年性骨质疏松症、更年期综合征及乳腺癌等。

【不良反应】　大量可使女性男性化，男孩早熟。并可有浮肿、肝脏损害、黄疸、头晕、恶心、痤疮等。

【注意事项】　长期大量用药可诱发肝癌，凡肝功能不全、前列腺癌或高血压患者及孕妇忌用。

【用法与用量】

规　格	用　法	小 儿 剂 量
片剂 5mg	口服，舌下含服	再生障碍性贫血：1～2mg/（kg·d），分1～2次，不超过50mg/d 垂体侏儒症：5～10mg/d

丙酸睾酮　Testosterone Propionate

【别名】　丙酸睾丸素　睾丸酮丙酸酯　丙酸睾丸酮

【作用与用途】　同甲基睾丸素。儿童主要用于再生障碍性贫血的治疗及垂体性侏儒症。

【不良反应】　同甲基睾丸素，但肝毒性较小。

【注意事项】　同甲基睾丸素。

【用法与用量】

规　格	用　法	小 儿 剂 量
注射剂（油溶液） 25mg/1ml 50mg/1ml	肌内	1～2mg/（kg·次），2～3次/w 6个月为一疗程

苯乙酸睾酮　Testosterone Phenylacetate

【别名】　长效睾丸素

【作用与用途】　同丙酸睾酮，但其作用时间较长。

【不良反应】　同甲睾酮

【注意事项】　同甲睾酮。

【用法与用量】

规　格	用　法	小 儿 剂 量
注射剂（25mg，50mg）	肌内	1mg/（kg·次），每日1次

苯丙酸诺龙　Nandrolone Phenylpropionate

【别名】　去甲苯丙酸睾丸酮　多乐宝灵　南诺龙　Durabolin

【作用与用途】　能促进蛋白质合成及钠、钾、钙、磷等的蓄积，而男性化作用较小。适用于低蛋白血症、营养不良、小儿发育迟缓、骨质疏松、严重烧伤、术后及其他消耗性疾病。亦可用于功能性子宫出血、子宫肌瘤、不宜手术的乳癌及长期使用激素治疗的患者。

【不良反应】　长期使用可致水钠潴留及肝脏损害，女性病人可发生月经紊乱及轻度男性化。

【注意事项】　肝、肾功能不全者慎用；孕妇、前列腺癌及高血压患者禁用。

【用法与用量】

规　格	用　法	小儿剂量
注射剂（10mg, 25mg）	肌内	5~10mg/次，1 次/1~3w

司坦唑醇　Stanozolol

【别名】　康力龙　吡唑甲氢龙　Androstanazole　Terabolin

【作用与用途】　能促进蛋白质合成，并降低血胆固醇。用于小儿发育不良，各种消耗性疾病，白细胞、血小板减少，骨质疏松及高脂血症的治疗。

【不良反应】　服药初期下肢、颜面可能出现浮肿，继续服用可自行消失；长期服用可引起胃痛和肝脏损害。

【注意事项】　肝功能不全者慎用；如果出现痤疮应停药。

【用法与用量】

规　格	用　法	小儿剂量
片剂（2mg）	口服	1~4mg/d，1~3 次/d

美雄酮　Metandienone

【别名】　大力补　去氢甲睾酮　Danabol　Dianabol　Metanabol

【作用与用途】　本品为蛋白同化激素类药物，其蛋白同化作用与丙酸睾丸酮相似，而雄性激素作用仅为其1/100；促进钙、磷在骨组织中沉积，加速骨生成，并能降低血清胆固醇，促进组织新生和肉芽生成，有利于创伤的修复。用于儿童发育不良、老年骨质疏松症、慢性消耗性疾病、严重感染、创伤、营养不良引起的负氮平衡、恶性肿瘤、骨折不易愈合、高胆固醇症等。

【不良反应】 有恶心、呕吐、腹泻等反应；长期使用可引起水钠潴留、血钙过高；对肝脏有损害作用，可使胆汁淤积，发生黄疸。

【注意事项】 前列腺癌、高血压患者和孕妇禁用；肝功能不全者慎用。

【用法与用量】

规　格	用　法	小 儿 剂 量
片剂 1mg，2.5mg，5mg	口服	0.05mg/(kg·d)，分2~3次

十一酸睾酮　Testosterone Undecanoate

【别名】 安雄　安特尔　Andriol

【作用与用途】 作用同甲睾酮。口服吸收迅速，经4~5h血药浓度达峰值，但经肠壁及肝脏首过代谢生物利用度低；肌注可避免首过消除，作用维持时间约70天，为肌内注射长效雄激素。用于男性性功能减低及再生障碍性贫血。

【不良反应】 可有粉刺生成，男子乳房发育、水肿、精子产生减少。

【注意事项】 患有前列腺癌、肝肾功能不全、孕妇及哺乳期妇女禁用。

【用法与用量】

规　格	用　法	小 儿 剂 量
胶囊剂（40mg）	口服	再生障碍性贫血：开始2~3周3mg/（kg·d），分2次，p.c.，维持量1~2mg/（kg·d）
注射剂 250mg（2ml）	肌内 （深部）	5mg/（kg·次），1次/月 疗程4~6个月

复合睾酮酯 Testosterone – Mixt of Esters

【别名】 巧理宝 复方睾酮酯 Triolandren

【作用与用途】 本品为丙酸睾酮及戊酸睾酮组成，肌内注射可维持约4周。临床用于男性雄激素缺乏症；睾丸切除术后、性功能低下，生殖器功能不足，更年期，男童发育迅速；女子进行性乳腺癌及再生障碍性贫血。

【用法与用量】

规　格	用　法	小 儿 剂 量
注射剂［0.25g（1ml）］	肌内	10mg/（kg·次），1次/2～3w

羟甲烯龙 Oxymetholone

【别名】 康复龙 羟次甲氢龙 Anadrol Hydroxymetholone

【作用与用途】 蛋白同化作用为甲睾酮的4倍，雄激素活性为后者的0.39倍。能促进蛋白质的合成和抑制蛋白质异生，并能降低胆固醇，减少钙、磷排泄，减轻骨髓抑制，促进发育，促进组织新生和肉芽生成。对长期使用肾上腺皮质激素引起的肾上腺皮质功能减退有对抗作用。用于慢性消耗性疾病、年老体衰、重病、术后体弱消瘦、小儿发育不全、骨质疏松、再生障碍性贫血、白细胞减少、高脂血症等。

【不良反应】 可有恶心、水肿、肝功能障碍及黄疸。青年妇女偶有月经推迟现象，停药后可恢复。

【注意事项】 儿童用药必须在医师观察下进行，疗程不可超过30天。对再生障碍性贫血用药时间可较长。肝肾功能不全、前列腺癌及孕妇禁用。

【用法与用量】

规　格	用　法	小 儿 剂 量
片剂（2.5mg）	口服	1.25～5mg/d，3次/d 骨质疏松症：2.5mg/次，3次/d

达那唑　Danazol

【别名】　炔睾醇　安宫唑　Danocrine　Danol

【作用与用途】　本品为弱雄激素，兼有蛋白同化作用和抗孕激素作用，但无孕激素和雌激素活性。其作用于下丘脑－垂体－卵巢轴，能抑制促性腺素的分泌和释放，并作用于卵巢抑制性激素的合成，抑制子宫内膜及异位子宫内膜组织的生长。对纤维性乳腺炎能预防疼痛和结节。用于治疗子宫内膜异位症。尚用于纤维性乳腺炎、男性乳房发育、乳腺痛、痛经等。还用于性早熟、原发性血小板减少性紫癜、血友病和凝血因子Ⅸ缺乏病、遗传性血管性水肿、系统性红斑狼疮等。

【不良反应】　有体重增加、水肿、多毛、声音变粗、痤疮、头痛、肝功能障碍、焦虑等。妇女发生闭经，少数有不规则出血。

【注意事项】　用药期间应定期检查肝功能。严重心、肝、肾功能不全、癫痫患者、孕妇及哺乳期妇女禁用。治疗期间，乳腺结节仍然存在或扩展，要考虑癌的可能。对原因不明的男性乳房发育，在手术前可考虑先用本品治疗。对青春期性早熟，能使患者月经停止，乳房发育退化，应首选其他药物，对其他药物无效者再考虑本品。

【用法与用量】

规　格	用　法	小 儿 剂 量
胶囊剂 100mg，200mg	口服	纤维性乳腺炎：50～200mg/次，2次/d 连用3～6个月 男性乳房发育：200～600mg/d 性早熟：200～400mg/d 血小板减少性紫癜：4mg/（kg·次），每日2～4次 血友病：10mg/（kg·d），连用14日 遗传性血管性水肿：4mg/（kg·次），每日2～3次，6～12周后逐日减量2～4mg/（kg·次）直至恒定至控制症状的发作 红斑狼疮：10～15mg/（kg·d）

氯地孕酮　Chlormadinone

【作用与用途】　为强效孕激素，并无雌激素和雄激素活性，用于儿童性早熟,与长效雌激素炔雌醚合用可作长效避孕药。

【不良反应】 开始可有恶心、呕吐、头晕、食欲减退、乳房胀感,久服可消退。

【注意事项】 有肝肾疾患、糖尿病、高血压、乳房肿块、授乳者不宜服用。

【用法与用量】

规　格	用　法	小儿剂量
片剂 2mg, 6mg, 12mg	口服	治疗性早熟:2mg/d,1次/d

复方炔雌醚片　Quinestrol Compound Tablet

又名长效避孕片一号,每片含氯地孕酮12mg和炔雌醚3mg。

绒促性素　Chorionic Gonadotrophin

【别名】 绒毛膜促性腺素 Prolan Pregnyl Follutein Gonatrophin

【作用与用途】 能刺激性腺活动,促进性腺发育并维持性功能。适用于性神经衰弱、隐睾症、类无睾症、习惯性流产、严重子宫出血、闭经及不孕症等。

【不良反应】 大量使用可致卵巢过度肥大,偶可发生过敏反应,故注射前宜做皮试,用药中如出现性早熟或性欲亢进应停药。

【注意事项】 小儿隐睾症以5~7岁时治疗为宜;女性应配合月经周期用药;患有哮喘、心脏病、癫痫、偏头痛、肾功能损害者应慎用。

【用法与用量】

规　格	用　法	小儿剂量
粉针剂 500u, 1000u, 5000u	肌内	小儿隐睾:500~1000u/次,2~3次/w,连续用药不超过8周

四、甲状腺激素类药物及抗甲状腺药物

甲状腺粉　Thyroid Gland Powder

【别名】　干甲状腺　Thyroid

【作用与用途】　本品能促进新陈代谢，维持正常生长发育，提高机体的感受性。临床上用于治疗克汀病、黏液性水肿及其他甲状腺功能减退症。

【不良反应】　有蓄积性，药量过大可引起心悸、胸痛、高热、多汗、失眠、精神兴奋、恐惧、肌肉颤动、痉挛、呕吐、腹泻，甚至可以出现心律不齐、心绞痛和心力衰竭。

【注意事项】　为避免蓄积中毒，宜从小剂量开始；与升压药同用时，易诱发心律失常；患有糖尿病、高血压、冠心病及心律失常的病人慎用。

【用法与用量】

规　格	用　法	小 儿 剂 量
片剂 10mg，40mg，60mg	口服	安全替代剂量：<6个月，15~30mg/d；6个月~1岁，30~60mg/d；1~3岁，60~90mg/d；3~7岁，90~120mg/d；7~14岁，120~150mg/d；分3次

碘塞罗宁　Liothyronine

【别名】　甲碘胺　三碘甲状腺氨酸　Triiodothyronin Sodium　T_3

【作用与用途】　本品为甲状腺素制剂，能促进物质代谢，加速组织细胞氧化过程，维持正常的基础代谢率，有利于机体生长发育。常用于黏液性水肿。甲状腺功能低下及单纯性甲状腺肿等。

【不良反应】　剂量过大可引起甲亢症状，多汗、体重减轻、神经兴奋增高、失眠等，严重者可致呕吐、腹泻、发热、心悸、心律不齐、肌肉颤动、心绞痛等。

【注意事项】　有高血压、糖尿病、冠心病及心律失常者禁用；一般心脏病患者慎用；因本品能通过血脑屏障，克汀病患儿不用此药。

【用法与用量】

规　格	用　法	小 儿 剂 量
片剂 20μg	口服	<7kg, 2.5μg/d；>7kg, 5μg/d；以后每隔 1 周增加 5μg/d，维持量 15~20μg/d，2~3 次/d

左甲状腺素钠　Levothyroxine Sodium

【别名】　优甲乐　T_4

【作用与用途】　为甲状腺干粉中的主要成分，在外周组织脱碘转为 T_3 时才起作用。临床作用及应用与碘塞罗宁同。

【不良反应】　同碘塞罗宁。

【注意事项】　同碘塞罗宁。

【用法与用量】

规　格	用法	小 儿 剂 量
片剂 25μg，50μg，100μg	口服	3~6μg/(kg·d)，每日 1 次，维持量 1.5~2μg/(kg·d)
注射剂 100μg（1ml），200μg（2ml）	肌内	2~4μg/(kg·d)，每日 1 次
	静注	2~4μg/(kg·d)，每日 1 次

降钙素　Calcitonin

【别名】　密钙息　Miacalcic　Calcimar

【作用与用途】　能抑制骨细胞溶解骨质，也能减少骨组织中破骨细胞的生成。随骨盐溶解少，钙、磷释放到血中的量也减少，尚能增加尿磷和尿钙的排泄，致使血钙、血磷浓度下降。对甲状腺功能亢进、甲状旁腺癌等有溶骨性疾病而伴有高血钙的患者，可能血钙降低；对血钙增高症，像儿童对维生素 D 过敏或维生素 D 中毒引起的血钙过高、老年性骨质疏松等也有好处。

【不良反应】　偶有恶心、呕吐、颜面潮红、伴有热感，罕见过敏反应。不良反应与剂量有关,一般可自行消失。

【注意事项】 对本品过敏者禁用;孕妇及哺乳期妇女不宜用;儿童用药疗程不应大于数周。

【用法与用量】

规　格	用　法	小　儿　剂　量
注射剂 50u（1ml） 100u（1ml） 400u（1ml）	皮下 肌内	5~10u/（kg·d）,每日1次,或 qod
	静注 静滴	5~10u/（kg·d）,每日1次

丙硫氧嘧啶　Propylthiouracil

【作用与用途】 能在甲状腺内阻断酪氨酸碘化及碘化酪氨酸的缩合,从而抑制甲状腺素的合成;在甲状腺外,本品抑制 T_4 转化成 T_3,使甲亢症状缓解。用于甲状腺功能亢进、甲亢的术前准备或放射性碘治疗前准备、甲状腺危象等。

【不良反应】 常见发热、皮疹、关节酸痛、淋巴结肿大、恶心、厌食、呕吐、腹痛、脱发、头痛、嗜睡、神经炎、水肿、白细胞及血小板减少,甚至发生中毒性肝炎。

【注意事项】 孕妇、哺乳期妇女慎用,服药期间应定期查血常规及肝功能。

【用法与用量】

规　格	用　法	小　儿　剂　量
片剂 50mg,100mg	口服	2mg/（kg·次）,每日3次 维持量:<6岁,12.5mg/次,2次/d 　　　　>6岁,25mg/次,2次/d

甲巯咪唑　Thiamazole

【别名】 他巴唑　Tapazole　Methimazol

【作用与用途】 作用同丙硫氧嘧啶,而药效约强10倍。用于甲状腺功能亢进、甲亢术前准备或放射性碘治疗前准备及甲状腺危象等。

【不良反应】 同丙硫氧嘧啶。

【注意事项】 同丙硫氧嘧啶。

【用法与用量】

规 格	用法	小 儿 剂 量
片剂（5mg）	口服	开始量 0.4mg/（kg·d），分 3 次，症状消失后改维持量 0.2mg/（kg·d），分 3 次，连用 2～3 年后逐渐停药

卡比马唑　Carbimazole

【别名】 甲亢平　新喃苄唑　Neomercazole

【作用与用途】 本品为甲巯咪唑的衍生物，在体内逐渐水解游离出甲巯咪唑而生效，作用缓慢、持久。用于甲亢及甲亢术前准备。对甲亢危象和暴发性毒性甲状腺肿不适用。

【不良反应】 同甲巯咪唑。

【注意事项】 同甲巯咪唑。

【用法与用量】

规 格	用法	小 儿 剂 量
片剂（5mg）	口服	开始量 0.5mg/（kg·d），分 3 次 维持量 0.25mg/（kg·d），分 3 次

碘化钾　Potassium Iodide

【作用与用途】 碘为合成甲状腺素的原料。当人体缺碘时，甲状腺体呈代偿性肥大，引起甲状腺肿。小剂量碘可供作合成甲状腺素的原料，纠正垂体促甲状腺素分泌过多，使肿大的甲状腺缩小，可治疗单纯性甲状腺肿。大剂量则有抗甲状腺作用，在甲亢病人表现尤为明显，但作用时间短（仅能维持 2 周），且服用时间过长时，不仅作用消失，且可使病情加重，因此不能作抗甲状腺的常规用药。临床用作甲状腺危象和甲状腺的术前准备。

【不良反应】 少数对碘过敏者，用药后立即或几小时后发生血管神经性水肿、上呼吸道黏膜刺激症状，甚至喉头水肿引起窒息。长期用药出现口内铜腥味、喉头烧灼感、鼻炎、皮疹，停药即可消退。

【注意事项】 对碘过敏者禁用。大量饮水和增加食盐摄入，均能加速碘的排泄。

【用法与用量】

规　格	用　法	小 儿 剂 量
溶液剂 10%	口服	预防地方性甲状腺肿：100μg/d 治疗地方性甲状腺肿：15mg/d 20 日一疗程，隔 3 个月再服 1 疗程

碘/碘化钾　Iodine/Potassium Iodide

【别名】 复方碘溶液　芦戈氏液　Lugol's Solution　Compound Iodine

【作用与用途】 碘可抑制甲状腺素的合成和释放，用碘后，甲状腺体内有机碘贮存增多；伴弥漫性甲状腺肿的甲亢病人，用碘后 T_4 合成减少，分泌迅速减慢，并可减少增生甲状腺的血液供应，使甲状腺变小、变硬，利于手术，还可以治疗因缺碘引起的地方性甲状腺肿。

【用法与用量】

规　格	用　法	小 儿 剂 量
溶液剂 含：碘 5%，碘化钾 10%	口服 （适当稀释）	1 滴/岁，3 次/d 连服 2 周

五、降血糖及升血糖药物

胰岛素　Insulin

【别名】 普通胰岛素　Regular Insulin

【作用与用途】 能促进组织对糖的利用及肝糖原、肌糖原的形成，从而降低血糖。主要用于各型糖尿病，糖尿病合并酮症酸中毒、感染、大型手术以及糖尿病性昏迷。大剂量休克疗法用以治疗精神分裂症。

【不良反应】　低血糖反应：可出现心动过速、心慌、饥饿感、出汗、震颤甚至惊厥、昏迷、死亡。症状出现后应迅速补糖直至清醒。过敏反应：偶见过敏性休克。

【注意事项】　用药期间应经常更换注射部位；有急性肝炎、肝硬化、溶血性黄疸、胰腺炎及肾炎患者忌用。贮存期间应避免冰冻，如有混浊则不能使用。静脉注射宜用粉针剂。

【用法与用量】

规　格	用　法	小 儿 剂 量
注射剂 400u（10ml） 800u（10ml）	皮下 （餐前15min）	轻度 4～10u/次； 中度 10～20u/次； 重度 20～30u/次； 3～4次/d，总量30～100u/d

低精蛋白胰岛素　Isophane Insulin

【别名】　中效胰岛素　低精蛋白锌胰岛素　诺和灵 N　优泌林　Novolin N　Humulin　NPH

【作用与用途】　本品为胰岛素和适量的硫酸鱼精蛋白、氯化锌配制成中性的混悬液，作用同胰岛素。用于一般中、轻度糖尿病，重症须与胰岛素合用。

【不良反应】　同普通胰岛素。

【注意事项】　为白色或类白色中性混悬液，使用前摇匀，不得静脉注射，本品引起的低血糖反应较普通胰岛素发生的迟，应须注意。

【用法与用量】

规　格	用　法	小 儿 剂 量
瓶装注射剂 400u（10ml） 笔蕊注射液 300u（3ml）	皮下 （早餐前30～ 60min）	视病情而定，每2g尿糖用1u， 0.5～1.0u/（kg·d）

精蛋白锌胰岛素　Insulin Zinc Protamine

【别名】　长效胰岛素

【作用与用途】 本品为含有鱼精蛋白和氯化锌的胰岛素灭菌混合液。皮下注射后，在酶的作用下使蛋白分解，逐渐释放出胰岛素而被吸收。一般用于中、轻度糖尿病作维持用。

【不良反应】 同胰岛素。

【注意事项】 本品作用缓慢，不适用于糖尿病昏迷患者的抢救；用前须摇匀，不能用作静脉注射。

【用法与用量】

规 格	用 法	小 儿 剂 量
注射剂 400u(10ml)	皮下 （餐前 lh）	视病情而定,每 2g 尿糖用 1u,或尿糖中每 1 个"+"用 4u,1 次/d,a. c.

混合人胰岛素

(3% 中性可溶性人胰岛素/70% 低精蛋白人胰岛素)

【别名】 诺和灵 30R　优泌林 30R/70 中效　Novolin 30R

【作用与用途】 同胰岛素，起效时间在 0.5h 内，最大浓度时间为 2~8h，持续时间最多 24h。

【注意事项】 不可静脉注射。

【用法与用量】

规 格	用 法	小 儿 剂 量
瓶装注射液 （混悬型） 400u（10ml） 笔蕊注射液 300u（3ml）	皮下	0.7~1.0u/（kg·d） 早餐前半小时用，必要时晚餐前加用 1 次

混合人胰岛素

(50% 人胰岛素/50% 低精蛋白人胰岛素)

【别名】 诺和灵 50R　Novolin 50R

【作用与用途】 同胰岛素。

【注意事项】 本品不可静脉注射。

【用法与用量】

规　格	用　法	小 儿 剂 量
笔蕊注射剂（混悬型） 300u（3ml）	皮下注射	0.7~1.0u/（kg·d） 早餐前半小时用，必要时晚餐前再注射 1 次

半慢胰岛素锌混悬液
Semilente Insulin Zinc Suspension

【别名】　Rapitard MC Insulin

【作用与用途】　同胰岛素，作用开始于用药 60min 后，高峰在用药后 4~6h。不能作静脉注射，故不宜用于糖尿病酸中毒、非酮症高渗性昏迷。

【注意事项】　参见低精蛋白锌胰岛素。

【用法与用量】

规　格	用　法	小 儿 剂 量
注射剂 400u（10ml） 800u（10ml） 1000u（10ml）	皮下	根据血糖和尿糖水平调整用量，自小剂量开始，2 次/d，餐前 30min 用，可与其他胰岛素锌混悬液任意混合

慢胰岛素锌混悬液　Lente Insulin Zinc Suspension

【作用与用途】　为 30% 无定形的半慢胰岛素锌和 70% 结晶型极慢胰岛素锌粒子组成的混悬液。作用同低精蛋白胰岛素，用药后 2~3h 开始起效，高峰在 8~12h，持续作用 18~24h。不能静脉注射。

【注意事项】　参见低精蛋白锌胰岛素。

【用法与用量】

规　格	用　法	小 儿 剂 量
注射剂 400u（10ml） 800u（10ml） 1000u（10ml）	皮下	根据血糖和尿糖水平调整用量，1~2 次/d，a. c.

特慢胰岛素锌混悬液
Ultralente Insulin Zinc Suspension

【作用与用途】 同精蛋白锌胰岛素，皮下注射后 5～7h 作用开始，高峰在 16～18h，持续 30～36h。因作用出现慢，有时可加用普通胰岛素。

【注意事项】 用前摇匀。不可做静脉注射。

【用法与用量】

规　格	用　法	小儿剂量
注射剂 400u（10ml） 800u（10ml） 1000u（10ml）	皮下	根据血糖和尿糖水平调节用量，1 次/d，a.c.

重组人胰岛素　Recombinant Human Insulin

【别名】 中性人胰岛素　单组分人胰岛素　诺和灵 R　优泌林 R Actrapid HM

【作用与用途】 同胰岛素，可减少变态反应发生，避免脂肪萎缩及抗胰岛素作用。给药后半小时起效，2.5～5h 达最大作用，持续作用时间达 8h。用于其他胰岛素引起的变态反应、脂肪萎缩和抗胰岛素的糖尿病患者。

【注意事项】 过量可引起低血糖反应。病人以常规胰岛素（牛）治疗改用本品时，须减少用量。

【用法与用量】

规　格	用　法	小儿剂量
注射剂 400u（10ml） 笔蕊注射剂 300u（3ml）	皮下 肌内 静注	根据血糖和尿糖调整剂量，3 次/d，餐前 20min 用

门冬胰岛素　Insulin Aspart

【别名】　诺和锐　Novorapid

【作用与用途】　为速效胰岛素，为人胰岛素氨基酸链的 B_{28} 位脯氨酸被天冬氨酸替代后产生的一个重组胰岛素类似物。作用同胰岛素。

【注意事项】　儿童只有在与可溶性胰岛素相比快速起效更有利的情况下使用，否则应慎用。

【用法与用量】

规　格	用　法	小 儿 剂 量
笔蕊注射液［300u（3ml）］	皮下	紧邻餐前注射，0.5～1u/（kg·d），每日 1 次

甲苯磺丁脲　Tolbutamide

【别名】　甲磺丁脲　甲糖宁　D－860

【作用与用途】　能刺激胰岛 β 细胞释放胰岛素而降低血糖，适用于轻、中度成年型糖尿病，而对幼年型疗效不佳。

【不良反应】　有恶心、厌食、皮疹、药物热、肝损害、低血糖、血小板及粒细胞减少等。

【注意事项】　对磺胺药过敏、肾功能减退、血液病、胃及十二指肠溃疡、白细胞低下等患者忌用，孕妇慎用。

【用法与用量】

规　格	用　法	小 儿 剂 量
片剂 （0.5g）	口服	14mg/（kg·次），每日 3 次，服药 1～3 日尿糖降低后应酌减剂量

氯磺丙脲　Chlorpropamide

【别名】　Diabinese　P607

【作用与用途】　同甲苯磺丁脲，作用较持久，对甲苯磺丁脲无效或耐药者仍有效。也可用于尿崩症的治疗。

【不良反应】 似甲苯磺丁脲，对肝脏的损害较多见。

【用法与用量】

规　格	用　法	小　儿　剂　量
片剂 0.1g，0.25g	口服	5～8mg/（kg·d），每日 1 次

格列本脲　Glibenclamide

【别名】 优降糖　Glybenzcyclamide　Glyburide　HB－419

【作用与用途】 本品作用同甲苯磺丁脲，但降糖作用较强。用于轻度及中度非胰岛素依赖型糖尿病或甲苯磺丁脲无效者。

【不良反应】 偶见胃肠道反应、发热、皮肤过敏、低血糖等。

【注意事项】 肝肾功能不全、糖尿病酮症昏迷者及儿童、孕妇不宜用。

【用法与用量】

规　格	用　法	小　儿　剂　量
片剂 2.5mg，5mg	口服 （餐后服）	0.06mg/（kg·次），每日 1～2 次

格列齐特　Gliclazide

【别名】 达美康　甲磺吡脲　Diamicron

【作用与用途】 本品为第二代口服磺酰脲类降血糖药，通过刺激胰岛 β 细胞释放胰岛素，提高进食葡萄糖后的胰岛素释放，并能增加靶组织胰岛素受体，提高靶组织对胰岛素的敏感性，本品还能降低血小板黏附和聚集性，防止血栓形成，延缓心血管并发症的发生。用于非胰岛素依赖型糖尿病、肥胖型糖尿病、老年性糖尿病及伴有心血管并发症的糖尿病等。

【不良反应】 不良反应小，对肝、肾功能及血常规无不良影响。罕见有皮肤过敏，偶有血液恶病质；过量偶有低血糖，减量、停药后即消失。

【注意事项】 幼年糖尿病患者不宜单独使用本品；过量会出现低血糖，严重者有神智不清，须立即静脉补糖；有严重酮中毒、酸中毒、糖尿病前驱昏迷及昏迷、妊娠、严重肝肾功能衰竭、肺心病患者禁用。

【用法与用量】

规 格	用 法	小 儿 剂 量
片剂 40mg，80mg	口服 （餐前30min）	2mg/（kg·次），每日2~3次，根据病情做适当调整

格列喹酮 Gliquidone

【别名】 糖适平 喹磺环三酮 Glurenorm

【作用与用途】 刺激胰岛分泌内源胰岛素，用于治疗单纯饮食治疗不能理想控制的糖尿病及非胰岛素依赖型（即2型）糖尿病。

【不良反应】 极少数人有皮肤过敏反应、胃肠道反应、轻度低血糖反应及血液系统方面改变的报道。

【禁忌证】 胰岛素依赖型糖尿病（即1型糖尿病）；糖尿病昏迷或昏迷前期；糖尿病合并酸中毒或酮症；对磺胺类药物过敏者；妊娠及晚期尿毒症患者。

【注意事项】 糖尿病治疗需要规则地定期就医。服用本品也应谨慎，在摸索合适剂量的过程中和改用药品时，即使理想的治疗剂量已经达到，也应注意。有严重肾病疾患时应慎用，若发生低血糖、发热、皮疹、恶心等，应从速就医，应坚持严格的饮食治疗，若未按时进食或未按医嘱用药，都可以引起低血糖，万一发生低血糖，只需进行糖纠正，极少数病情严重者可静注葡萄糖。一旦发生皮肤过敏反应，应停用本药，代之以其他降糖药或胰岛素。

【用法与用量】

规 格	用 法	小 儿 剂 量
片剂 30mg	口服 （餐前30min）	据个体情况而定，0.3~2.4mg/（kg·d），分1~3次

格列波脲　Glibornuride

【别名】　克糖利　甲磺冰脲

【作用与用途】　本品为磺酰脲类口服高效降血糖药，可刺激胰岛β细胞释放胰岛素。用于成年型糖尿病，也用于非胰岛素依赖型，单靠饮食不能很好控制的糖尿病。

【不良反应】　很少发生低血糖，个别患者有过敏性皮炎及胃肠道紊乱。

【注意事项】　严重肾功能不全、对磺酰脲类不能耐受、有糖尿病昏迷及昏迷前的青年型糖尿病、酮性酸中毒及孕妇等禁用；长期服用本品，须在医师监护下进行。

【用法与用量】

规　格	用　法	小　儿　剂　量
片剂 12.5mg，25mg	口服	开始量 0.25mg/（kg·次），每日 1~2 次，每隔 3~7 日逐增 0.25~0.5mg/（kg·d），直至 0.5~1mg/（kg·d），分 1~2 次

格列吡嗪　Glipizide

【别名】　美吡达　瑞易宁　迪沙

【作用与用途】　本品为第二代磺脲类降糖药。作用迅速，可有效地控制餐后高血糖。还能逆转早期糖尿病微血管病变，纠正脂代谢异常，抑制血小板聚集，增加血纤维蛋白溶解酶的活性。

【不良反应】　偶见皮肤过敏及胃肠道反应。极个别出现低血糖。

【注意事项】　由其他磺脲类改用本品需监测 1~2 周，以防发生低血糖。

【用法与用量】

规　格	用　法	小　儿　剂　量
片剂 2.5mg，5mg	口服	0.1~0.2mg/（kg·d），分 1~3 次，a.c. 根据血糖浓度加减剂量，不超过 15mg/d

格列美脲 Glimepiride

【别名】 亚莫利 Amarel Amaryl

【作用与用途】 作用机制同格列本脲，但与周边受体结合的离解速度较之为快，较少引起低血糖，本品口服吸收迅速而完全，$2 \sim 3h$ 达峰值，$t_{1/2}$ 为 $5 \sim 8h$，临床用于 2 型糖尿病。

【注意事项】 孕妇、哺乳期、有明显肝损害者、重度肾损害者禁用。轻度肾功能损害可服用小剂量。服药时片剂整吞，不要嚼碎。

【用法与用量】

规 格	用 法	小 儿 剂 量
片剂 1mg，2mg，3mg	口服	开始 0.02mg/（kg·d），a.c. 以后每隔 1～2 周根据血糖调整剂量，一般 0.02～0.08mg/（kg·d），最大量 0.1mg/（kg·d） 在达到满意疗效后，可试行减量，采用最低有效量，避免低血糖

瑞格列奈 Repaglinide

【别名】 诺和龙 Novonorm

【作用与用途】 本品为新型短效口服促胰岛素分泌的降糖药。可刺激胰岛释放胰岛素，使血糖水平快速降低，此作用依赖于胰岛中尚有功能的巨细胞。用于饮食控制、降低体重与运动不能控制的 2 型糖尿病。口服 30min 内即出现促胰岛素分泌反应。

【不良反应】 可引起低血糖反应，可出现视觉异常、腹痛、腹泻、恶心、呕吐、便秘、肝功能指标升高，多数为轻度、暂时性；还有瘙痒、发红、荨麻疹等皮肤过敏反应。

【注意事项】 1 型糖尿病、C 肽阴性糖尿病、伴随或不伴随糖尿病酮症酸中毒、妊娠、哺乳期、12 岁以下儿童、严重肝肾功能不全患者禁用。本品与二甲双胍合用有协同作用，但可能增加低血糖的危险性。

【用法与用量】

规　格	用　法	小　儿　剂　量
片剂 0.5mg，1mg，2mg	口服	依个人血糖水平而定，推荐起始剂量为：0.01mg/（kg·次），a.c.，最大剂量0.1mg/（kg·次），不超过0.3mg/（kg·d）

那格列奈　Nateglinide

【别名】　唐力　Starlix

【作用与用途】　本品为氨基酸衍生物，口服抗糖尿病药，本品依赖胰岛β细胞功能，通过与β细胞膜上的ATP敏感性K^+通道受体结合并将其关闭，使细胞极化，钙通道开放，钙内流，刺激胰岛素分泌，降低血糖。用于2型糖尿病的治疗。

【不良反应】　可有低血糖症状，如出汗、发抖、头晕、食欲增加、心悸、恶心、疲劳和无力，这些症状及时进食可以缓解。极少数患者可出现肝酶一过性增高，很少因其导致停药。有极少数发生皮疹、瘙痒和荨麻疹等过敏反应的报道。其他偶见胃肠道反应（腹痛、腹泻、消化不良），头痛等。

【注意事项】　对本品过敏，1型糖尿病及糖尿病酮症酸中毒的患者禁用。有重度感染、手术后或有严重外伤的患者慎用。对司机和驾驶人员应警惕低血糖的发生。不推荐孕妇和哺乳期妇女使用。本品不适于用磺脲类治疗不理想的病人。

【用法与用量】

规　格	用　法	小　儿　剂　量
片剂（120mg）	口服	每次1.5~3mg/kg，每日3次，a.c

盐酸二甲双胍　Metformin Hydrochloride

【别名】　甲福明　降糖片　Melbin　Glucophage

【作用与用途】　为双胍类口服降糖药。可促进葡萄糖在体内无氧酵解及周围组织对葡萄糖的利用，抑制肝糖原异生及肠壁细胞对葡萄糖的摄取。用于非胰岛素依赖型糖尿病，特别是肥胖型。与磺脲类降糖药有协同作用。

【不良反应】 有胃肠道反应，如胃不适、食欲减退、腹泻和皮疹等。

【注意事项】 禁用于糖尿病酮症酸中毒、肺心病或合并严重感染者，孕妇及心、肝、肾功能不全者忌用。

【用法与用量】

规　格	用　法	小 儿 剂 量
片剂 0.25g，0.50g，0.85g	口服	7mg/（kg·次），每日 3 次

罗格列酮　Rosiglitazone

【别名】 文迪雅　Avandia

【作用与用途】 本品属噻唑烷二酮类。为胰岛素增敏剂，通过增加骨骼肌、肝脏、脂肪组织对胰岛素的敏感性，提高细胞对葡萄糖的利用而发挥降低血糖的疗效。但要求胰岛尚有分泌胰岛素的能力，用于 2 型糖尿病患者，也可与磺脲类、双胍类合用，治疗单用这些药物时，血糖控制不佳者。

【不良反应】 本品单独使用很少引起低血糖。老年患者可能发生轻度至中度浮肿及轻度贫血。

【注意事项】 本品不宜用于 1 型糖尿病及糖尿病酮症酸中毒患者。水肿患者慎用本品，对有心力衰竭倾向的患者，应严密监测其心力衰竭的症状和体征。

【用法与用量】

规　格	用　法	小 儿 剂 量
片剂 2mg，4mg，8mg	口服	开始 0.1mg/（kg·d），分 1～2 次，12 周后如空腹血糖下降不理想，剂量可加至 0.15mg/（kg·d）

吡格列酮 Pioglitazone

【别名】 瑞彤 Actos

【作用与用途】 作用同罗格列酮，为胰岛素增敏剂，但发挥作用较之缓慢，且维持作用时间较长。适用于 2 型糖尿病，也可与磺脲类、二甲双胍或胰岛素合用。

【注意事项】 服药与进食无关。孕妇、哺乳期妇女禁用。可致血浆容积增加和由前负荷增加而引起心脏肥大，不宜用于心功能Ⅲ级或Ⅳ级的病人。定期测定肝功能及监测血糖对本品的反应。

与磺脲类合用发生低血糖时，可撤掉磺脲类药物。

【用法与用量】

规 格	用 法	小 儿 剂 量
片剂 15mg	口服	开始 0.3 ~ 0.6mg/（kg·d），每日 1 次 疗效不佳时可增加剂量至 1mg/（kg·d）

阿卡波糖 Acarbose

【别名】 拜糖平 Glucobay

【作用与用途】 在肠道内竞争性抑制葡萄糖苷酶，可降低多糖及双糖分解成葡萄糖，减少并延续吸收，因此具有降低餐后高血糖和血浆胰岛素浓度的作用。可用于各型糖尿病。

【不良反应】 有腹泻、肠鸣、腹胀及腹痛。

【注意事项】 避免与抗酸药、考来烯胺、肠道吸附剂及消化酶类药物同服。可发生低血糖，一旦发生不能用蔗糖口服，而应该用葡萄糖急救。可与磺脲类及双胍类药物合用。孕妇禁用。

【用法与用量】

规 格	用 法	小 儿 剂 量
片剂 50mg，100mg	口服	0.5 ~ 1mg/（kg·次），每日 3 次

伏格列波糖　Voglibose

【别名】　倍欣　Basen

【作用与用途】　本品选择性地抑制肠道内双糖水解酶 α - 葡萄糖苷酶，延迟双糖水解及葡萄糖的吸收，使餐后高血糖得以控制。

【不良反应】　有时出现腹胀，排气增加，偶可出现肠梗阻样症状。偶见黄疸及严重肝功能损害。严重肝硬化病人用药时，应注意观察排便情况，发现异常应立即停药及适当处理。可发生低血糖，一旦发生应给予葡萄糖，不能用蔗糖治疗。

【用法与用量】

规　格	用　法	小 儿 剂 量
片剂（200μg）	口服	5~6μg/（kg·次），每日3次，a.c.

依帕司他　Epalrestat

【别名】　Kinedak

【作用与用途】　为醛糖还原酶抑制剂，可抑制葡萄糖还原成山梨醇。已知山梨醇能影响神经细胞功能，它在神经元内蓄积会引起糖尿病性支配感觉运动的外周神经病症状。可用于预防、改善和治疗糖尿病并发的末梢神经障碍（麻木、疼痛），振动感觉异常及心搏异常（显示糖化血红蛋白高）。适用于糖化血红蛋白高的糖尿病患者。

【不良反应】　偶见肌酐、胆红素及氨基转移酶升高，此外尚可见红斑、水疱等症状。

【注意事项】　用12周无效时，应改用其他方法治疗。对伴有不可逆的器质性变化的糖尿病性末梢神经障碍的患者不肯定其疗效。服用本品后，尿液呈黄褐色，会影响胆红素及酮体尿定性试验。孕妇及哺乳期妇女禁用。

【用法与用量】

规　格	用　法	小 儿 剂 量
片剂 50mg	口服	1mg/（kg·次），每日3次，a.c. 根据症状适当增减剂量

高血糖素　Glucagon

【别名】　胰高血糖素　Glukagon

【作用与用途】　是胰腺 α 细胞分泌的一种激素。小量能促进肝糖原分解及糖异生，使血糖升高。大量促进脂肪分解；兴奋肾上腺髓质释放儿茶酚胺，并促进胰岛素的释放。对心血管系统有增强心肌收缩力和加快心率的作用。用于心源性休克、各种低血糖症、促进肝细胞再生、改善肝细胞代谢。

【不良反应】　有恶心、呕吐、低血钾、过敏等不良反应。长期使用后突然停药会出现低血糖。

【注意事项】　不宜长期静脉滴注；嗜铬细胞瘤、低血钾患者忌用；有抑制凝血因子合成作用，与抗凝药合用要减少后者剂量。治疗低血糖若注射 20min 后仍不见效者，应立即使用葡萄糖。

【用法与用量】

规　格	用　法	小儿剂量
注射剂 1mg，10mg	皮下 肌内 静注 静滴	低血糖：0.03mg/（kg·次） 1mg/次，用 G. S. 500ml 稀释

第十三章
维生素类药物

维生素 A　Vitamin A

【作用与用途】　本品具有促进生长、维持上皮组织功能、参与视紫质的合成、增强视网膜光感力、参与体内多数氧化过程，并促进免疫能力。用于维生素 A 缺乏症，如夜盲症、干眼症及角膜软化症等。

【不良反应】　大剂量可引起骨痛、颅内压增高、皮疹、瘙痒、毛发枯干、脱发、口唇皲裂等中毒症状。

【注意事项】　成人一次剂量超过 100 万 u，小儿每日 2 万 u 以上连服数月或一次 30 万 u，即可发生急性中毒；若每日 10 万 u 连续用药半年即可引起慢性中毒；治疗量只能短期应用，治愈即改预防量；怀孕早期过量可致畸胎。

【用法与用量】

规　格	用　法	小 儿 剂 量
胶囊剂 5000u，25000u	口服	预防：婴儿 600～1500u/d　儿童 2000～3000u/d
注射剂 25000u	肌内	治疗：婴儿 5000～10000u/d　儿童 5000～15000u/d　疗程 10 日

维生素 AD　Vitamin AD

【作用与用途】　除具有上述维生素 A 的作用外，维生素 D 可促进钙、磷吸收，维持血中钙、磷平衡，并促进钙、磷沉着于骨骼中，用于防治佝偻病及婴儿手足搐搦症，防治夜盲症及干燥性眼病。

【注意事项】　维生素 A 与维生素 D 过量皆可中毒，应严格控制剂量，治愈后及时改为预防量。

【用法与用量】

规　格	用　法	剂　　量
胶丸 VitA3000u/VitD300u（预防用） VitA10000u/VitD1000u（治疗用）	口服	1岁以下小儿：1粒/d 1岁以上小儿：1粒/d
滴剂 每克含： ①VitA5000u/VitD500u（预防用） ②VitA9000u/VitD3000u（治疗用） ③VitA50000u/VitD5000u（治疗用）		3岁以下：5滴/次 3岁以上：5~15滴/次 1~2次/d
软囊滴剂 VitA1800u/VitD600u		1岁以上：1粒/d
注射剂 每1ml含： VitA50000u/VitD5000u	肌内	3岁以下：0.5ml/次 3~12岁：0.5~1ml/次

注：VitA为维生素A；VitD为维生素D。

维生素 D$_2$　Vitamin D$_2$

【别名】 骨化醇　Calciferol　VitD$_2$

【作用与用途】 同维生素AD。

【不良反应】 大量久服可引起高血钙、食欲减退、呕吐、腹泻甚至软组织异位骨化。若肾功能受损，可出现多尿、蛋白尿、肾功能减退等。怀孕早期过量服用可致胎儿畸形。

【注意事项】 用注射剂前、后均应补充钙剂。发现中毒症状及时停药及停服钙剂，并给予泼尼松以抑制肠钙吸收；营养性佝偻病治愈后即改预防量。

【用法与用量】

规　格	用　法	小儿剂量
胶丸剂 1万u/粒	口服	预防：400u/d 治疗：2500~5000u/d
注射剂 40万u（1ml）	肌内	治疗：20万~40万u/次，每4周1次，连用2次；营养性佝偻病一般只用1次，遗传代谢性及肝肾疾患所致佝偻病遵医嘱

维生素 D₃   Vitamin D₃

【别名】 胆固化醇   VitD₃

【作用与用途】 同维生素 D₂。

【注意事项】 同维生素 D₂。

【用法与用量】

规　格	用　法	小儿剂量
注射剂 15 万 u（0.5ml） 30 万 u（1ml） 60 万 u（1ml）	肌内	治疗： 15 万~30 万 u/次，每 4 周 1 次，连用 2 次

胆维丁   Vigantol Cholecalciferol

【作用与用途】 本品为维生素 D₃ 与胆固醇的 1:1 复合物。作用同维生素 D₃。

【用法与用量】

规　格	用　法	小儿剂量
片剂 1 万 u	口服	预防：1 万 u/次，2~5 次/月 治疗：轻症，6 万~10 万 u/月，中症，10 万~20 万 u/月，重症，30 万 u/月，均分 6 次或 30 次服用，用 1 个月，愈后改预防量

阿法骨化醇   Alfacalcidol

【别名】 骨化二醇   阿法迪三

【作用与用途】 维生素 D₃ 须经肝和肾的羟化酶代谢成为羟基化的 1α，$25-(OH)_2D_3$ 后才有活性，而本品不需在肾脏 1α 位羟基化，只需在肝脏进行 25 位羟基化即为有活性的 1α，$25-(OH)_2D_3$。因此本品可适用于肾功能不良的病人。

【不良反应】 有时可见胃肠道不良反应、肝功能异常、精神和神经系统症状及皮肤反应。

【注意事项】 为了预防过量给药，在服用本剂期间，应定期测定血清钙值，调整服药量以免超过正常血钙值。在发现高血钙时，应立即停止服药。在血清钙值恢复正常后，开始减量。与镁制剂合用，偶有引起高镁血症的报道。孕妇用药应权衡利弊，只有在利大于弊的情况下才能使用。

【用法与用量】

规　格	用　法	小 儿 剂 量
片剂 0.25μg，0.5μg	口服	慢性肾衰佝偻病：0.01～0.03μg/（kg·d） 维生素 D 代谢异常：0.05～0.1μg/（kg·d），每日 1 次

骨化三醇　Calcitriol

【别名】 罗钙全　Rocaltrol

【作用与用途】 本品为维生素 D_3 的 1，25 - 双羟的代谢物，是在维生素 D 类药物中抗佝偻病作用最强者，作用同维生素 D_3。适用于肾性骨营养不良和甲状旁腺功能低下的病人。

【不良反应】 肾功能不全时，存在高钙血症和高磷血症，促进软组织中钙的沉淀。长期大剂量使用可出现全身乏力，胃肠道反应，肾功能损害。

【注意事项】 定期监测血钙、尿钙、血磷、血肌酐和碱性磷酸酶，注意其他药物所补充的维生素 D，不可过量使用。对维生素 D 过敏者、高钙血症、尿钙过高、钙结石、组织钙化（肾钙质沉着）、原发性甲状旁腺功能亢进者禁用。哺乳期妇女禁用。孕妇使用应权衡利弊。

【用法与用量】

规　格	用　法	小 儿 剂 量
胶囊剂 0.25μg，0.5μg	口服	甲状旁腺功能低下、佝偻病： >6 岁，0.25μg/次，1 次/d

维生素 E　Vitamin E

【别名】　生育酚　Tocopherol　VitE

【作用与用途】　为强抗氧剂，对维持生殖功能及肌肉等组织的正常代谢有重要作用。用于肌营养不良、新生儿硬肿症、早产儿溶血性贫血、动脉硬化、不育症及预防习惯性流产与先兆流产等。

【不良反应】　长期大剂量服用部分病例有恶心、疲劳、眩晕、视力模糊及性功能紊乱等。偶见低血糖、血栓性静脉炎、凝血酶原降低及小儿脱水。

【用法与用量】

规　格	用　法	小儿剂量
胶丸 5mg, 50mg, 100mg	口服	5mg/次，3 次/d
注射剂 50mg（1ml）	肌内	50mg/次，1 次/d

维生素 B₁　Vitamin B₁

【作用与用途】　本品维持心脏、神经及消化系统的正常功能，促进糖代谢，有助于食物摄取，缺乏时易发生食欲减退及消化不良。用于脚气病、心肌炎、神经炎及消化不良等的治疗及辅助治疗。

【注意事项】　注射偶见过敏反应，个别可发生过敏性休克，故现已很少采用注射。本品不得静脉注射。

【用法与用量】

规　格	用　法	小儿剂量
片剂（10mg）	口服	预防：3~5mg/d 治疗：5~10mg/次，3 次/d
注射剂 50mg（2ml） 100mg（2ml）	肌内 皮下	25~50mg/次，1 次/d

维生素 B$_2$ Vitamin B$_2$

【别名】 核黄素 Riboflavin VitB$_2$

【作用与用途】 本品为机体内黄素酶类辅基的成分，直接影响生物氧化和组织代谢，并维持视觉功能。主要用于口角炎、舌炎、结膜炎、角膜炎、阴囊炎、脂溢性皮炎等。

【注意事项】 饭后服可吸收完全；不宜与甲氧氯普胺合用；服后尿呈黄绿色。

【用法与用量】

规　格	用　法	小　儿　剂　量
片剂 5mg	口服	2.5~5mg/次，3 次/d
注射剂 5mg，10mg	肌内	2.5~5mg/次，1 次/d

维生素 B$_6$ Vitamin B$_6$

【别名】 吡多辛 Pyridoxine VitB$_6$

【作用与用途】 参与氨基酸及脂肪等多种代谢。可防治长期大量服用异烟肼所引起的周围神经炎以及药物引起的胃肠道反应、妊娠呕吐、糙皮病等。局部外用，可治疗痤疮、酒糟鼻、脂溢性皮炎、湿疹等。

【用法与用量】

规　格	用　法	小　儿　剂　量
片剂（10mg）	口服	5~10mg/次，3 次/d
注射剂［50mg（1ml）］	肌内 静注	12.5~50mg/次，1 次/d

复合维生素 B

【别名】 复合 B Vitamin B Complex

【作用与用途】　补充 B 族维生素，用于维生素 B$_1$、维生素 B$_2$、维生素 B$_6$ 等缺乏病。

【用法与用量】

规　格	用　法	小 儿 剂 量
片剂 每片含：VitB$_1$3mg，VitB$_2$ 1.5mg，VitB$_6$ 0.2mg，烟酰胺 10mg	口服	1 片/次，1～3 次/d
溶液剂 100ml		2.5～10ml/次，3 次/d
注射剂 每支含：VitB$_1$ 20mg，VitB$_2$ 2mg，VitB$_6$ 2mg，烟酰胺 30mg	皮下 肌内	1 支/次，1 次/d

烟酸　Nicotinic Acid

【别名】　尼古丁酸　维生素 PP　Niacin　Nicotene

【作用与用途】　促进细胞代谢、扩张血管、降低胆固醇。用于糙皮病、舌炎、口炎、冠状动脉供血不足、血栓闭塞性脉管炎、脑血管痉挛及脑血栓形成等病。

【不良反应】　有皮肤潮红、瘙痒、热灼感和恶心、心悸、荨麻疹等。过量可出汗、腹痛、高血糖、黄疸、昏厥。

【注意事项】　有中毒反应须立即停药；消化道溃疡病患者应慎用。

【用法与用量】

规　格	用　法	小 儿 剂 量
片剂 50mg，100mg	口服	0.5～1mg/（kg·次），每日 3 次
缓释片 0.5g		不推荐服用
注射剂 20mg（2ml） 50mg（5ml）	静注	20～50mg/次，1 次/d 以 25% G.S. 20ml 稀释后缓慢推注

烟酸肌醇酯 Inositol Nicotinate

【别名】 烟肌酯 Hexanicotol Linodil Hexopal

【作用与用途】 为一温和的周围血管扩张剂，在体内水解成烟酸和肌醇，其血管扩张作用较烟酸缓和而持久，没有潮红和胃不适反应，对病变部位有选择性地使血管扩张，对正常血管作用较弱。此外并有溶解血栓、抗凝、抗脂肪肝，降低毛细血管脆性等作用。

用于高脂血症、冠心病、各种末梢障碍性疾病（如闭塞性动脉硬化症、肢端动脉痉挛症、冻伤、血管性偏头痛等）的辅助治疗。

【不良反应】 可有轻度恶心、发汗、瘙痒感等。

【注意事项】 胃酸缺乏者应同时服用稀盐酸或柠檬汁以减少不良反应。

【用法用量】

规　格	用　法	小儿剂量
片剂 0.2g	口服	0.01mg/（kg·次），每日3次 疗程1~3个月

烟酰胺 Nicotinamide

【作用与用途】 同烟酸，但无血管扩张作用。

【注意事项】 肌注可有剧痛。

【用法与用量】

规　格	用　法	小儿剂量
片剂 50mg，100mg	口服	25~50mg/次，2~3次/d
注射剂 50mg（1ml） 100mg（1ml）	静滴	25~100mg/次，1次/d

维生素C Vitamin C

【别名】 抗坏血酸 Ascorbic Acid

【作用与用途】 参与糖代谢及氧化还原，促使组织产生细胞间质，减少毛细血管通透性，加速血液凝固，刺激造血功能，降低血脂，增强免疫力和解毒功能，且具有抗组胺及致癌物质生成的作用。用于各种急慢性感染、紫癜及防治坏血病。大剂量静注治疗肝炎、心肌炎、急性心源性休克。

【不良反应】 大剂量可引起腹泻、皮疹、胃酸增多、胃液反流，有时尚见泌尿道结石，静注血管内溶血、凝血、血栓形成。孕妇大量服用可造成婴儿坏血病。

【注意事项】 忌与碱类药物、氧化、还原性药物（如核黄素、含金属离子药物、维生素K等）配伍；长期用药不宜骤停，否则出现坏血病症状；长期服用可引起铜、锌缺乏症。

【用法与用量】

规 格	用 法	小 儿 剂 量
片剂（0.1g） 泡腾片（0.5g，1g）	口服	50～100mg/次，3次/d 预防：50～100mg/d
注射剂 0.1g（2ml） 0.5g（5ml） 1g（2.5ml）	肌内	50～100mg/次，1～2次/d
	静注 静滴	200～400mg/次，1次/d 心肌炎：2～4g/次，1次/d

芦丁　Rutin

【别名】 维生素P　芸香苷　络通　Rutoside　Birutan

【作用与用途】 能维持毛细血管的抵抗力，降低其通透性及脆性，促进细胞的增生和防止血细胞的凝集，此外尚有抗炎、抗过敏、利尿、解痉、降血脂、保护溃疡面的作用。用于防治高血压脑病、视网膜出血、紫癜、急性出血性肾炎。

【注意事项】 与维生素C同用时可增强活性。

【用法与用量】

规 格	用 法	小 儿 剂 量
片剂（20mg）	口服	10～20mg/次，3次/d

维生素 K₁ Vitamin K₁

【作用与用途】 用于凝血酶原过低症、阻塞性黄疸、肝硬化、胆道造瘘术前、新生儿出血体质、长期使用抗生素引起的腹泻及双香豆素、水杨酸制剂过量引起的出血。

【不良反应】 少数病人注射后可出现潮红、出汗、胸闷，快速大量静滴则有呼吸困难、心动过速、血压下降、甚至死亡；大剂量可产生溶血性贫血、高胆红素血症、核黄疸。

【用法与用量】

规　格	用　法	小　儿　剂　量
注射剂 2mg（1ml） 10mg（1ml）	肌内 静注	5～10mg/次，1～2次/d 新生儿预防出血：0.5～1mg/次 治疗出血：1～2mg/次，1次/4～6h

维生素 K₃ Vitamin K₃

参见第十章　一、亚硫酸氢钠甲萘醌。

维生素 K₄ Vitamin K₄

参见第十章　一、甲萘氢醌。

小儿善存 Centrum JR

【作用与用途】 营养补充药，用于12岁以下儿童生长发育营养补充及防治因维生素缺乏所致的各种疾病。

【用法与用量】

本品片剂每片含：维生素 A 5000u、维生素 D 400u、维生素 C 50mg、维生素 B₁ 1.5mg、维生素 B₂ 1.7mg、维生素 B₆ 2mg、维生素 B₁₂ 4μg、叶酸 100μg、烟酰胺 20mg、泛酸 10mg、钙 162mg、磷 125mg。口服，每日1片。

小施尔康 Theragran Junior

【作用与用途】 本品含有儿童正常代谢所必需的多种维生素，当机体缺乏维生素时，可用之补充。

【用法与用量】

本品片剂每片含：维生素 A 5000u、维生素 D 400u、维生素 E 30u、维生素 C 60mg、叶酸 0.4mg、维生素 B_1 1.5mg、维生素 B_2 1.7mg、烟酰胺 20mg、维生素 B_6 2mg、维生素 B_{12} 6μg。嚼服，生长期儿童每日 1 片。

小儿九维他

【作用与用途】 本品含有 9 种人体维持正常代谢功能所必需的维生素。用于儿童发育障碍、软骨病、营养不良，病后失调、新陈代谢障碍、肝肾功能不全、贫血、食欲减退、多发性神经炎、脚气病、舌炎、癞皮病、皮肤炎、角膜炎、夜盲症、视力衰竭、眼球干燥症、牙槽炎、牙质细胞萎缩及退化、牙龈松软、牙槽出血以及维生素缺乏症的治疗和预防。

【用法与用量】

规 格	用 法	小 儿 剂 量
片剂 每片含：VitA 1250u, VitC 15mg, $VitB_1$ 1mg, $VitD_2$ 200u, $VitB_2$ 0.5mg, VitE 0.5mg, $VitB_6$ 0.25mg, 烟酰胺 5mg, 泛酸钙 0.5mg	咀嚼 含服 吞服	预防量：<12 岁，1 片/d； 　　　　>12 岁，2 片/d 治疗量：1~4 片/次，3 次/d

第十四章
酶类及其生化制剂

一、酶类药物

胰蛋白酶 Trypsin

【别名】 Tryptar Parenzyme Trypure

【作用与用途】 具有分解肽链的作用，能消化溶解变性蛋白质，对未变性的蛋白质无作用，因此能使脓、痰液，血凝块等消化变稀，易于引流排出，加速创面净化，促进肉芽组织新生。此外并有抗炎作用。用于脓胸、血胸、外科炎症、溃疡、创伤、瘘管等所产生的局部水肿、血肿、脓肿。喷雾吸入，用于呼吸道疾病；并可用于毒蛇咬伤。

【不良反应】 常见寒战、发热、头痛、头晕、胸痛、腹痛，一般可给抗组胺药、解热药预防。

【注意事项】 不可用于急性炎症及腔内出血者；有肝肾损伤、血液凝固异常、出血倾向者忌用；吸取药液后应另换针头注射以免疼痛；不可静脉用药；用药应先做划痕试验，注意可能发生的过敏反应；溶解后应于3h内用完。

【用法与用量】

规　格	用　法	小儿剂量
粉针剂 1000u, 2000u, 5000u, 10000u	肌内	100~200u/（kg·次），每日1次
溶液剂0.1% （1mg=1000u）	喷雾 吸入	50~100u/（kg·次），每日1次，（500u/ml）

糜蛋白酶 Chymotrypsin

【作用与用途】 同胰蛋白酶。

【不良反应】　注射部位疼痛，可引起局部红肿；个别有荨麻疹、恶心、头晕等反应；有过敏反应。

【注意事项】　与抗生素、磺胺合用可增加疗效；有严重肝病者禁用。

【用法与用量】

规　格	用　法	小　儿　剂　量
粉针剂 1mg，5mg	肌内	0.1mg/（kg·次），每日1次
	腔道或气管滴入	0.1mg/（kg·次），每日1次（0.5mg/ml）

玻璃酸酶　Hyaluronidase

【别名】　透明质酸酶　Ronidase　Wydase　Atidase　Spactor

【作用与用途】　为黏多糖分解酶，能破坏组织中透明质酸，使局部积液加快扩散、吸收，用于外伤性血肿和术后肿胀。

【注意事项】　与局麻药合用，可促进麻醉药的扩散，加速麻醉效果的产生及减少伤口出血；与肝素合用既可减轻疼痛，又可促进肝素吸收，但肝素可抑制本药的活性，故两者临用前配伍，不宜混合后久置；与胰岛素合用，能增加胰岛素的吸收量；注射时可加1%～2%的普鲁卡因止痛；有休克、心衰及感染的患者禁用。

【用法与用量】

规　格	用　法	小　儿　剂　量
粉针剂 150u，1500u	局部注射	100～300u/次，2次/d
	皮下肌内	150～500u/次，1次/1～2d

菠萝蛋白酶　Bromelains

【别名】　菠萝酶　Ananase

【作用与用途】　系植物蛋白水解酶，用作抗水肿及抗炎药。用于各种血栓、血肿、水肿和支气管炎、哮喘、肺炎、肺脓疡、产后乳房充血、乳腺炎、产后血栓静脉炎、视网膜炎。与抗菌药物合用治疗关节炎、关节周围炎、蜂窝组织炎、皮肤溃疡。

【注意事项】 有胃肠道溃疡、严重肝肾疾患或血液凝固功能不全者忌用；遇胃蛋白酶后即被破坏，故片剂宜吞服，不要嚼碎。

【用法与用量】

规 格	用 法	小 儿 剂 量
片剂（5万u）	口服	1000～2000u/（kg·次），每日3～4次

亦可按5万u/（m²·次）计算。

双链酶 Streptokinase – Streptodornase（SK – SD）

【作用与用途】 本品系链激酶与脱氧核糖酸酶的混合酶，前者有溶解血栓血块的作用，后者可分解脱氧核酸及核蛋白，以液化脓液。用于清创、消炎、祛痰引流，并能清除水肿、血肿、溶解血栓、血块等。

【不良反应】 注射局部有血肿；长期应用少数有发热、出汗、头痛、恶心等。

【注意事项】 本品不能作静脉注射用；本药一经溶解需保存在冰箱中，不超过24h；使用中如出现大量出血应立即停药并给止血药；出现不良反应可给泼尼松、地塞米松、异丙嗪等以缓解。

【用法与用量】

规 格	用 法	小 儿 剂 量
片剂（SD5000u，SK10000u）	含服	半片/次，3～4次/d
注射剂（SK、SD各2500u；SK、SD各5000u）	球后球结膜下局部注射	眼前房出血、玻璃体积血：500～1000u/次，2次/w
溶液剂（将片剂溶于10ml冷开水中）	局部湿敷	治疗化脓性中耳炎、结膜炎、鼻炎、齿龈炎：外用，q.s.，1次/1～2h

抑肽酶 Aprotinin

【别名】 Trasylol

【作用与用途】 能抑制胰蛋白酶、糜蛋白酶和心肌抑制因子，为广谱溶蛋白酶抑制剂。用于胰腺炎的防治；并能阻止纤维蛋白溶酶原活化，用于纤维蛋白溶解所引起的急性出血及各种严重休克引起的纤溶出血（可有过敏反应）。过敏试验剂量：1万 u/次，10min 内缓慢滴注后，无过敏反应者，才能进行治疗。

【用法与用量】

规　格	用　法	小 儿 剂 量
注射剂 5 万 u（5ml） 10 万 u（5ml）	静注 静滴	500 ~ 1000u/（kg·次），4 次/d（静注需缓慢） 预防手术粘连：400 ~ 800μ/（kg·次）

溶菌酶　Lysozyme

【作用与用途】　为分解黏多糖的多肽酶，有抗病毒、抗菌和止血、消肿、消除局部坏死组织，加快组织恢复功能的作用。与抗菌药物合用可增强疗效。用于细菌或病毒感染引起的急慢性疾患。也用于带状疱疹和扁平疣、粘连性炎症和溃疡性结肠炎。

【用法与用量】

规　格	用　法	小 儿 剂 量
肠溶片（10mg） 口含片（20mg） 溶液剂 1% ~ 2%	口服 口含 局部应用	2 ~ 4mg/（kg·d），分 3 次 20mg/次，4 ~ 6 次/d 用甘油或 N. S. 溶解

复合磷酸酯酶　Phosphoesterases Complex

【作用与用途】　为具有磷酸酯酶活性的多酶制剂，促进或调节人体正常代谢，用于迁延性、慢性肝炎、早期肝硬化、硬皮病、牛皮癣、白细胞减少症等。

【用法与用量】

规　格	用　法	小 儿 剂 量
片剂（50mg，75mg）	口服	50 ~ 100mg/次，p. c.，3 次/d，连服 1 ~ 2 个月

泛癸利酮　Ubiquinone－10

【别名】　辅酶 Q_{10}　癸烯醌　能气朗　Coenzyme Q_{10}　Co－Q_{10}
Ubidecarenone Neuqinon

【作用与用途】　呼吸链中起递氢体的作用，对一系列酶均有激活作用。改善心脑代谢，促进免疫功能，治疗心肌炎、脑血管疾病。

【不良反应】　可有恶心、胃不适、食欲减退，偶见荨麻疹及一过性心悸。

【用法与用量】

规　格	用　法	小　儿　剂　量
胶囊剂、片剂 5mg、10mg	口服	10mg/次，3 次/d
注射剂 5mg（2ml）	肌注 静注	>3 岁，5mg/次，1 次/d

辅酶 A　Coenzyme A

【作用与用途】　系体内乙酰化反应的辅酶，对糖、蛋白质、脂肪代谢起重要作用。用于肝炎、肝昏迷、脂肪肝、冠心病、白细胞或血小板减少症，亦可作为肾病综合征和尿毒症的辅助治疗。

【注意事项】　本品 50u 与 ATP 注射剂 20mg、细胞色素 C15mg 加于 25% G.S. 40ml 中，作为能量合剂使用。

【用法与用量】

规　格	用　法	小　儿　剂　量
粉针剂 50u、100u	肌内	25~50u/次，1~2 次/d，用 N.S. 2ml 溶化
	静滴	25~50u/次，1 次/d，用 G.S. 250ml 稀释

二、生化制剂

三磷腺苷　Adenosine Triphosphate

【别名】　三磷酸腺苷　腺三磷　Atriphos　ATP

【作用与用途】　为体内能量代谢的主要来源，参与脂肪、蛋白质、糖、核酸、核苷酸的代谢，改善细胞营养、恢复脏器损伤。用于肝炎、心肌炎、营养不良、贫血的治疗。

【注意事项】　静注宜缓慢，以免引起低血压、眩晕等；脑出血初期忌用；不得与氯丙嗪、万古霉素、磺胺嘧啶钠、毒毛花苷 K、碳酸氢钠、ACTH、异戊巴比妥钠、硫喷妥钠、异丙嗪、氨茶碱等伍用；应低温干燥贮存。

【用法与用量】

规　格	用　法	小儿剂量
片剂（20mg） 注射剂［20mg（2ml）］	口服 肌内	<5 岁，10mg/次；>5 岁，20mg/次；1 ~ 2 次/d
粉针剂 20mg	静注 静滴	<5 岁，10mg/次；>5 岁，20mg/次；1 次/d，以 G.S. 稀释缓慢静注或静滴

细胞色素C　Cytochrome C

【作用与用途】　为细胞呼吸激活剂，当组织缺氧时，可进入细胞内矫正细胞呼吸，促进物质代谢。用于组织缺氧的各种疾病，如心肌炎、心肌梗死、脑炎、肺炎、一氧化碳中毒。

【不良反应】　个别患者可有过敏，用前应先做皮试，以本品 1 滴，滴于前臂内侧皮肤划刺至少量出血，15 ~ 20min 后观察局部，若红肿大于 1cm 以上，丘疹大于 0.7cm 以上为阳性反应，不宜注射，如无反应则可注射，若停药后下次再用时，应再做皮试。

【注意事项】　发生过敏反应，可用肾上腺皮质激素及抗组胺药解救。

【用法与用量】

规　格	用　法	小儿剂量
注射剂 15mg（2ml）	肌内	<1 岁，1.5 ~ 7.5mg/次；1 ~ 8 岁，15mg/次；>9 岁，15 ~ 30mg/次；1 ~ 2 次/d
	静注	<1 岁，7.5mg/次；1 ~ 8 岁，7.5 ~ 15mg/次；>9 岁，15 ~ 30mg/次；1 次/d
	静滴	<8 岁，15mg/次；>9 岁，15 ~ 30mg/次；1 次/d

肌苷　Inosine

【别名】　次黄嘌呤核苷　Hypoxanthine Riboside

【作用与用途】　促进能量代谢与蛋白合成，提高各种酶的活性，促进细胞修复。用于肝炎、肝硬化、冠心病、心肌梗死、贫血、血小板或白细胞减少症，还可用于锑剂治疗对心脏和肝脏的不良反应。

【不良反应】　可有轻度腹痛。

【用法与用量】

规　格	用　法	小 儿 剂 量
片剂 0.2g	口服	治疗心脏病、白细胞及血小板减少症： <5 岁　0.05～0.15g/次；>5 岁　0.2～0.3g/次；3 次/d
		治肝病：<5 岁，0.1～0.4g/次；>5 岁，0.4～0.6g/次；3 次/d
注射剂 0.1g（5ml） 0.2g（5ml）	肌内 静注	<5 岁，0.05～0.2g/次；>5 岁，0.2～0.4g/次；1 次/d

三磷酸胞苷　Cytidine Triphosphate

【作用与用途】　参与核酸及卵磷脂合成代谢，用于治疗脑神经血管疾病、脂肪肝等。

【用法与用量】

规　格	用　法	小 儿 剂 量
粉针剂（20mg）	肌内	10～20mg/次，1～2 次/d

环磷腺苷　cAMP

【作用与用途】　参与细胞功能调节的第二信使，用于缓解心绞痛、急性心肌梗死和治疗牛皮癣等。

【不良反应】　偶见发热、皮疹。

【用法与用量】

规　格	用　法	小儿剂量
粉针剂 20mg	肌内 静注 静滴	20～40mg/d

第十五章
调节水、电解质及酸碱平衡药物

氯化钠注射液　Sodium Chloride Injection

【别名】　生理盐水　Normal Saline　N. S.

【作用与用途】　补充钠、氯、水，用于脱水，低钠、低氯血症，胃肠灌洗，冲洗伤口，溶解药品等。

【注意事项】　心、肾功能不全者慎用。

【用法与用量】

规　格	用　法	小 儿 剂 量
注射剂（0.9%） 瓶：250ml，500ml 支：2ml，10ml	皮下 静注或静滴	视病情而定

复方氯化钠注射液
Compound Sodium Chloride Injection

【别名】　林格液　Ringer's Solution

【作用与用途】　比生理盐水成分完全，可代替生理盐水。用于脱水、低钾。

【用法与用量】

规　格	用　法	小 儿 剂 量
注射剂（250ml，500ml，1000ml） 每 100ml 内含：氯化钙 0.033g， 氯化钠 0.85g，氯化钾 0.03g	静滴	视病情而定

复方乳酸钠注射液
Compound Sodium Lactate Injection

【别名】　乳酸钠林格注射液　Lactated Ringer's Solution

【作用与用途】　可代替生理盐水用，适用于酸中毒倾向的脱水病人。

【用法与用量】

规　格	用　法	小儿剂量
注射剂（500ml） 每100ml内含：氯化钙0.02g，氯化钾0.03g，氯化钠0.6g，乳酸钠0.31g	静滴	视病情而定

高渗氯化钠注射液

【作用与用途】　用于低渗脱水。

【注意事项】　心、肾功能不全者忌用。

【用法与用量】

规　格	用　法	小儿剂量
注射剂 0.3g（10ml） 1g（10ml） 2g（10ml）	静注或静滴	视病情而定

葡萄糖注射液　Glucose Injection

【作用与用途】　供给热能、补充液体、解毒、利尿。治疗脑水肿。与胰岛素合用治疗高钾血症。

【不良反应】　高渗液漏出血管可致局部坏死。

【注意事项】　心、肾功能不全及糖尿病病人慎用。

【用法与用量】

规　格	用　法	小儿剂量
注射液 25%　20ml 50%　20ml 5%　250ml，500ml 10%　250ml，500ml	静注 静滴	高钾血症：视病情而定， 25% G. S. 4ml/kg 加普通胰岛素0.4~0.5u/kg

葡萄糖氯化钠注射液
Glucose and Sodium Chloride Injection

【别名】 糖盐水　G. N. S.

【作用与用途】 用于急症脱水补充氯、钠及热量。

【注意事项】 慎用于心、肾疾患者。

【用法与用量】

规　格	用　法	小儿剂量
注射剂 250ml，500ml，1000ml 含葡萄糖5%，氯化钠0.9%	静滴	视病情及体重而定

氯化钾　Potassium Chloride

【作用与用途】 钾离子维持细胞代谢、细胞内渗透压和酸碱平衡，为心肌、横纹肌、神经功能所必需。用于低钾血症、腹泻、呕吐、利尿、脱水、糖尿病及洋地黄中毒。

【不良反应】 静滴速度需缓慢，否则会出现高钾血症、心律失常、肌张力减低、反射消失。

【注意事项】 不论缺钾多么严重，均需缓慢补给，按每日量均分24h内完成，最短不得少于8h。稀释浓度<0.3%（最高安全浓度），否则可引起心脏停跳，不经稀释不得静推，可改口服。尿少、尿闭时禁用。

【用法与用量】

规　格	用　法	小儿剂量
片剂 0.25g	口服	50～100mg/（kg·次），每日3次
注射剂 （10%/10ml）	静注 静滴	0.1～0.2g/（kg·d），稀释后不超过0.3%浓度注入

复方氯化钾 Potassium Chloride Compound

【别名】 达罗液 Darrow's Solution

【作用与用途】 补充累积丢失，用于代谢性酸中毒及低血钾。

【注意事项】 心、肾功能衰竭者禁用，脱水性无尿或少尿者忌用。

【用法与用量】

规 格	用 法	小 儿 剂 量
注射剂（250ml，500ml）（每100ml 含：氯化钾 0.28g，氯化钠 0.42g，乳酸钠 0.63g）	静滴	20ml/（kg·次）

改良达罗液 Modified Darrow's Solution

【别名】 MD

【作用与用途】 同复方氯化钾。

【用法与用量】

规 格	用 法	小 儿 剂 量
注射剂（250ml，500ml）（每100ml 含：氯化钠 0.377g，乳酸钠 0.6g，氯化钾 0.3g）	静滴	20ml/（kg·次）

氯化钙 Calcium Chloride

【作用与用途】 降低毛细血管通透性、消肿、抗过敏、抑制大脑皮层维持神经肌肉正常兴奋性，大剂量可解痉，拮抗镁的作用。可用于荨麻疹、皮肤瘙痒症、手足搐搦症、防治佝偻病、低血钙、凝血障碍，并可解铅、镁中毒。

【不良反应】 口服对胃肠有刺激性，静注时若药液外漏出血管，可造成强烈刺激、局部坏死。

【注意事项】 静注需稀释，速度宜慢，药液不可外溢出血管。忌用于同时服用洋地黄的患者。

【用法与用量】

规　格	用　法	小儿剂量
糖浆剂（10%）	口服	5～10ml，3次/d
注射剂（5%）10ml，20ml	静注	>5岁，5～10ml/次，加 G. S. 稀释缓注

复方电解质葡萄糖注射液 – MG₃

【别名】　MG₃

【作用与用途】　本品为半张液，补充生理消耗，纠正脱水酸中毒。

【不良反应】　速度过快可能出现脑、肺水肿，末梢浮肿、水中毒、高钾血症，偶尔出现血栓静脉炎。

【注意事项】　乳酸血症、高钾血症、少尿、阿狄森病、重症灼伤、高氮血症患者禁用。心肾功能不全、重症肝障碍、糖尿病患者慎用。

【用法与用量】

规　格	用　法	小儿剂量
注射剂（500ml）（每100ml含：氯化钠0.175g，氯化钾0.15g，乳酸钠0.224g，葡萄糖10g）	静滴	20ml/（kg·次）

乳酸钠　Sodium Lactate

【作用与用途】　纠正酸血症，用于代谢性酸中毒。

【不良反应】　过量可造成碱血症，一般情况下不宜用 N. S. 或其他含氯化钠的溶液稀释本品，以免造成高渗溶液。

【注意事项】　肝脏疾病、休克缺氧、心功能不全者不宜使用。忌与酸性药物配伍。

【用法与用量】

规 格	用 法	小 儿 剂 量
注射剂（11.2%） 2.24g（20ml）	静滴	6ml/（kg·次），先给半量，再根据病情给其余量；或按体内二氧化碳结合力的测定结果，3ml/kg 可提高二氧化碳结合力 10%

氯化钠乳酸钠注射液
Sodium Lactate and Sodium Chloride Injection

【别名】 2:1 液

【作用与用途】 纠正脱水引起的酸中毒。

【注意事项】 忌与酸性药物配伍。

【用法与用量】

规 格	用 法	小 儿 剂 量
注射剂 （每1000ml 含：N. S. 667ml，1/6mol/L 乳酸钠 333ml）	静滴	20ml/（kg·次）

葡萄糖氯化钠钾注射液
Gluconase Sodium Potassium Chloride

【别名】 糖盐钾注射液 生理维持液 Physiological Maintained Solution

【作用与用途】 本品为 1/3 张液，补充生理消耗。

【注意事项】 若有酸中毒可用 1/6mol/L 乳酸钠或 1/6mol/L 碳酸氢钠代替氯化钠，或改用 MG$_3$。心、肾功能不全者禁用，病人若能口服应即改口服补液。

【用法与用量】

规 格	用 法	小 儿 剂 量
注射剂 （每1000ml 含：葡萄糖80g，氯化钠1.7g，氯化钾1.5g）	静滴	80ml/（kg·d），分 3~4 次

口服补液盐 Oral Rehydration Salt

【别名】 ORS

【作用与用途】 体液补充药。可调节水、电解质和酸碱平衡。适用于腹泻引起的轻度或中度脱水，特别适用于小儿。

【不良反应】 过量可引起高钠血症，当脱水纠正和腹泻停止后应立即停药。

【注意事项】 累积丢失总液量要求在 4~6h 内饮入。采用少量多次饮入方法（即 2~3min1 次，每次 10~20ml），避免呕吐，肾功能不全者慎用。用温开水冲服，水温不超过 40℃。

【用法与用量】

规　格	用　法	小儿剂量
粉剂 每袋含：氯化钠 1.75g，碳酸氢钠 1.25，氯化钾 0.75g，葡萄糖 10g 冲水 500ml	口服	轻度脱水：50ml/（kg·d） 中度脱水：80~100ml/（kg·d） 重度脱水：100~120ml/（kg·d） 继续丢失，按病情丢失多少补多少

注：口服补液盐Ⅱ方以枸橼酸钠 1.45g 取代了碳酸氢钠 1.25g。

碳酸氢钠 Sodium Bicarbonate

【别名】 小苏打 S.B.

【作用与用途】 能增加机体碱贮备，用于防治和纠正代谢性酸血症。作为制酸药用于溃疡病的初期、急性胃炎及慢性胃炎急性发作。用于碱化尿液与磺胺类药物配伍减低后者的不良反应。3%溶液用于滴耳软化耵聍；4%溶液冲洗阴道或坐浴治疗霉菌性阴道炎。

【不良反应】 注射部位局部组织有刺激作用，注射时勿漏于血管外面。过量可产生碱血症。可加重水钠潴留及低血钾。

【注意事项】 忌与酸性药物配伍；不能与钙、镁盐及酸性有机药物配伍；洋地黄化患者慎用本品；心、肾功能不好，低血钾或伴有二氧化碳潴留的患者应慎用。

【用法与用量】

规　格	用　法	小 儿 剂 量
注射剂（5%） 10ml，20ml	静滴	一般酸中毒：1.4%20ml/（kg·次）； 感染性休克酸中毒：5%5ml/（kg·次）；均可提 高 CO_2 结合力10%（V/V），分次纠正，至症状 消失，新生儿至少应稀释1倍（2.5%）静滴或 静注
片剂0.5g	口服	0.1g/（岁·次）

氨丁三醇　Trishydroxymethylaminomethane

【别名】 缓血酸胺　三羟甲基氨基甲烷　Tromethamine　THAM

【作用与用途】 为不含钠的氨基缓冲剂，能摄取氢离子而纠正酸血症。作用强可透过细胞膜。适用于代谢性酸中毒、急性呼吸性酸中毒血症及心力衰竭合并酸中毒者。

【不良反应】 药液溢出血管可造成局部坏死。大量快速滴注可抑制呼吸中枢，亦可引起低血糖、高血钾、低血压、低血钙抽搐、恶心、呕吐。

【注意事项】 注射时切勿溢出血管外；慢性呼吸性酸中毒及慢性肾性酸中毒患者慎用；用于呼吸性酸中毒时必须同时给氧；将本品0.2mol/L 和碳酸氢钠0.1mol/L 混合后注射，可避免呼吸抑制。

【用法与用量】

规　格	用　法	小 儿 剂 量
注射剂（7.28%） （0.6mol/L） 10ml，20ml，100ml	静滴	急症经稀释1倍后，使用3.64%溶液4~6ml/ （kg·次），于1~2h内滴入

乳酸钙　Calcium Lactate

【作用与用途】 同氯化钙。一般仅供口服。

【注意事项】 用洋地黄治疗期间或停洋地黄1周内忌用本品。

【用法与用量】

规 格	用 法	小 儿 剂 量
片剂 (0.3g, 0.5g)	口服	0.3 ~ 0.6g/次, 3 次/d

葡萄糖酸钙 Calcium Gluconate

【作用与用途】 同氯化钙, 注射比氯化钙安全, 常与镇静剂并用。

【用法与用量】

规 格	用 法	小 儿 剂 量
片剂 (0.3g, 0.5g)	口服	0.3 ~ 1g/次, 3 次/d
注射剂 (10%/10ml)	静注或静滴	0.05g/ (kg·次), 总量 <1g/次 2 ~ 4 次/d

右旋糖酐 Dextran

【作用与用途】 扩充血容量药, 用于出血及外伤休克时急救, 以部分代替血浆, 多用中分子右旋糖酐。改善微循环, 发挥渗透性利尿作用, 用于急性失血性休克、心肌梗死、脑血栓形成、脑供血不足、周围血管病和防止弥漫性血管内凝血, 多用低分子或小分子右旋糖酐。

【不良反应】 偶见过敏反应和发热荨麻疹等, 个别可发生呼吸困难和血压下降。中分子右旋糖酐在反复应用时, 有可能出现出血时间延长或出血。尿少患者可引起急性尿闭或肾功能衰竭。

【注意事项】 滴速宜慢, 如有过敏反应发生, 立即停药; 血小板减少及出血性疾病患者禁用; 与氨基苷类或头孢噻啶、头孢噻吩合用可增加肾毒性。

【规格】 注射剂: 6% 右旋糖酐70 (分子量70000, 中分子右旋糖酐) 500ml; 10% 右旋糖酐40 (分子量40000, 低分子右旋糖酐) 250ml; 12% 右旋糖酐10 (平均分子量10000, 小分子右旋糖酐) 500ml。

【用法与用量】 静滴。小儿剂量: 5 ~ 10ml/ (kg·次); 成人剂量: 500 ~ 1000ml/次。

果糖 Fructose

【别名】 左旋糖

【作用与用途】 与葡萄糖作用相似，具有直接供给热能补充液体及营养全身的功效，转化成肝糖原比葡萄糖快，并能在无胰岛素的情况下直接转化，比葡萄糖更易吸收利用。对糖尿病、肝病病人，用于供给能量、补充液体比葡萄糖更适宜。

本品用以静注或静滴，儿童用量 10~20ml/（kg·次），成人 500~1000ml/次。

【规格】 5%，10%；250ml，500ml。

硫酸镁 Magnesium Sulfate

【别名】 硫苦 泻盐 Epsom Salt

【作用与用途】 增加肠内渗透压，具有导泻作用，亦有舒张平滑肌作用，常用作降血压药和利胆药。临床亦用于低镁血症，此症仅在婴儿迁延腹泻伴营养不良时偶见，可引起手足搐搦、惊厥，肌内注射可使症状消失，静脉注射可引起血压下降，不宜采用。

【用法与用量】

规 格	用 法	小 儿 剂 量
注射剂〔2.5g（10ml）〕	肌内	0.1~0.2ml/（kg·次），每日1~2次

复方电解质葡萄糖 – R4A

【别名】 R4A

【作用与用途】 本品为半张液，补充由于疾病所造成的失水及少量电解质的丢失，为不含钾的低钠、低氯注射液，对肾脏发育不成熟的患儿、肾功能障碍的患者（排钾障碍）、组织破坏伴有高钾血症者最为适宜。用于手术后早期及婴幼儿手术后电解质的补充。

【不良反应】 滴注速度过快可能出现脑、肺水肿，末梢浮肿、水中毒。

【注意事项】 乳酸血症、肾功能不全、心功能不全、重症肝功能障碍、阻塞性尿路疾患、糖尿病患者慎用。

【用法与用量】

规　格	用　法	小 儿 剂 量
注射剂（500ml） 每100ml 含：氯化钠0.117g，乳酸钠0.112g，葡萄糖4g	静滴	50～100ml/h

复方电解质葡萄糖 – M3A
Compound Electrolyte and Glucose – M3A

【作用与用途】 静脉补充水分和电解质，属半张液。用于肾功能使血钾正常患者维持水和电解质平衡。

【注意事项】 乳酸血症、高钾血症、少尿、艾迪生病（Addison disease）、重症烧伤等患者禁用。输注速度不宜过快且量不宜过大。

【用法与用量】

规　格	用　法	小 儿 剂 量
注射液（500ml，1000ml） 每100ml 含：氯化钠 0.234g，氯化钾0.075g，乳酸钠0.224g，葡萄糖2.7g	静滴	剂量按年龄、体重及症状调整，通常每次20ml/kg，滴速50～100ml/h

腹膜透析液　Peritoneal Dialysis Solution

【作用与用途】 利用腹膜为半透膜原理，可将与机体细胞外液近似的电解质和葡萄糖等透析液通过透析管输入腹腔，腹膜毛细血管内积存的有害代谢产物利用浓度梯度进入腹腔透析液中，而透析液中的物质也同样通过腹膜进入循环，不断交换、透析清除了体内的有害物质，并保持了水、电解质平衡，代替了肾脏部分功能。用于急慢性肾功能衰竭、药物中毒、顽固性心力衰竭、电解质紊乱、急性出血性胰腺炎和广泛化脓性腹膜炎。

【注意事项】 严重肠胀气、腹水、高度脱水、周围循环衰竭、腹壁皮肤感染、腹腔内创伤或炎症、肠粘连、腹部术后、恶液质、肺部病变禁用腹膜透析。严防使用过程中污染。

【不良反应】　腹痛、腹膜炎、脱水、电解质紊乱、蛋白质及营养物质丢失、腹膜粘连、出血、透析管周围渗漏、失衡综合征等。

【用法与用量】

规　格	用　法
1000ml，2000ml（每1000ml 含：氯化钠5.6g，氯化钙0.26g，氯化镁0.15g，乳酸钠5g，葡萄糖15g）	将透析管插入腹膜，另一端与透析液连接并保持通畅。透析液加温至37℃。每日透析4次，交换量依尿量多少可分为1000ml、1500ml、2000ml，白天每次保留4h后放出，夜间保留10h。透析后，可将透析袋卷起置入腰包内，患者可自由活动。透析管用毕，换管时严防污染。具体方法根据患者年龄、体重、病情和分解代谢情况制定

液体疗法中常用溶液所含离子的毫摩尔数

药　名	分子式	分子量	规　格	各离子的含量 mmol/L					
				钠	钾	钙	氯	镁	重碳酸盐（乳酸盐）
氯化钠	NaCl	58.45	0.9%	154			154		
氯化钾	KCl	74.56	15%		2010		2010		
氯化钙	$CaCl_2 \cdot 2H_2O$	147.03	5%			340	680		
碳酸氢钠	$NaHCO_3$	84.01	5%	595					595
谷氨酸钠	$C_5H_8O_4NNa$	169.12	28.75%	1700					
谷氨酸钾	$C_5H_8O_4NK$	185.23	31.5%		1700				
葡萄糖酸钙	$C_{12}H_{22}O_{14}CaH_2O$	448.4	10%			250			
林格液	NaCl		0.85%	147	4	2	155		
	KCl		0.03%						
	$CaCl_2 \cdot 2H_2O$		0.033%						
达罗液	NaCl		0.42%	128	37.6		109		56
	KCl		0.28%						
	$C_3H_5O_3Na$		0.63%						
乳酸钠	$C_3H_5O_3Na$	112.06	11.2%	1000					1000
改良达罗液	NaCl		0.377%	117	40		104		53
	KCl		0.3%						
	$C_3H_5O_3Na$		0.6%						

续表

药　名	分子式	分子量	规　格	各离子的含量 mmol/L					
				钠	钾	钙	氯	镁	重碳酸盐（乳酸盐）
2:1 液	NaCl		0.6%	158			102		56
	$C_3H_5O_3Na$		0.628%						
葡萄糖氯化钠钾	NaCl		0.17%	30	20		50		
	KCl		0.15%						
	$C_6H_{12}O_6$		8%						
口服补液盐	NaCl		0.35%	90	20		80		30
	KCl		0.15%						
	$NaHCO_3$		0.25%						
MG_3	NaCl		0.175%	50	20		50		20
	KCl		0.15%						
	$C_6H_{12}O_6$		10%						
	$C_3H_5O_3Na$		0.224%						
R4A	NaCl		0.117%	100			33		10
	$C_3H_5O_3Na$		0.112%						
	$C_6H_{12}O_6$		4%						
M3A	NaCl		0.234%	60	10		50		20
	KCl		0.075%						
	$C_3H_5O_3Na$		0.224%						
	$C_6H_{12}O_6 \cdot H_2O$		2.7%						
腹膜透析液	NaCl		5.6%	141		1.75	101	0.75	45
	$CaCl_2 \cdot 2H_2O$		0.26%						
	$MgCl_2 \cdot 6H_2O$		0.15%						
	$C_3H_5O_3Na$		5%						
	$C_6H_{12}O_6 \cdot H_2O$		15%						

第十六章
营 养 药

多种氨基酸　Aminoplasmal Paed

【别名】　凡命　Vamin

【作用与用途】　本品为 17 种必需及非必需氨基酸组成的复方氨基酸注射液，供静脉营养用；用于需经静脉给予营养的各种患者，使其得到合理营养，促进机体康复。

【注意事项】　严重疾病的早产儿，由于有高苯丙氨酸血症的危险，应注意使用；严重肝损害及尿毒症患者禁用；滴速应缓慢，过快可出现呕吐、头痛等；本品中不得加入其他药品，注射液发生混浊或沉淀等不得使用。

【用法与用量】

规　格	用　法	小儿剂量
注射剂（8.5%）250ml	静滴	24h 按 30ml/kg 计算，滴速 20~30 滴/min

小儿氨基酸注射液（18）
Paediatric Amino Acid Compound Injection（18）

【别名】　爱咪特

【作用与用途】　本品的氨基酸组成适应婴幼儿代谢特点，以满足小儿营养的需要，也可与葡萄糖、电解质及维生素等制剂配成多种氨基酸静脉营养液。

【注意事项】　严重肝、肾功能损害及氨基酸代谢障碍的患儿禁用；使用期间应监测尿素氮、酸碱平衡、肝功能等；输注速度过快易出现心律加速、发热及胃肠道反应等。

【用法与用量】　静滴：起始用量 15ml/（kg·d）（相当于氨基酸约 1g），以后递增至 39ml/（kg·d）（相当于氨基酸约 2.5g）。疗程结束应逐渐减量，以防止产生低血糖症。另加维生素、微量元素等。新生儿 10～15ml/d。

【规格】 注射液：20ml，100ml，250ml。

复方氨基酸 Amino Acid Compound

【作用与用途】 本品含 20 种氨基酸、碳水化合物和电解质。用于改善外科手术前后病人的营养状况及各种疾病引起的营养不良。

【注意事项】 氨基酸代谢障碍、肝昏迷、严重肾功能衰竭或尿毒症患者禁用；用药期间必须监测血清电解质、酸碱平衡和血糖浓度。

【用法与用量】 用于预防和治疗轻度蛋白质缺乏，按体重0.8～1.6g氨基酸/（kg·d）；术后患者蛋白质补充，1.6～2g/（kg·d）。

【规格】 注射液（3%，5%，10%）：100ml，500ml。

支链氨基酸3H

【作用与用途】 由单一的 3 种支链氨基酸组成，为必需氨基酸并主要在肝外组织代谢，为机体提供能源并可促进蛋白质合成及抑制蛋白质分解等。用于急性、亚急性、慢性重症肝炎以及肝硬化，慢性活动性肝炎；各种原因引起的肝性脑病；肝胆外科手术前后的患者。

【注意事项】 高度腹水、胸水时，应注意水的平衡，避免输入量过多；输注过快，可引起胃肠道反应；遇冷易析出结晶，可微温溶解后使用。

【用法与用量】 静滴：成人剂量 250～500ml/d，或用 5%～10% G. S. 适量混合后静滴；滴速不超过 40 滴/min。小儿剂量视病情而定。

【规格】 注射液：250ml。

肝安注射液

【别名】 15－氨基酸 15－Amino Acid

【作用与用途】 本品是以 3 种支链氨基酸为主；配合其他 12 种氨基酸而制成的 15 种氨基酸注射液。每100ml 内含氨基酸8g。以总氮计算为 1.22g（相当于蛋白质 7.6g）。本品为肝病治疗兼营养药物。具有调整肝病患者血浆的氨基酸谱，并起升高支/芳比值和营养作用。为肝病患者提供可以耐受的氮源，提高蛋白水平。用于治疗肝硬化，亚急性、慢性重症肝炎，肝昏迷及对慢性肝炎（配合降酶药物）作为支持和辅助治疗。对腹水、黄疸的消退和对改善肝功能、胃纳、睡眠等均有作用。

【注意事项】 严重心、肾衰竭患者慎用，如有不良反应应停止使用；注射速度过快偶有恶心、呕吐、发热，应立即减慢速度或暂停使用；本品遇冷可析出结晶，宜用40℃～50℃温水溶化，澄明后使用；如药有变色、浑浊或沉淀者，切勿使用；药液启封后应立即使用，剩余应弃去。

【用法与用量】

规　格	用　法	小儿剂量
注射剂（8%）250ml	静滴	<6岁，125ml/次，1～2次/d；>6岁，250ml/次，1～2次/d，用10% G. S. 稀释，滴速<20滴/min

复方 α 酮酸　Compound α – Ketoacids

【别名】 开同　Ketosteril

【作用与用途】 本品含4种酮氨基酸钙，1种羟氨基酸钙和5种氨基酸。可提供必需氨基酸并尽量减少氨基酸、氨基氮的摄取。可减少尿素合成、尿毒症毒性产物的蓄积。同时配合低蛋白饮食，可避免蛋白摄入量不足引起的不良后果。用于治疗和预防因慢性肾病引起的蛋白质代谢紊乱和延缓慢性肾脏病进展。

【不良反应】 可能发生高钙血症，如出现高钙血症，应减少维生素D的摄入量。如高钙血症持续发生，应将本品减量并减少其他含钙饮食的摄入。

【注意事项】 本品应在用餐期间服用，使其充分吸收并转化为相应的氨基酸。应定期监测血钙水平，并保证摄入足够的热量。

【禁忌证】 高血钙和氨基酸代谢紊乱；遗传性苯丙酮尿症（因本品含有苯丙酮酸）。

【药物相互作用】 与其他含钙药物同时使用时，可使血钙水平升高。氢氧化铝及与钙可形成难溶性复合物的药物，可影响本品的吸收。血钙升高可增强强心苷的敏感性，有诱发心律失常的风险。

【用法与用量】

规　格	用　法	小儿剂量
片剂 630mg （每片含： 消旋酮异亮氨酸钙 67mg 酮缬氨酸钙 86mg 酮苯丙氨酸钙 68mg 酮亮氨酸钙 101mg 消旋羟蛋氨酸钙 59mg L－赖氨酸醋酸盐 105mg L－苏氨酸 53mg L－色氨酸 23mg L－组氨酸 38mg L－酪氨酸 30mg）	口服	<6 岁，1 片/次； 6～7 岁，1～2 片/次； 8～12 岁，2～3 片/次； >12 岁，4～8 片/次； 3 次/d

脂肪乳　Fat Emulsion

【别名】　英脱利匹特　力保肪宁　中长链脂肪乳　力能　Intralipid　Lipofundin　MCT/LCT

【作用与用途】　为需要静脉营养的病人提供热量和必需脂肪酸。适用于需要高热量的患者。

【注意事项】　脂肪代谢异常、酮症酸中毒或缺氧、血栓栓塞和急性休克病人禁用；代谢性酸中毒、严重肝损害、肺部疾病、脓毒血症、网状内皮系统疾病、贫血或凝血功能障碍、有脂肪栓塞倾向的病人慎用；用药期间定期检查血清三酯甘油的浓度。

【用法与用量】

规　格	用　法	小儿剂量
注射乳剂 10g（100ml） 20g（100ml）	静滴	第一日 <1g/（kg·d），以后酌加，最高量不超过 4g/（kg·d）。静滴速度 10～20 滴/min，如能耐受，可渐增至 20～30 滴/min
30g（100ml） 25g（250ml） 50g（250ml）	静滴	

维他利匹特 Vitalipid N

【作用与用途】 为长期肠外全营养病人补充需要量的脂溶性维生素 A、D、E、K。为全静脉营养输液添加剂。

【注意事项】 用前 1h 配制,稀释后才能静脉滴注;含维生素 K,不宜与双香豆素类抗凝药合用。

【用法与用量】

规 格	用 法
儿童注射液:每 10ml 含维生素 A69μg,维生素 D₂1μg,维生素 E0.64mg,维生素 K20μg,精制大豆油 100mg,精制卵磷脂 12mg,甘油 22.5mg,NaOH 适量	静滴,11 岁以下用,1ml/(kg·d),1 日不超过 10ml
成人注射液:每 10ml 含维生素 A99μg,维生素 D₂0.5μg,维生素 E0.91mg,维生素 K15μg,其余成分同儿童注射液	静滴,11 岁以上及成人用,10ml/d;将 1 支(10ml)本品加到脂肪乳内,轻摇混合后输注

多种维生素注射液

【别名】 水乐维他 N Soluvit N

【作用与用途】 系静脉用多种水溶性维生素混合物的无菌冻干粉针剂。为静脉全营养输液添加剂,补充水溶性维生素。

【注意事项】 可用 10ml 注射用水、无电解质葡萄糖注射液溶解后混合于静脉营养液中。24h 内用完,输液瓶用红色护套遮光。8℃~10℃避光保存。

【用法与用量】

规 格	用 法	小 儿 剂 量
注射剂 (每支含:维生素 B₁3.2mg, 维生素 B₂3.6mg, 维生素 B₆4mg,维生素 B₁₂5mg, 维生素 C100mg,烟酰胺 40mg, 叶酸 0.4mg,泛酸钙 15mg, 生物素 60μg,甘氨酸 300mg, 依地酸钠 0.5mg, 对羟苯甲酸甲酯 0.5mg)	静注 静滴 静注 静滴	新生儿:0.1 支/(kg·d), 体重 10kg 以下: 0.1 支/(kg·d) 体重 10kg 以上:1 支/d

安达美 Addamel

【作用与用途】 本品为电解质和微量元素的浓缩液，是静脉营养必不可少的组成部分，用于15kg以上儿童及成人长期肠外全营养时补充电解质和微量元素。

【注意事项】 肾功能障碍和不耐果糖病人禁用；必须稀释后使用；不可添加其他药物，避免可能发生的沉淀；必须在输注前1h内将本品加入稀释液中。输液时间不超过12h，以免污染。

【用法与用量】

规 格	用法	小 儿 剂 量
注射剂 10ml 每1ml 含：氯化钙73.5mg，氯化镁30.42mg，氯化铁1.35mg，氯化锌0.27mg，氟化钠0.21mg，氯化锰0.79mg，碘化钾17μg，氯化铜85μg，山梨醇0.3g，氢氧化钠调 pH2.5	静滴	>3岁，0.1ml/（kg·d）总量每日不超过10ml，1次/d

派达益儿 Ped – el

【作用与用途】 本品含多种微量元素和电解质，用于新生儿和婴儿全肠外营养时补充日常需求。

【注意事项】 须用5%~10%葡萄糖注射液以1:（5~10）稀释后输注，须在监护下速度很慢使用；肾功能不良者忌用；须临用时稀释；不可添加其他药物，以免发生沉淀。

【用法与用量】

规 格	用 法
注射剂：10ml （含 Ca 0.15mmol，Mg 25μmol，Fe 0.5μmol，Zn 0.15 μmol，Mn 0.25μmol，Cu 0.075μmol，F 0.75μmol，I 0.01μmol，P 75μmol，Cl 0.35μmol，山梨醇0.3g，渗透压2350mOsm/L，pH 为2.0）	静滴，新生儿、婴儿：4ml/（kg·d），可视病儿需求状况调整用量

L-赖氨酸 L-Lysine

【别名】 康脑灵

【作用与用途】 为体内必需氨基酸之一，能促进儿童生长发育，增加胃酸分泌，增进食欲，并可促进神经细胞的再生与代谢，提高脑组织生理功能。用于本品缺乏而引起的营养不良、发育不全、食欲减退以及颅脑损伤及其综合征、神经衰弱、脑动脉硬化、一氧化碳中毒、记忆力减退等症。

【用法与用量】

规　格	用　法	小儿剂量
颗粒剂（3g）	口服	1~3g/次，2~3 次/d

小儿增食乐

【作用与用途】 系用猪、牛、羊脏器经提取、分离、精制而成，含有儿童发育所必需的多种氨基酸、多肽类和多种微量元素。主要治疗小儿厌食症，增强免疫力，增加血色素，提高胃酸作用，并有助于儿童的智力发育。

内含谷氨酸、赖氨酸、胱氨酸、半胱氨酸等 17 种氨基酸。微量元素有铜、铁、锰、锌、镁、钴、硒等。

【用法与用量】

规　格	用　法	小儿剂量
片剂 0.12g	口服	<1 岁，0.06~0.12g/次；1~3 岁，0.12~0.24g/次； 3~5 岁，0.24~0.36g/次；5~8 岁，0.36~0.48g/次； 8~15 岁，0.48~0.72g/次；2 次/d，疗程不少于 4~6 周

硫酸锌 Zinc Sulfate

【作用与用途】 可促进氨基酸及蛋白质的合成，故与生长激素、消化功能及免疫反应等均有密功关系，缺锌后可有味觉减退、厌食、异食癖、消瘦、下肢水肿、皮肤溃疡和生长迟缓，年长儿可出现性成熟障碍。用于缺锌的防治。

【不良反应】 过量的锌可抑制硒吸收，硒缺乏可出现维生素 E 缺乏的各种症状。

【注意事项】 服锌剂期间，每月查一次血红蛋白，不能低于 11g/100ml，有条件可查血清铁。

【用法与用量】

规　格	用　法	小　儿　剂　量
糖浆剂（2%） 片剂（0.1g） （含锌 22.75mg）	口服	以硫酸锌计，3 ~ 5mg/（kg·d） 以含锌量计，0.5 ~ 1mg/（kg·d） 分 3 次，疗程为 3 ~ 6 个月

葡萄糖酸锌

【作用与用途】 抗缺锌症，用于治疗缺锌引起的儿童生长发育迟缓、营养不良、厌食、异食癖、口腔溃疡、痤疮。

【不良反应】 过量可影响铜、铁的代谢，有胃部不适、恶心、呕吐、消化道刺激症状。

【注意事项】 不宜空腹服用，忌与四环素及多价磷酸盐、青霉胺等药物同服。

【用法与用量】

规　格	用　法	小　儿　剂　量
35mg（10ml） （含锌 5mg/10ml）	口服	以含锌量计，0.5 ~ 1mg/（kg·d），分 2 ~ 3 次

亚硒酸钠　Sodium Selenite

【作用与用途】 本品为谷胱甘肽过氧化酶的组成部分，有抗氧化作用，缺乏时可引起扩张性心脏病，还可产生维生素 E 缺乏症。本品可用于防治克山病，亦可降低铅汞的毒性及维生素 D 过量的毒性作用，还可用于缺硒和其他治疗不能纠正的贫血及儿童体重不增。

【不良反应】　有恶心、腹痛、胃肠不适。

【注意事项】　可致畸胎，孕妇忌服。

【用法与用量】

规　　格	用　法	小儿剂量
片剂（3mg）	口服	1~5岁，0.25~0.5mg/次； 5~10岁，1~1.5mg/次； >10岁，2mg/次； 1次/w，疗程6~9个月

高能要素合剂

【别名】　爱伦多　Elental

【作用与用途】　为肠内营养的速溶粉剂，含 L 型结晶氨基酸、糊精、脂质（大豆油）、多种维生素、多种电解质和微量元素。用于手术后、消化道有特殊疾病，需要保持肠内净化等需管饲补充营养的患者。

【注意事项】　重症糖尿病、氨基酸代谢异常、短肠综合征等患者慎用。出现腹泻等不良反应时应暂停给药或减少剂量。宜新鲜配制服用。

【用法与用量】

规　　格	用　法	小儿剂量
粉剂80g （含：氨基酸8.256g 糊精63.496g 大豆油508.8mg）	口服 （缓慢滴入）	开始，1~1.5g/（kg,d）， 4~10d后，8~10g/（kg·d）

第十七章
抗肿瘤药物

一、烷化剂类

氮芥 Chlormethine

【别名】 甲环亚硝脲 恩比兴 Mechlorethamine Nitrogen Mustard

【作用与用途】 本品能与 DNA 交叉联结或在 DNA 和蛋白质之间交叉联结，阻止 DNA 复制，造成细胞损伤或死亡。主要用于恶性淋巴瘤及癌性胸腔、心包及腹腔积液的治疗，临床还单用或与激素合用治疗肾病综合征，有较好疗效。

【不良反应】 常见恶心、呕吐、白细胞和血小板减少等，药物外漏可致局部组织坏死，偶见头晕、乏力、听力减退、脱发、黄疸等。

【注意事项】 用药期间定期检查血常规、肝功能、血尿酸水平；因局部刺激明显，故不宜口服、肌注或皮下注射；用氯化钠注射液稀释后应立即使用，不可作静脉滴注。

【用法与用量】

规 格	用 法	小 儿 剂 量
注射剂 5mg（1ml） 10mg（2ml）	静注	抗肿瘤：0.1mg/（kg·次），每日或隔日 1 次，4～6 次为一疗程 肾病综合征：0.1mg/（kg·d），连用 4 日，同时合用泼尼松等

亦可按6mg/（m^2·次）计算。

硝卡芥 Nitrocaphane

【别名】 消瘤芥 Nitrocaphar

【作用与用途】 为芳香族氮芥类烷化剂。对多种肿瘤有抑制作用。用于鼻咽癌、肺癌、淋巴瘤、癌性胸水，对绒癌及恶性葡萄胎与 5-FU 或放线菌素 D 合用疗效较好。

【不良反应】　胃肠道反应较常见，有恶心、呕吐、腹泻及消化道出血；骨髓抑制反应表现为白细胞减少、血小板下降；其他还有头晕、脱发、疲倦、皮疹，偶见发热、血尿、少尿等。

【注意事项】　用药期间应定期查血常规，本品可能引起心肌损伤，应注意。腔内注射前，应抽尽腔内液体再行注射。

【用法与用量】

规　格	用　法	小 儿 剂 量
注射剂 20mg，40mg	静滴或静注 腔内注射	0.4~0.8mg/（kg·次），1次/1~2d，10次为一疗程 0.5~1mg/（kg·次），5次为一疗程，1~2次/w

环磷酰胺　Cyclophosphamide

【别名】　癌得星　环磷氮芥　Cytoxan　Endoxan　CTX　CPA

【作用与用途】　抑制肿瘤生长，抗瘤谱广，毒性较低，对各期增殖细胞均有杀伤作用。用于急性白血病和慢性淋巴细胞白血病、淋巴肉瘤、淋巴网状细胞瘤及其他肿瘤，还可以作免疫抑制剂，如治疗肾病综合征、原发性血小板减少性紫癜。

【不良反应】　食欲减退、恶心，大剂量可引起呕吐、脱发、白细胞、血小板下降、中毒性膀胱炎、膀胱刺激症状和少尿、血尿、蛋白尿并有肝功能损害，少数病人可有头昏、不安、幻视等。

【注意事项】　原有肝病患者慎用。肿瘤与白血病患者一般早晨一次口服，并多饮水，以避免出血性膀胱炎的发生。

【用法与用量】

规　格	用法	小 儿 剂 量
片剂 50mg，100mg	口服	抗肿瘤及白血病：2~6mg/（kg·d），分1~2次 免疫治疗：1~3mg/（kg·次），分1~3次
粉针剂 100mg，200mg，500mg	静注	抗肿瘤及白血病：2~6mg/（kg，次），1次/1~2d 冲击剂量10~15mg/（kg·次），1次/w

亦可按静注60mg/（m²·d），口服75mg/（m²·d）。

异环磷酰胺 Ifosfamide

【别名】 和乐生 Isophosphamide Holoxan IFO

【作用与用途】 本品是环磷酰胺的同分异构体，也是一种前体药物，需在体内经酶化才显出活性。用途同环磷酰胺。

【不良反应及注意事项】 对造血器官的毒性较环磷酰胺为低，有白细胞减少、脱发、恶心、呕吐等；对肾脏的毒性较严重，产生膀胱炎较环磷酰胺为多，偶致尿毒症，可同时给予尿路保护剂。

【用法与用量】

规　格	用　法	小　儿　剂　量
注射剂 0.2g、0.5g、 1g、2g	静注	4～10mg/（kg·d），4～5 次/w，或 10～15mg/（kg·次），1 次/w

亦可按 120～300mg/（m² · d），1 次/d，连用 4～5 日。

卡莫司汀 Carmustine

【别名】 卡氮芥　氯己亚硝脲　双氯乙亚硝脲　BCNU

【作用与用途】 在体内能与 DNA 聚合酶作用，抑制 RNA 和 DNA 合成而发挥抗癌作用。主要用于脑瘤、恶性淋巴瘤、肺癌、乳腺癌、恶性黑色素瘤、多发性骨髓瘤、睾丸肿瘤等。

【不良反应】 恶心、呕吐、迟发的骨髓抑制，如白细胞和血小板下降，对肝、肾也有毒害。

【注意事项】 不要使药物与皮肤接触；本药对热不稳定，应于 5℃下保存。

【用法与用量】

规　格	用　法	小　儿　剂　量
粉针剂 125mg	静滴	100mg/（m² · d），连用 2～3 日或 50～60mg/（m² · 次），1 次/w，连用 8 周，用 N.S. 或 5% G.S. 混合

洛莫司汀 Lomustine

【别名】 罗氮芥 环己亚硝脲 氯乙环己亚硝脲 CCNU

【作用与用途】 作用同卡莫司汀，作用于 G_1 期，G_1/S 转换期，对 G_2 期也有作用，为细胞周期非特异性药物。主要用于脑瘤、恶性淋巴瘤、肺癌及恶性黑色素瘤。

【不良反应】 恶心、呕吐、迟发性骨髓抑制，偶见肝损害、胃肠道出血。

【注意事项】 需10℃以下冰箱保存；与一般烷化剂无交叉耐药，而与卡氮芥有交叉耐药；本品可透过血脑屏障。服药期间应避免饮酒，不宜与茶碱同用。

【用法与用量】

规　格	用　法	小儿剂量
胶囊剂 10mg，40mg，100mg	口服	$120\sim140$mg/（$m^2\cdot$次），1次/$6\sim8$w，3次为一疗程

司莫司汀 Semustine

【别名】 甲环亚硝脲 甲环己氯亚硝脲 Me－CCNU

【作用与用途】 为洛莫司汀的甲基衍生物，作用同洛莫司汀，但毒性为其$1/4\sim1/3$。主要用于脑瘤、恶性淋巴瘤、肺癌及恶性黑色素瘤。

【不良反应】 对骨髓、消化道及肝肾有毒性，可见恶心、呕吐，偶见皮疹。

【注意事项】 白细胞低于4000/mm^3、血小板低于5万/mm^3者禁用；用药期间严格检查血常规及肝肾功能；避免与严重降低血小板和白细胞的抗癌药合用。

【用法与用量】

规　格	用　法	小儿剂量
胶囊剂 10mg，50mg	口服	$100\sim200$mg/（$m^2\cdot$次），1次/$6\sim8$w，也可36mg/（$m^2\cdot$次），1次/w，6周为一疗程

尼莫司汀　Nimustine

【别名】　尼氮芥　嘧啶亚硝脲　宁得朗　Nidran　ACNU

【作用与用途】　属亚硝脲类药物，具有烷化作用，能抑制 DNA 和 RNA 的合成。可通过血脑屏障。用于肺癌、胃癌、直肠癌、食管癌和恶性淋巴瘤等，可与其他抗肿瘤药物合并使用。

【不良反应】　有食欲减退、恶心、呕吐、乏力、发热、皮疹、脱发，对肝功能有一定影响，并有迟缓性骨髓抑制。

【注意事项】　治疗中密切注意血常规变化以调整用量。

【用法与用量】

规　格	用　法	小 儿 剂 量
注射剂 25mg，50mg	静注、静滴 胸腹腔注射 动脉注射 膀胱内	2～3mg／（kg·次） 溶于 DDW 中（5mg/ml）使用，6 周后可重复使用，总量 6～10/kg

苯丁酸氮芥　Chlorambucil

【别名】　瘤可宁　氯恩巴锡　Leukeran　CLB

【作用与用途】　为一典型氮芥类烷化剂，属细胞周期非特异性药物，能在体内形成不稳定的亚乙基亚胺而发挥细胞毒作用，其作用较慢，骨髓抑制的出现及恢复亦较慢，能选择地作用于淋巴细胞。临床用于慢性淋巴细胞白血病、恶性淋巴瘤、多发性骨髓瘤、巨球蛋白血症及卵巢癌等。

【不良反应】　恶心、呕吐，偶见肝功能损害、皮炎；儿童用药过量，偶见中枢神经系统毒性反应；慢性类风湿关节炎患儿应用本品易发生白血病。

【注意事项】　用药期间应定期检查血常规及肝肾功能，肝肾功能损害者慎用；应密闭避光保存。

【用法与用量】

规　格	用　法	小　儿　剂　量
片剂 2mg，2.5mg	口服	0.1～0.2mg/（kg·d），维持量0.02～ 0.04mg/（kg·d），1次或分次服，4～8周一疗程

亦可按4～8mg/（m²·d），连服3～6周；或10～15mg/（m²·d），1次/2w。

塞替派　Thiotepa

【别名】　三胺硫磷　Thiophosphoramide　Thiofosyl　TSPA

【作用与用途】　本品为细胞周期非特异性药物，能抑制核酸合成，对多种肿瘤皆有明显抑制作用。用于乳腺癌、卵巢癌较好，此外也可用于恶性淋巴瘤、黑色素瘤、胃肠道癌、甲状腺癌及肺癌等。

【不良反应】　消化道反应有食欲减退、恶心、呕吐及腹泻；骨髓抑制表现为白细胞减少、血小板下降、出血和发热；少数患者有眩晕、头痛、皮疹等。

【注意事项】　用药期间要定期检查血常规及肝肾功能；稀释后如发现浑浊，即不得使用，应干燥、避光、低温（12℃以下）处存放。

【用法与用量】

规　格	用　法	小　儿　剂　量
注射剂 5mg（1ml） 10mg（1ml）	肌内、静注 腔内注射	0.2～0.3mg/（kg·次），每日1次 0.2～0.3mg/（kg·d），1～2次/w
粉针剂15mg	肿瘤内 膀胱灌注	3～5mg/次，1次/w 30mg/次，1次/w

亦可按6mg/（m²·次）计算。

白消安　Busulfan

【别名】　白血福恩　马利兰　Myleram　Sulfabutin　BUS

【作用与用途】　为甲基磺酸类烷化剂，属细胞周期非特异性药物，对多种肿瘤有抑制作用。主要用于慢性粒细胞白血病及真性红细胞增多症、骨髓纤维化等。

【不良反应】 偶有食欲减退、恶心、腹泻或有皮肤色素沉着、血小板或白细胞减少，长期用药可产生骨髓再生障碍，此外还有脱发、皮疹、男性乳腺发育、睾丸萎缩等。

【注意事项】 用药期间应严格检查血常规及肝肾功能，发生以上不良反应应及时对症治疗。

【用法与用量】

规　格	用　法	小儿剂量
片剂 0.5mg，2mg	口服	治疗量：0.05～0.15mg/（kg·d），分3次 维持量：0.02～0.04mg/（kg·d），从小剂量开始，每日1次

亦可按1.8～4.6mg/（m²·d）计算。

二、抗代谢药物

甲氨蝶呤　Methotrexate

【别名】 氨甲叶酸　氨甲蝶呤　Amethopterin　MTX

【作用与用途】 为抗叶酸类抗肿瘤药，对多种肿瘤有抑制作用。用于急性白血病、恶性淋巴瘤、头颈部肿瘤等，也可用于牛皮癣及自身免疫性疾病。

【不良反应】 骨髓抑制表现为白细胞、血小板下降，严重时可有全血下降；胃肠道反应有口腔炎、胃炎、腹泻、便血；长期用药可有肝、肾损害，药物性肝炎；病人脱发、皮炎、色素沉着；鞘内注射或头颈内注射剂量过大可出现头痛、发热、呕吐、皮疹、口腔溃疡及抽搐等症状。

【注意事项】 肝肾功能不全者禁用；严防本品吸入与皮肤接触；每日用高渗盐水或漱口水漱口，以免口腔病变；出现中毒症状应立即使用甲酰四氢叶酸钙解毒。

【用法与用量】

规 格	用 法	小 儿 剂 量
片剂 2.5mg,5mg,10mg	口服	白血病:0.1~0.2mg/(kg·次),分1次或间歇口服15~20mg/(m²·次),1次/w 牛皮癣:0.03mg/(kg·次),分2~3次 肿瘤:0.2~0.6mg/(kg·次),分1次
粉针剂 5mg,10mg, 25mg,50mg, 100mg,500mg, 1000mg	肌内或静注 鞘内注射	20~30mg/m²,1次/w 1岁以下,6mg/次; 1岁,8mg/次; 2岁,10mg/次; 3岁以上,12mg/次; 每隔2~5日1次

用 N.S. 稀释成浓度为1mg/ml 注射。

巯嘌呤 Mercaptopurine

【别名】 6-巯基嘌呤 乐疾宁 Purinethol 6-MP

【作用与用途】 为抗嘌呤药物,能抑制核酸合成,对多种肿瘤有抑制作用。用于各种急性白血病,对慢性粒细胞白血病及恶性淋巴瘤也有效,也可用于免疫抑制剂。

【不良反应】 骨髓抑制表现为白细胞和血小板下降,严重者有全血抑制;胃肠道反应有食欲减退、恶心、呕吐、腹泻、口腔炎、口腔溃疡;少数患者有肝功能损害,可出现黄疸,敏感病人有血尿酸过高、尿酸结晶尿及肾功能障碍。

【注意事项】 肝、肾功能不全者慎用;用药期间应查肝肾功能。别嘌呤醇能延缓本品的代谢,合用时剂量应减为常用量的1/4。

【用法与用量】

规 格	用 法	小 儿 剂 量
片剂 25mg, 50mg, 100mg	口服	抗肿瘤及白血病: 0.5~1mg/(kg·次),每日3次,疗程2~4个月 用作免疫抑制剂: 1~2mg/(kg·次),每日2次 绒毛膜上皮癌:6mg/(kg·d),连用10日,间隔3~4周可重复

亦可按75mg/(m²·d),2~3次/d。

硫鸟嘌呤　Thioguanine

【别名】　6 – TG

【作用与用途】　为嘌呤代谢抑制剂，具有免疫抑制作用，用于急性白血病，对慢性粒细胞白血病及急性病变也有一定疗效。

【不良反应】　可引起白细胞及血小板减少，对肝肾功能也有损害，偶有黄疸，并有恶心、呕吐、口腔炎。

【注意事项】　用药期间应定期检查血常规，肝肾功能不全者慎用。

【用法与用量】

规　格	用　法	小儿剂量
片剂 25mg，40mg	口服	2 ~ 3mg/（kg·d），3 次/d，疗程 5 ~ 7 日

亦可按 75 ~ 100mg/（m² · d）计算。

硫唑嘌呤　Azathioprine

【别名】　杂氮硫代嘌呤　依木兰　Imuran

【作用与用途】　为细胞代谢抑制剂，在体内转为 6 – MP。用于急性白血病、自身免疫性疾病，也用于器官移植时抑制免疫排斥。

【不良反应】　可导致粒细胞减少，甚至再生障碍性贫血。

【注意事项】　用药期间定期检查血常规，肾功能不全者应适当减量，肝功能损伤者慎用。

【用法与用量】

规　格	用　法	小儿剂量
片剂 50mg，100mg	口服	抗白血病及免疫抑制剂： 1.5 ~ 3mg/（kg·d），分 2 次 肾移植：2 ~ 5mg/（kg·d），分 2 次 　维持量 0.5 ~ 3mg/（kg·d）

氟尿嘧啶 Fluorouracil

【别名】 5-氟尿嘧啶 Fluracil Fluril 5-FU

【作用与用途】 为抗嘧啶类抗肿瘤药，干扰 DNA 合成，也能渗入 RNA 中干扰蛋白质合成，为细胞周期特异性药物，主要抑制 S 期瘤细胞，对增殖细胞各期均有一定作用。用于胃癌、结肠癌、胰腺癌、卵巢癌、膀胱癌、皮肤癌、头颈部癌等。

【不良反应】 骨髓抑制表现为白细胞和血小板减少，严重时可有全血下降；胃肠道反应有食欲减退、恶心、呕吐、口腔炎、胃炎、腹泻或血性腹泻；注射部位可引起静脉炎、皮肤红斑、水肿、破溃、色素沉着；少数病人可有小脑病变、共济失调；还有皮炎、脱发等。

【注意事项】 因毒性较大，故体质虚弱、贫血、肝肾功能减退者慎用，恶病质或衰弱病人忌用；不能与阿糖胞苷伍用；本品能生成神经毒性代谢物氟代枸橼酸而致脑瘫，故严禁鞘内注射。

【用法与用量】

规 格	用 法	小 儿 剂 量
片剂 50mg	口服	10～15mg/(kg·d)，分 3 次，连续服用至出现毒性反应时停药
注射剂 250mg(5ml) 500mg(5ml) 500mg(10ml) 500mg(25ml)	静滴	一般剂量：15mg/(kg·次)，每日 1 次，5 日后剂量减半，改隔日 1 次
	静注	10mg/(kg·d)，4～5 日后改隔日 1 次，出现毒性反应后剂量减半
	动脉滴注 肿瘤内注射	治疗头颈部肿瘤：5～20mg/(kg·次)，1 次/d5～10mg/(kg·次)，每日 1 次
软膏 5%～10%	外涂	治疗皮肤癌：1～2 次/d

替加氟 Tegafur

【别名】 呋氟尿嘧啶 喃氟啶 Ftorafur Futraful

【作用与用途】 为氟尿嘧啶衍生物，作用同氟尿嘧啶，在体内能阻断 DNA、RNA 及蛋白质的合成。用于胃癌、结肠癌、直肠癌、胰腺癌，对乳腺癌和肝癌亦有效。

【不良反应】 与氟尿嘧啶相似，但较轻。

【用法与用量】

规　格	用　法	小儿剂量
片剂 50mg,100mg	口服	4~8mg/(kg·次)，每日3~4次
注射剂 200mg(5ml)	静滴	15~20mg/(kg·d)，分1次，溶于 G.S. 300~500ml 中
栓剂 0.5g,1g	直肠给药	同口服剂量，1次/d

亦可按口服150mg/(m²·次)，静滴450~600mg/(m².d)计算。

阿糖胞苷　Cytarabine

【别名】 Cytosine Arabinoside Cytosar Ara-C CAR

【作用与用途】 为抗嘧啶类代谢药，能抑制DNA聚合酶，阻止DNA合成。用于急性白血病、恶性淋巴瘤、头颈部肿瘤等，鞘内注射治疗脑膜白血病疗效较好。眼科用于治疗单纯疱疹性结膜炎及流行性角膜炎等。

【不良反应】 有食欲减退、恶心、呕吐；白细胞和血小板下降、贫血；其他尚有发热、脱发、皮疹、肝功能损伤等。

【注意事项】 治疗白血病时应根据血常规及骨髓常规的变化调整剂量，对骨髓抑制者及孕妇慎用或禁用。

【用法与用量】

规　格	用　法	小儿剂量
粉针剂 50mg, 100mg, 500mg, 1g, 2g	静注 肌内 静滴	1~3mg/(kg·d)，每日1次，连用8~15日，或4~6mg/(kg·次)，2次/w
	皮下	5~7.5mg/(kg·d)，每日1次，连用4~5日，以 G.S. 250~500ml 稀释
	鞘注	维持治疗量：1~3mg/(kg·次)，1~2次/w
眼剂 (0.1%)	滴眼	25~30mg/次，2次/w，连用2~3周 q.s.，4~6次/d

安西他滨　Ancitabin

【别名】　环胞啶　环胞苷　Cyclocytidine　Cyclo – C　CC

【作用与用途】　为阿糖胞苷的脱水化合物，在体内转变为阿糖胞苷而起作用。主要作用于 S 期，并对 G_1/S 及 S/G_2 转换期也有作用，为周期特异性药物。用于急性白血病、恶性淋巴瘤。眼科用于治疗单纯疱疹性角膜炎。

【不良反应】　食欲减退、恶心、呕吐；白细胞和血小板下降，个别病人可有腮腺肿胀、体位性低血压及 ALT 升高。

【注意事项】　治疗眼病时，须合用抗菌药物，防止细菌和真菌感染，避光、阴凉处保存。

【用法与用量】

规　格	用　法	小儿剂量
粉针剂 50mg, 100mg, 500mg	静注 肌内 鞘注	5～10mg/（kg·次），每日 1 次 溶于 G. S. 或 N. S. 500ml，连用 5～10 日 脑膜白血病：1～2mg/（kg·次），1 次/1～2d，溶于 N. S. 2ml 中
片剂（0.1g）	口服	4～10mg/（kg·d），分 2 次
滴眼剂、眼膏 0.05%	眼用	q. s. , 3～4 次/d

吉西他滨　Gemcitabine

【别名】　双氟脱氧胞苷　健择　Gemzar　dFdC

【作用与用途】　本品为嘧啶类抗肿瘤药物，作用机制同阿糖胞苷。其主要代谢物在细胞内掺入 DNA，作用于 G_1/S 期，此外还能抑制核苷酸还原酶，使细胞内脱氧核苷三磷酸酯减少，并能抑制脱氧胞嘧啶脱氨酶，减少细胞内代谢物降解，具有自我增效作用。对多数实体瘤有效。

【不良反应】　本品明显的毒性是骨髓抑制，中性粒细胞和血小板减少多为常见。尚可引起便秘、腹泻、口腔炎、发热、皮疹、流感样症状。少数患者可有蛋白尿、血尿、肝肾功能异常和呼吸困难。

【注意事项】 4 周方案比 3 周方案对血常规的影响较大，调整剂量主要根据血液学毒性和肝肾功能作为参考。

【用法与用量】

规　格	用　法	小　儿　剂　量
粉针剂 200mg，1000mg	静滴	3 周疗程：800～1250mg/m², 1 次/w，连续用药 2 周，停药 1 周 4 周疗程：1000mg/m², 1 次/w 连续用药 3 周，停药 1 周，第一日同时给予顺铂

羟基脲　Hydroxycarbamide

【别名】 Hydroxyurea　Hydrea

【作用与用途】 主要抑制核苷酸还原酶，选择性阻止 DNA 合成，杀伤 S 期细胞，并可提高放射线的疗效。用于恶性黑色素瘤，对胃癌、肠癌、乳癌、膀胱癌、头颈部癌、恶性淋巴瘤，原发性肝癌及急慢性粒细胞白血病也有效。与放射线合并治疗脑瘤有一定价值。

【不良反应】 主要为骨髓抑制，表现为白细胞和血小板下降，停药 1～2 周后可恢复。有时有胃肠道反应，有引起睾丸萎缩和致畸胎作用。

【注意事项】 对肝、肾功能不全或骨髓抑制等患者慎用；妊娠妇女忌用；本品不能与肾上腺素药、三环类抗抑郁剂同用，也避免食用富有酪胺的食物，如腌鱼、乳酪和香蕉等，不与抗组胺药、安眠药、麻醉性镇痛药、吩噻嗪类及降压药等合用；不宜饮酒，以免引起戒酒硫样反应。

【用法与用量】

规　格	用　法	小　儿　剂　量
胶囊剂 400mg 片剂 500mg	口服	40～60mg/（kg·次），2 次/w，直至血常规抑制停药，或 60～80mg/（kg·次），2 次/w，用 6～7 周 大剂量间歇给药：60mg/kg，每 8h 给药 1 次，或 100mg/kg，每 6h 给药 1 次，24h 为一疗程，间歇 4～7 日 维持量 10～20mg/（kg·d），分次服

三、抗肿瘤抗生素

放线菌素 D　Dactinomycin

【别名】　更生霉素　Actinomycin D　Cosmegen　ACTD　DTM

【作用与用途】　能抑制 DNA 合成，作用于 mRNA 干扰细胞的转录过程，阻止蛋白质的合成。用于肾母细胞瘤、霍奇金病、神经母细胞瘤、恶性畸胎瘤、横纹肌瘤等。

【不良反应】　食欲下降、恶心、呕吐、腹泻；白细胞和血小板下降，严重者发生全血细胞减少；可有脱发、皮疹、发热、肝功能损伤等。

【注意事项】　注射时药液不可外漏于血管之外，避免造成局部组织坏死。用药期间应检查血常规。能降低青霉素效价，应避免合用。

【用法与用量】

规　格	用　法	小 儿 剂 量
粉针剂 200μg，500μg	静滴	6~10μg/（kg·d），连用7~10日

丝裂霉素　Mitomycin

【别名】　丝裂霉素 C　自力霉素　Mitomycin C　Mutamycin　MMC　MIT－C

【作用与用途】　为广谱抗肿瘤药，可使 DNA 解聚，阻碍 DNA 复制，从而抑制癌细胞分裂，是一细胞周期非特异性药物，对多种肿瘤效力强，作用快。用于消化道癌、乳腺癌、恶性淋巴瘤、肺癌、宫颈癌、癌性胸腔积液等。

【不良反应】　白细胞、血小板下降，食欲减退、恶心、呕吐，注射部位静脉炎，漏液可造成局部坏死，少数可造成肝、肾损害，可有口腔炎、乏力、脱发。

【注意事项】 本品缓解期较短，骨髓抑制较持久；孕妇及肝肾功能不全者禁用；用药期间检查血常规。

【用法与用量】

规　格	用　法	小儿剂量
粉针剂 2mg,4mg, 10mg,20mg	静注 静滴	30~50μg/(kg·次),1次/d,加 N. S. 10~20ml 30~50μg/(kg·次),1次/d,加 N. S. 200ml

亦可静脉冲注 8~10mg/（m^2·次），1 次/3w。

博来霉素　Bleomycin

【别名】 争光霉素　Bleocin　Blenoxane　BLM

【作用与用途】 可抑制胸腺嘧啶核苷掺入 DNA，与 DNA 结合，使之破坏分解，作用于细胞的 S 期，其抗肿瘤谱广。用于头颈部鳞癌、恶性淋巴瘤、乳腺癌、宫颈癌、食管癌、鼻咽癌及肺癌等。

【不良反应】 高剂量可引起高热、低血压、心力衰竭而死亡。肺部可发生肺炎样症状及肺纤维化、呼吸困难、气喘、干咳及干湿啰音，也可引起白细胞下降，血小板减少等。

【注意事项】 若出现肺炎症状应立即停药并用氢化可的松静滴，有心衰、呼吸衰竭、休克等症状时应做相应救治。

【用法与用量】

规　格	用　法	小儿剂量
注射剂 5mg，15mg，30mg	肌内 静注 动脉滴注	0.5~1mg/（kg·次）， 2~3次/w，15~20次为一疗程

亦可按 15mg/（m^2·次）计算，总量 180mg/m^2。

平阳霉素　Pingyangmycin

【别名】 Bleomycin A$_5$　PYM

【作用与用途】 作用与博来霉素相近，对多种肿瘤具有抑制作用。用于头颈部鳞癌、恶性淋巴瘤、乳腺癌、食管癌、鼻咽癌、肺癌等。

【不良反应】　有发热、胃肠道反应、皮肤反应、肢端麻痛、口腔炎、肺炎样变或肺纤维化等。

【用法与用量】

规　格	用　法	小　儿　剂　量
粉针剂 8mg	静注、肌内 肿瘤内注 动脉导管	0.2mg/（kg·次），1 次/2d，疗程总量 4mg/kg

柔红霉素　Daunorubicin

【别名】　正定霉素　红比霉素　Daunomycin　Rubidomycin　DNR

【作用与用途】　抑制 RNA 和 DNA 的合成。用于耐药的急性淋巴细胞或粒细胞白血病，但缓解期短，需与其他药物配合使用。

【不良反应】　骨髓抑制较严重，不宜久用，另有恶心、呕吐、腹痛、口腔溃疡，可引起心电图异常、心律失常，严重可出现心力衰竭。

【注意事项】　药液外漏出血管，可造成局部坏死。

【用法与用量】

规　格	用　法	小　儿　剂　量
粉针剂 10mg,20mg	静注 静滴	1mg/(kg·次)，每日 1 次，连用 4~5 次，间歇 5~7 日，再给下一疗程，总量 <25mg/kg

亦可按 30~60mg/（m² · 次）计算，1 次/w；亦可 1 次/d，连用 3 日。累积总量400~450mg/m²。

多柔比星　Doxorubicin

【别名】　阿霉素　14 - 羟正定霉素　Adriamycin　ADM

【作用与用途】　同柔红霉素，抗瘤谱较广而毒性略低。对急性淋巴细胞及粒细胞白血病均有效，一般作为二线药，在首选用药后使用。

【不良反应】　骨髓抑制表现为白细胞和血小板减少，心脏毒性，偶可发生心力衰竭。少数病人有发热、出血性红斑、肝功能损伤。

【注意事项】　药物溢出血管可引起组织坏死、溃疡，药物浓度过高可引起静脉炎。用药后尿呈红色。若总量超过 450mg/m² 易引起心脏毒性。

【用法与用量】

规 格	用 法	小 儿 剂 量
粉针剂 10mg,20mg,50mg	静注 静滴	0.4mg/(kg·次),1 次/d,以 G.S 或 N.S 稀释或间歇给药 40～60mg/m²,1 次/3w,或 20～30mg/(m²·d),连用 3 日,停用 3 周再给药,或 20～35mg/(m²·次),1 次/w,总量不宜超过,450mg/m²

表柔比星 Epirubicin

【别名】 表阿霉素 Pharmorubicin EPI E-ADM

【作用与用途】 为阿霉素同分异构体,作用同阿霉素,疗效优于阿霉素。

【不良反应】 心脏毒性及骨髓抑制作用均较阿霉素低。

【用法与用量】

规 格	用 法	小 儿 剂 量
粉针剂 10mg, 50mg	静注 静滴	40～60mg/(m²·次), 1 次/3w, 总量 470～580mg/m²

阿柔比星 Aclarubicin

【别名】 安乐霉素 阿克拉霉素 A ACM-A

【作用与用途】 本品能抑制培养细菌的 DNA 和 RNA 的合成,并抑制其生长。临床用于治疗急性白血病、恶性淋巴瘤、肾癌、肺癌、乳癌、卵巢癌等。

【不良反应】 对感染性或出血性疾病可能导致恶化,对性腺可能有影响,骨髓抑制,偶发生心肌损害,一旦发生应立即减少剂量或暂停治疗。

【注意事项】 心、肝、肾功能不全,骨髓抑制或有感染性疾病的患者慎用或禁用本品。本品不可作皮下或肌内注射,对本品过敏者应禁用。

【用法与用量】

规　格	用　法	小　儿　剂　量
粉针剂 10mg，20mg	静注 静滴	急性白血病：0.4mg/（kg·次），每日 1 次，共 10 ~ 15 日 实体瘤及恶性淋巴瘤：0.8 ~ 1mg/m²，2 次/w，或 0.4mg/（kg·次），1 次/d，共 7 日

吡柔比星　Pirarubicin

【别名】　吡喃阿霉素　阿克拉霉素 B　THP – ADM

【作用与用途】　为半合成蒽环类抗生素，为细胞周期非特异性抗肿瘤药。通过直接嵌入 DNA 双螺旋链，抑制 DNA 聚合酶，阻止核酸合成，在 G_2 期使细胞不能进行分裂，而使肿瘤细胞死亡。儿科主要用于急性白血病。

【注意事项】　①毒副作用主要为骨髓抑制，表现为白细胞和血小板减少。②肝、肾功能不全者慎用。③本品不宜用生理盐水溶解，可用注射用水或 5% 葡萄糖注射液溶解后，再用注射用生理盐水或 5% 葡萄糖注射液稀释。④不得做肌注或皮下注射。

【用法与用量】

规　格	用　法	小　儿　剂　量
粉针剂 5mg，10mg，20mg	静脉冲注	白血病：0.2 ~ 0.5mg/（kg·次），或 7 ~ 20mg/（m²·次），每日 1 次，连用 5 日，3 ~ 4 周后可重复

伊达比星　Idarubicin

【别名】　去甲氧柔红霉素　依达比星　善唯达　Zavedos

【作用与用途】　其蒽环上第 4 位无甲氧基，使其细胞毒性比柔红霉素大 10 倍。临床证实此药对急性髓细胞白血病疗效较好，与阿糖胞苷合用作为诱导方案，对急性非淋巴细胞白血病（ANLL）的缓解率高于柔红霉素加阿糖胞苷，缓释时间也优于后者，对急性淋巴细胞白血病（ALL）亦有较好疗效。

【不良反应】 除消化道症状外，最主要为血液学毒性，可引起血小板和白细胞显著降低；心脏毒性略轻于柔红霉素。

【注意事项】 用药期间严密监测血常规变化和心电图改变。

【用法与用量】

规　格	用　法	小 儿 剂 量
粉针剂 5mg，10mg，25mg	静注	$8 \sim 12mg/ (m^2 \cdot d)$，每日 1 次，连续 3 日缓慢静注
胶囊剂（10mg）	口服	$15 \sim 30mg/ (m^2 \cdot d)$，连用 3 日

四、抗肿瘤植物药

长春新碱　Vincristine

【别名】 醛基长春碱　Leurocristine　VCR

【作用与用途】 为夹竹桃植物长春花中提取的另一种生物碱，为细胞周期特异性药物，主要作用于 M 期，对 G_1 期也有作用。对各类型急性白血病均有效，尤其对急性淋巴细胞白血病疗效突出。

【不良反应】 神经系统毒性较为突出，可能发生运动障碍、骨髓抑制、胃肠道反应，也有局部刺激作用，药液外漏可引起局部坏死。

【注意事项】 本品不可做鞘注。

【用法与用量】

规　格	用　法	小 儿 剂 量
粉针剂 0.5mg，1mg	静注 静脉冲注 胸腹腔 注射	$50 \sim 70\mu g/ (kg \cdot 次)$，每周 1 次或一周剂量分 2 次
		$20 \sim 60\mu g/ (kg \cdot 次)$，用 N.S. $10 \sim 20ml$ 稀释

亦可按 $1.4mg/ (m^2 \cdot 次)$ 计算，1 次/w。

长春碱　Vinblastine

【别名】 长春花碱　Vincaleukoblastine　VLB

【作用与用途】 为夹竹桃植物长春花中提取出来的一种生物碱，对多种肿瘤有抑制作用，对恶性淋巴瘤效果好，对绒毛膜上皮癌疗效也突出，对肺癌、乳腺癌、皮肤癌、肾母细胞瘤及单核细胞白血病等也有一定疗效。

【不良反应】 有胃肠道反应，白细胞、血小板下降以及周围神经炎、指趾端麻木、四肢疼痛、肌肉震颤、腱反射消失等。

【注意事项】 药液外漏可致局部组织坏死，本品不可做鞘注。

【用法与用量】

规　格	用　法	小 儿 剂 量
粉针剂 10mg	静注	0.1~0.2mg/(kg·次),1 次/w,疗程 6~8 周,极量<0.3mg/(kg·次)
15mg	胸腹腔内注射	0.2~0.4mg/(kg·次),1 次/w,N.S. 溶解注入

静注亦可按 6~10mg/(m^2·w)计算。

长春地辛　Vindesine

【别名】 长春花碱酰胺　去乙酰长春花碱酰胺　艾得新　Eldisine Desacetylvinblastine Amide　VDS

【作用与用途】 为长春碱的衍生物，其抗肿瘤谱广，为细胞周期特异性抗肿瘤药。主要用于肺癌、恶性淋巴瘤、食管癌、恶性黑色素瘤的治疗，对白血病、头颈部癌、软组织肉瘤也有一定疗效。

【注意事项】 可致骨髓抑制，主要表现为白细胞减少；肝肾功能损害患者慎用；注射用药时，药液外漏可引起局部疼痛、组织坏死和溃疡；静滴给药时，将药物溶于 0.9% 氯化钠注射液中连续 24h 以上滴注。

【用法与用量】

规　格	用　法	小 儿 剂 量
粉针剂 1mg，4mg （附甘露醇 20mg）	静注或静滴	3mg/m^2,1 次/w,3~4 周为一疗程

依托泊苷　Etoposide

【别名】　鬼臼乙叉苷　足叶乙苷　威克　Vepesid　Vp－16

【作用与用途】　为鬼臼毒素半合成衍生物，属细胞周期特异性药物，主要作用于 S 期和 G_2 期，抗瘤谱广。用于急性粒细胞白血病、肺癌、恶性淋巴瘤、卵巢癌及肾母细胞瘤等。

【不良反应】　骨髓抑制、胃肠道反应、心悸、头晕、低血压、静脉炎等。

【注意事项】　严重心、肝、肾功能不全及白细胞或血小板明显低下者禁用；不能与葡萄糖溶液混合，可形成微细沉淀；刺激性大，静注时药液不可外漏。

【用法与用量】

规　格	用　法	小　儿　剂　量
注射剂 100mg（5ml）	静注 静滴	$60\sim100mg/（m^2\cdot 次）$，连用 5 日，每隔 3～4 周重复一次
胶囊剂 25mg，50mg，100mg	口服	$100\sim200mg/（m^2\cdot 次）$，每日 1 次或 1 次/2d，连用 3～5 次，每 3～4 周重复一次

替尼泊苷　Teniposide

【别名】　威猛　鬼臼噻吩苷　Vumon　VM－26

【作用与用途】　本品为周期特异性细胞毒药物，对细胞周期 S 后期和 G_2 期，通过阻止细胞进入有丝分裂而起作用。也可抑制Ⅱ型拓扑异构酶引起的 DNA 链单股性断裂，阻止肿瘤细胞的增殖。临床用于治疗恶性淋巴瘤，霍奇金病、急性淋巴性白血病、神经母细胞瘤和儿童的其他实体瘤。

【不良反应】　用药 1～2 周后常发生骨髓抑制，出现白细胞、血小板减少症；胃肠道多见恶心、呕吐、腹泻、腹痛、饮食减少；接受多疗程的患者可发生脱发；与长春新碱合用，可致严重神经病变；还可发生口炎、皮疹、头痛及精神混乱症状，并可发生休克反应。

【注意事项】　有肝、肾功能损害的应慎用；供静脉滴注，药液不可漏出血管，否则会造成周围组织坏死；若与其他药物合用或更换别种稀释液可能出现沉淀；本品有潜在的致畸性、致突变和生殖毒性，孕妇及哺乳期妇女禁用。

【用法与用量】

规　格	用　法	小儿剂量
注射剂 50mg	静滴	1~2mg/（kg·次），每日1次，连用3~5日，隔3~4周重复用药（0.5~1mg/ml）

高三尖杉酯碱　Homoharringtonine

【作用与用途】　本品为三尖杉属植物中提取的生物碱，属细胞周期特异性药物，对 G_1、G_2 期细胞杀伤作用最强。能抑制真核细胞的蛋白质合成，使多聚糖体解聚，并干扰蛋白质核体功能。用于急性早幼粒细胞白血病及急性单核细胞白血病、恶性淋巴瘤等。

【不良反应】　有粒细胞减少，窦性心动过速，心电图 ST 段变化，胃肠道反应，肝功损害，剂量大时部分患者血压下降，偶有脱发及皮疹。

【注意事项】　有致畸作用，孕妇禁用；因有较强的心脏毒性，应缓慢滴注，并做心电图检查，用药期间应查血常规及肝功能。

【用法与用量】

规　格	用　法	小儿剂量
注射剂 1mg（1ml） 2mg（2ml）	静滴	0.08~0.1mg/（kg·d）5~7日为一疗程，停药7~14日，再重复给药

紫杉醇　Paclitaxel

【别名】　Taxol　泰素　紫素　特素　PTX

【作用与用途】　本品系从紫杉中提取的生物碱，能引起细胞微管的功能异常，抑制细胞的有丝分裂，阻止细胞周期的 G_2 及 M 期的修复。对于黑色素瘤、卵巢癌等实体瘤有效，特别对晚期卵巢癌有明显疗效。

【不良反应】 骨髓抑制，白细胞、血小板减少，胃肠道反应及一过性肝功能异常和氮质血症等。

【用法与用量】

规　格	用　法	小儿剂量
注射剂 30mg（5ml）	静滴 静注	静注：135～200mg/（m² · 次），每3周1次

五、其他抗肿瘤药及其辅助用药

门冬酰胺酶　Asparaginase

【别名】 左旋门冬酰胺酶　L – Asparaginase　Elspar　Crasnitin　Laspar　ASP

【作用与用途】 本品可将肿瘤细胞外液的左旋门冬酰胺酶水解，使肿瘤细胞缺乏左旋门冬酰胺，从而抑制肿瘤细胞的生长，但对正常细胞影响较小。用于急性淋巴细胞白血病、恶性淋巴瘤、急性粒细胞白血病及单核细胞白血病等。

【不良反应】 胃肠道反应、中枢神经障碍、肝功能损害，个别有骨髓抑制、过敏性休克、蛋白尿及胰腺炎等。尚有致畸作用。

【注意事项】 妊娠早期、肝肾功能不全者禁用或慎用；单独使用易产生耐药性，用药期间定期查血常规；应于低温2℃～10℃干燥处贮存。

【用法与用量】

规　格	用　法	小儿剂量
粉针剂 1000u，2000u， 10000u	肌注 静注	50～200u/（kg · d），连续用药28日或5000～6000u/（m² · d），每日或3日1次（10～100u/ml），连用8日

米托蒽醌　Mitoxantrone

【别名】 二羟蒽二酮　Novantrone

【作用与用途】　本品为合成的蒽环类抗肿瘤药，结构与阿霉素相近，对多种肿瘤有抑制作用。用于乳腺癌、恶性淋巴瘤、消化道癌、白血病、膀胱癌、卵巢癌、原发性肝癌、多发性骨髓瘤等。

【不良反应】　消化道反应，骨髓抑制，白细胞、血小板减少，肝肾损伤及发热、皮疹等。

【注意事项】　治疗用药期间注意检查肝、肾功能，偶有心脏毒性，应予注意，发生率约3%。

【用法与用量】

规　格	用　法	小　儿　剂　量
注射剂 10mg（10ml） 20mg（10ml） 25mg（12.5ml） 30mg（15ml）	静注 静滴	实体瘤 $18\sim20$mg/（$m^2\cdot$次），白血病 24mg/m^2，1 次/$3\sim4$w，根据情况可给 $2\sim6$ 次，联合用药 $8\sim10$mg/（$m^2\cdot$次），1 次/3w

顺铂　Cisplatin

【别名】　顺氯氨铂　Platinol　DDP

【作用与用途】　为铂类络合物，属细胞周期非特异性药物。用于神经母细胞瘤、胚胎瘤、恶性淋巴瘤、软组织肉瘤、癌性胸腹水、头颈部癌及肺癌等。

【不良反应】　胃肠道反应，白细胞及血小板减少，耳鸣、耳聋、血尿、肝肾功能损害、心电图异常等。

【注意事项】　用药期间经常检查血常规、肝肾功能及听力，有明显异常者及时停药。用药期间多饮水。

【用法与用量】

规　格	用　法	小　儿　剂　量
粉针剂 10mg，20mg，30mg 注射剂 10mg（1ml），50mg（2ml）	静注 静滴	30mg/（$m^2\cdot$d），每日 1 次，连用 3 日，间隔 $3\sim4$ 周后再重复

卡铂　Carboplatin

【别名】　碳铂　Paraplatin　CBP

【作用与用途】　本品为铂类络合物，属细胞周期非特异性药物。用于小细胞肺癌、卵巢癌、非小细胞肺癌、小儿脑瘤等。

【不良反应】　骨髓抑制较为严重表现为白细胞和血小板减少，肾毒性较轻，尚有耳毒性、肝功能异常及胃肠道反应。

【注意事项】　严重肾功能损害和骨髓抑制者禁用，定期检查血常规及肝肾功能，使用本品时应注意避光，用黑纸将输液器包裹，药液不能外漏，以免造成炎性刺激。

【用法与用量】

规　格	用　法	小　儿　剂　量
粉针剂 50mg，100mg，150mg，450mg 注射剂 100mg（10ml），150mg（15ml）	静滴	300 ~ 400mg/（m² · 次），1 次/月或60mg/（m² · 次），每日 1 次，连用 5 日，间隔 3 ~ 4 周重复一次，以给药 2 ~ 4 次为一疗程

丙卡巴肼　Procarbazine

【别名】　甲苄肼　甲基苄肼　Methylhydrazine　PCB　PCZ

【作用与用途】　为周期非特异性抗肿瘤药，抑制 DNA 和蛋白质合成，干扰肿瘤细胞的增殖。本品还是单胺氧化酶抑制剂，用于治疗霍奇金病。对其他恶性淋巴瘤、多发性骨髓病和肺癌有一定疗效。

【注意事项】　本品可引起溶血性贫血；肝、肾功能或骨髓功能不全的患者应减量；本品为弱单胺氧化酶抑制剂，服药期间不宜食含高酪胺成分的食物，如乳酪和香蕉等。

【用法与用量】

规　格	用　法	小　儿　剂　量
片剂 25mg，50mg	口服	3 ~ 5mg/（kg · d）或100mg/（m² · d），分 3 ~ 4 次，连服 2 周，间隔 2 周后可重复

达卡巴肼　Dacarbazine

【别名】 氮烯咪胺　甲嗪咪唑胺　DTIC

【作用与用途】 本品为嘌呤生物合成的中间体，进入体内后由肝微粒体酶去甲基形成单甲基化合物而发挥烷化作用，具有直接细胞毒作用。主要作用于 G_2 期。抑制嘌呤、RNA 和蛋白质的合成，也影响 DNA 合成。主要用于霍奇金病、黑色素瘤和软组织肉瘤。

【注意事项】 本品有骨髓抑制作用，主要为白细胞的血小板减少；最好临用现配，避光保存。为减少对血管的刺激，可用 20～30ml 5% 葡萄糖注射液溶解后快速静注，或用 100～200ml 的 5% 葡萄糖注射液稀释后静滴，15～30min 滴完。

【用法与用量】

规　格	用　法	小儿剂量
粉针剂 200mg	静注或静滴	6～12mg/（kg·d），每日 1 次，连用 5～10 日为一疗程，隔 4～8 周可进行第二疗程

维 A 酸　Tretinoin

【别名】 维甲酸　RA　ATRA

【作用与用途】 为视黄醇衍生物，对多种化学致癌物的致癌过程及肿瘤病毒 MSV 的诱癌作用等均有抑制作用。可抑制白血病细胞的增殖，诱导白血病细胞分化成熟。用于治疗急性早幼粒白血病；也可用于黏膜白斑病、光化性角化症、基底细胞癌和膀胱乳头瘤等。

【不良反应】 可见头痛、头晕、口干、脱屑、脑水肿、骨折等。

【注意事项】 可引起肝、肾功能损害，服用本品时可加服谷维素、维生素 B_1、维生素 B_6 等可减轻不良反应；治疗急性早幼粒白血病，达到完全缓解后，应继续与其他化疗药物交替治疗，至少维持 3 年。

【用法与用量】

规　格	用　法	小儿剂量
片剂（10mg）	口服	0.5～1mg/（kg·d），分 1～3 次服

亦可按 45mg/（m²·d）计算。

亚叶酸钙　Calcium Folinate

【别名】　亚乙酸　甲酰四氢叶酸钙　Citrovorum Factor　Leucovorin CF

【作用与用途】　为四氢叶酸的甲酰衍生物，并无抗肿瘤作用，主要用于高剂量甲氨蝶呤滴注时解救和氟尿嘧啶同时应用加强后者的治疗作用。

【注意事项】　肾功能不全患者慎用；偶见荨麻疹、哮喘等过敏反应；用于高剂量甲氨蝶呤-亚叶酸钙解救（HD-MTX-CF）疗法时，应在甲氨蝶呤点滴后2~18h开始，使用本品前或使用期间应监测甲氨蝶呤血药浓度调整剂量。

【用法与用量】

规　格	用　法	小　儿　剂　量
注射剂 3mg，6mg 粉针剂 3mg，5mg，15mg， 25mg，100mg，300mg	肌注 静注 静滴	用于 HD-MTX 解救，6~15mg/m²，每 6h1次，共用 12 次，肌注或静注 用于氟尿嘧啶增效：200~500mg/m²，1 次/d，连用 5 日，静滴。每次滴注后静脉注射氟尿嘧啶。3~4 周后可重复治疗 白细胞减少症：3~6mg/次，1 次/d

美司钠　Mesna

【别名】　巯乙磺酸钠　Sodium 2-Mercaptoethane-Sulfonate　Uromitexan

【作用与用途】　本品具有巯基（SH），可与丙烯醛结合形成无毒的化合物；与4-OH-环磷酰胺或4-OH-异环磷酰胺结合而成对膀胱无毒性的产物，因而避免膀胱炎的发生。用于接受环磷酰胺、异环磷酰胺治疗的患者，既往应用环磷酰胺有出血性膀胱炎，做过盆腔注射的患者。

【注意事项】　本品不宜与顺铂、氮芥等配伍，亦不宜与红霉素、氨茶碱等配伍；儿童用药时应酌情增加剂量或缩短给药间隔时间，增加给药次数。

【用法与用量】

规　格	用　法	小 儿 剂 量
注射剂 200mg，400mg，1000mg	静注	常用量为环磷酰胺、异环磷酰胺的 20％，在注射二药后0、4、8h静脉冲注

短棒菌苗　Propionibacteroium Acnes

【别名】　棒状杆菌疫苗　短小棒状杆菌　Coparvax　CP

参见第二十一章　三、疫苗。

第十八章
影响机体免疫功能的药物

一、免疫抑制剂

硫唑嘌呤　Azathioprine

参见第十八章　二、抗代谢药物。

聚肌胞　Polyinosinic – Polycytidylic Acid

【别名】　聚肌胞苷酸　PIC

【作用与用途】　本品为一高效干扰素诱导剂，有广谱抗病毒及免疫抑制作用。用于治疗带状疱疹、疱疹性角膜炎，病毒性肝炎及预防流感等。

【不良反应】　少数病人可发生一过性低热。

【用法与用量】

规　格	用　法	小　儿　剂　量
注射剂 1mg（2ml） 2mg（2ml）	肌注	新生儿：0.05~0.075mg/次； 1个月婴儿：0.075~0.1mg/次； 3~6个月：0.1~0.3mg/次； 6个月~1岁：0.2~0.4mg/次； 2~4岁：0.25~0.6mg/次； 5~8岁：0.35~0.8mg/次； 9~12岁：0.5~1.5mg/次； 每周2次，2~3个月为一疗程

雷公藤多苷　Tripterygium Glucosides

【别名】　雷公藤总苷

【作用与用途】　具有较强的抗炎和免疫抑制作用。可用于治疗多种自身免疫性疾病，如类风湿性关节炎、红斑狼疮、皮肌炎、肾小球肾炎、肾病综合征等。

【用法与用量】

规　格	用　法	小　儿　剂　量
片剂（10mg）	口服	1～1.5mg/（kg·d），分3次，饭后服，疗程1个月

甲氨蝶呤　Methotrexate

参见第十八章　二、抗代谢药物。

麦考酚吗乙酯　Mycophenolate Mofetil

【别名】 霉酚酸酯　MMF

【作用与用途】 本品口服吸收后在体内水解转化为活性代谢物霉酚酸（MPA），通过抑制嘌呤合成，从而抑制T和B淋巴细胞的增殖反应，而发挥免疫抑制作用。主要用于预防和治疗肾、肝、心脏及骨髓移植的排异反应，常与环孢素、他克莫司、来氟米特或皮质激素联合用药。

【注意事项】 不良反应主要表现为消化道反应，如食管炎、胃炎、腹泻和消化道出血；可引起中性粒细胞和血小板减少、贫血等。

【用法与用量】

规　格	用　法	小　儿　剂　量
胶囊剂（250mg） 片剂（500mg）	口服	30mg/（kg·d），分2次

他克莫司　Tacrolimus

【别名】 他克罗姆　普乐可复　Prograf　FK-506

【作用与用途】 本品为大环内酯类免疫抑制剂。临床主要用于肝、肾移植者出现排斥反应时，与皮质激素联合应用提高存活率。

【不良反应】 有恶心、腹痛、口周麻木以及皮肤瘙痒、潮红等。

【用法与用量】

规　格	用　法	小　儿　剂　量
注射剂 5mg，10mg	静滴	0.05～0.1mg/（kg·d），4～12h内输注 能口服时改维持剂量
胶囊剂 1mg，5mg	口服	开始剂量：0.15～0.3mg/（kg·d），分2次；维持剂量视患儿排斥反应及耐受性调整，逐渐减至0.1mg/（kg·d），分2次

来氟米特　Leflunomide

【作用与用途】　是一种人工合成的小分子异噁唑类化合物，为前体药物，口服吸收后，在肝脏和肠壁的细胞质和微粒体内分解代谢，转化为活性产物丙二酸次氮酰胺。本品具有特异性作用，主要靶细胞为活化的淋巴细胞，通过阻断IL-2的基因转录，部分抑制IL-2的产生，并阻止细胞由G_1向S期的发展，减少抗体生成，从而抑制免疫应答。具有抗急、慢性排斥反应和抗病毒作用，临床上主要用于器官移植患者的慢性排斥反应。也用于某些自身免疫性疾病。

【不良反应】　有呼吸道感染、腹泻、肝酶升高、恶心呕吐、过敏、贫血等。

【注意事项】　本品与环孢素和他克莫司均有协同作用。

【用法与用量】

规　格	用　法	小　儿　剂　量
片剂 10mg，20mg，100mg	口服	器官移植：负荷量5mg/（kg·d），维持量1mg/（kg·d）

抗人T细胞免疫球蛋白
Anti-human T Lymphocyte Immunoglobulin

【别名】　ALG

【作用与用途】　本品是以人的淋巴细胞作抗原，使马、兔等动物免疫，再从免疫动物体采血分离抗淋巴细胞血清而制得，为一较强的免疫抑制剂。临床主要用于预防器官移植时的排斥反应以及自身免疫性疾病的治疗。

【不良反应】　可有发热、寒战、罕见速发性严重过敏反应。

【注意事项】　有急性感染者慎用，过敏体质者禁用。

【用法与用量】

规　格	用　法	小儿剂量
注射剂 25mg（5ml） 50mg（10ml） 100mg（10ml）	静滴	器官移植：10mg/（kg·d），连用 1～3 周 排斥现象及 GVH 反应：10～20mg/（kg·d），直 至症状改善再生障碍性贫血：10～20mg/（kg· d），连用 5 日

以上剂量为马免疫球蛋白剂量。

二、免疫调节剂

α-甘露聚糖肽　Polyactin A

【别名】　多抗甲素　A 型链球菌甘露聚糖　L - Polyresistin

【作用与用途】　本品是甲型溶血性链球菌经发酵提取而制得的一种多糖类物质，主要成分为 α-甘露聚糖酞。它能抑制肿瘤细胞 DNA、RNA 合成，激活网状内皮系统和巨噬细胞的吞噬功能，活化淋巴细胞，提高免疫功能。用于实体瘤、恶性淋巴瘤，也用于白细胞减少症、再生障碍性贫血；还可用于肺癌、鼻咽癌的辅助治疗，增强免疫功能，升高白细胞等。

【不良反应】　有些患者可出现一过性发热及皮疹。

【注意事项】　风湿性心脏病患者禁用，有过敏体质的患者禁用。

【用法与用量】

规　格	用　法	小儿剂量
注射剂 1mg（2ml）	肌内静滴 胸腹腔	2.5～5mg/次，1 次/1～2d 5～10mg/次，1 次/d 10～15mg/次，1～2 次/w
片剂（5mg） 口服液 10mg（10ml）	口服	2.5～5mg/次，3 次/d

转移因子　Transfer Factor

【作用与用途】　本品为免疫增强药，能使正常淋巴细胞转化为特异性的致敏淋巴细胞，触发和增强机体的细胞免疫功能。适用于带状疱疹、单纯性疱疹、白色念珠菌感染以及难以控制的病毒性和霉菌性细胞内感染、红斑狼疮等自身免疫性疾病、先天性和获得性免疫缺陷性疾病以及恶性肿瘤化疗和放疗的辅助治疗。

【不良反应】　个别人可出现皮疹、皮肤瘙痒，少数病人有短暂发热，偶见肝功能损害，其后逐渐恢复。

【注意事项】　慢性活动期肝炎患者慎用，本品应冷藏。

【用法与用量】

规　格	用　法	小　儿　剂　量
注射剂（2ml）	皮下	1~2ml/次，1~2 次/w，1 个月后改 1 次/2w
口服液 10ml（每1ml含 4×10^3 个白细胞 提取物）	口服	10ml/次，1~2 次/d，反复呼吸道感染，疗程 2 周；慢性肝炎，疗程 3 个月

卡介苗多糖核酸
Bacillus Calmette – Guerin Vaccine

【别名】　斯奇康　卡舒宁

【作用与用途】　本品系用卡介苗经热酚法提取多糖、核酸，并配以生理盐水制成的新型免疫调节剂。主要用于预防和治疗慢性支气管炎、哮喘、感冒及风湿性关节炎、肿瘤等疾病。

【不良反应】　个别患者有低热现象。

【注意事项】　对本品过敏者及急性传染病患者不宜使用。

【用法与用量】

规　格	用　法	小　儿　剂　量
注射剂 0.5mg（1ml）	肌内	<2 岁，0.25mg/次；>2 岁，0.5mg/次；隔日 1 次，连用 18 次为一疗程，一般用 1~2 个疗程

胸腺肽 Thymosin

【作用与用途】 本品是由动物胸腺提取纯化而得的免疫增强药。主要作用于 T 淋巴细胞系统，调节和增强机体细胞免疫功能，增强抗病能力。用于胸腺发育不全综合征，运动失调性毛细血管扩张症、慢性皮肤黏膜真菌病等免疫缺陷病，以及早晚期肿瘤的辅助治疗。

【不良反应】 有荨麻疹、皮疹、头昏、发热等过敏反应。

【注意事项】 本品溶解后应及时使用，停药一段时间后，再用此药须做皮试，以免过敏。

【用法与用量】

规 格	用 法	小 儿 剂 量
注射剂 2mg（2ml） 5mg（2ml）	肌内	胸腺发育不良幼儿：1mg/（kg·d）， 症状改善后：1mg/（kg·w）
10mg（2ml）	静滴	5~10mg/次，1 次/d

匹多莫德 Pidotimod

【作用与用途】 为一免疫增强剂，对特异性免疫反应和非特异性免疫反应均有增强作用，还能通过刺激白介素 – 2 和干扰素 γ 促进细胞免疫反应。用于反复发作的呼吸道感染、反复发作的尿路感染及慢性支气管炎的治疗。

【不良反应】 皮疹、恶心、呕吐、头痛、头晕等。

【用法与用量】

规 格	用 法	小 儿 剂 量
片剂（400mg） 口服液（400mg）	口服	400mg/次，2 次/d

左旋咪唑 Levamisole

【别名】 左咪唑 左旋四咪唑 L – Tetramisol

【作用与用途】 本品为免疫功能调节剂，可用于类风湿性关节炎、红斑狼疮等自身免疫性疾病，以及复发性感染和癌症的辅助治疗。

【不良反应】 偶见恶心、呕吐、头痛、腹疼等，少见有发热、嗜睡、乏力、皮疹、肝功能损伤，偶见粒细胞减少、血小板减少等现象。

【注意事项】 大剂量或长期使用不良反应发生率可增加，并可引起大脑实质性损害。

【用法与用量】

规　格	用　法	小儿剂量
片剂 15mg，25mg，50mg	口服	癌症辅助治疗：3～5mg/（kg·d），每2周用药3日 自身免疫性疾病：3mg/（kg·d），连服3～6个月 慢性复发性感染：2～3mg/（kg·d），每日3次，每周用药3日，疗程6个月
涂布剂 500mg（5ml）	外用	涂于双腿或腹部皮肤，2次/w

重组人白介素 –2
Recombinant Human Interleukin –2

【别名】 rhIL – 2

【作用与用途】 可促进 T 细胞的增殖与分化；诱导及增强自然杀伤细胞（NK）的活力；能诱导及增强依赖 IL – 2 而获得对自身肿瘤具有细胞毒样活力的杀伤细胞（LAK）活力；诱导并增强杀伤性 T 淋巴细胞、单核细胞、巨噬细胞的活力；增强 B 细胞的增殖及抗体分泌；诱导干扰素产生。

用于肾细胞癌、黑色素瘤，控制癌性腹水及其他晚期肿瘤；先天或后天免疫缺陷症（AIDS）；细菌、真菌、病毒感染，如慢性活动性乙型肝炎、慢性活动性 EB 病毒感染、麻风、结核、白色念珠菌感染等。

【不良反应】 常有寒战、发热、乏力、厌食、恶心、呕吐、腹泻、皮疹等。大剂量可致低血压、肺水肿和肾损伤、骨髓抑制、嗜睡、谵妄等。

【用法与用量】

规 格	用 法	成人及儿童剂量
注射剂 50 万 u 100 万 u 200 万 u	皮下注射	20 ~ 40 万 u/（m² · d） 每周连用 4 日，4 周为一疗程
	肌内	20 万 u/（m² · 次），qod
	静滴	20 ~ 40 万 u/（m² · d），加入 N. S. 中，1 次/d 每周连用 4 日，4 周为一疗程。
	腔内灌洗	先抽出腔内积液，40 ~ 50 万 u/（m² · d），用 N. S. 20ml 稀释后注入，1 ~ 2 次/w
	瘤内或瘤周注射	10 ~ 30 万 u/次，加 N. S. 3 ~ 5ml 分多点注入，2 次/w，连用 2 周为一疗程

干扰素 Interferon

参见第一章 十一、抗病毒药。

香菇多糖 Lentinan

【别名】 香菇糖 能治难 瘤停能 LC‑33

【作用与用途】 本品是经深层发酵培养的菌丝体及发酵液中提取的多糖体。能激活机体的细胞免疫和体液免疫系统，增强宿主抗病毒、抗肿瘤及抗细菌感染能力，可减轻癌症化疗药品的毒性，防止癌细胞转移。用于自身免疫功能低下而引起的各种疾病，并用于慢性病毒性肝炎、肝中毒、肝硬化等病的治疗。

【不良反应】 极少数病人感觉轻度不适，停药后症状即自行消失。

【注意事项】 本品有抗血小板作用，有出血倾向的患者慎用。

【用法与用量】

规 格	用 法	小 儿 剂 量
糖衣片（2.5mg）	口服	5 ~ 7.5mg/次，2 次/d
注射剂 1mg	静注 静滴	2mg/w，1 次/w，疗程 3 个月

云芝多糖　Krestin

【别名】　Polysaccharide – K　PS – K

【作用与用途】　云芝多糖系由担子菌纲云芝菌株之菌丝体提取的多糖，含蛋白质 25%。主要作用为可提高细胞免疫。主要用于配合治疗癌症辅助用药，具有提高化疗、放疗及手术疗效作用。还可用于治疗慢性乙型肝炎。

【用法与用量】

规　格	用　法	小 儿 剂 量
胶囊剂 500mg，370mg	口服	2 ~ 3g/d，1 ~ 2 次/d 连用数月

异丙肌苷　Inosine Pranobex

【别名】　Methisoprinol

【作用与用途】　为一种合成免疫调节剂，主要成分为肌苷及乙酰胺基苯甲酸二甲胺基异丙醇酯。具有拟胸腺因子作用，有直接抗病毒作用及改善机体免疫功能作用。用于 T 淋巴细胞功能低下患者；病毒性疾病的治疗及作为化疗、放疗的辅助用药。

【用法与用量】

规　格	用　法	小 儿 剂 量
片剂 0.5g	口服	50 ~ 100mg/（kg·d） 分 3 次口服，连服 3 ~ 5 日

乌苯美司　Ubenimex

【别名】　抑氨肽酶素　抑氨肽酶 B　Bestatin　BST

【作用与用途】　可竞争性地抑制氨肽酶 B 及亮氨酸肽酶。增强 T 淋巴细胞功能，使 DNA 合成增加，使 NK 细胞的杀伤活力增强，且可使 CSF 合成增加而刺激骨髓细胞的再生及分化。

【用法与用量】

规　格	用　法	小儿剂量
片剂（10mg）	口服	10mg/次，2~3次/d

免疫核糖核酸　Immune RNA

【别名】　免疫核酸　iRNA

【作用与用途】　免疫核糖核酸存在于淋巴细胞中，可以用人肿瘤组织免疫的羊或其他动物的脾、淋巴结提取。它可使未致敏的淋巴细胞转变为免疫活性细胞。后者与肿瘤细胞直接接触或通过细胞介导的免疫，损伤肿瘤细胞胞膜，致使肿瘤细胞死亡。本品在体内亦可以产生特异性抗肿瘤 IgG 抗体，后者与肿瘤细胞表面抗原结合后与肿瘤细胞抗体结合，进一步激活杀伤细胞，杀死肿瘤细胞。主要用于恶性肿瘤的辅助治疗。

【不良反应】　因为由异体活性细胞提取，有的产品含有微量蛋白，偶可发生过敏反应，应从低剂量开始。

【注意事项】　各厂家生产含量不一致，但每克白细胞至少应含有 10^9 免疫活性提取物。

【用法与用量】

规　格	用　法	小儿剂量	成人剂量
注射剂 3mg	皮下 静滴	参考成人剂量酌减	肿瘤：3mg/次，3~5次/w 连用2~3个月 慢性肝炎：3mg/次，1次/w 疗程4~12个月 6个月以上隔周1次

第十九章
解毒药物

一、金属中毒解毒药

二巯丙醇　Dimercaprol

【别名】　巴尔　双硫代甘油　BAL　Dimercaptopropanol

【作用与用途】　本品分子中的活性巯基与某些金属亲和力大，能夺取已与组织中酶系统结合的金属，形成不易解离的无毒性的络合物而由尿排出，使巯基酶恢复活性从而解除中毒症状。对砷、汞中毒有显效，也可用于锑、铋、金、铬中毒及肝豆状核变性的治疗。

【不良反应】　常见中枢兴奋、血压上升、头痛、心悸、恶心、呕吐、咽喉烧灼感、视力模糊、手麻等，小儿易发生手足搐搦症，偶有体温升高，反复注射可引起过敏，对肝肾有损害。

【注意事项】　因属竞争性解毒剂，所以使用本品应掌握及早、足量和反复使用的原则，以免金属与本品结合后又游离出来再损害组织，碱化尿液可以减少络合物的解离而减轻肾损害。肝功能不良者应慎用。本品与铁剂可形成有毒化合物，不宜与铁剂共用，亦不用于铁中毒。

【用法与用量】

规　格	用法	小 儿 剂 量
注射剂 0.1g（1ml） 0.2g（2ml）	肌内	2~4mg/（kg·次），第1日每次/4~6h， 第2、3日1次/8h，第4日每次/12h， 连用1~2周

亦可按90mg/（m² · 次）计算。

二巯丁二钠　Sodium Dimercaptosuccinate

【别名】　二巯琥钠　二巯琥珀酸钠　DMS

【作用与用途】　同二巯丙醇，因能提高锑的排泄率，用于酒石酸锑钾的解毒，对铅、汞、砷的中毒亦有疗效，对肝豆状核变性有驱铜及减轻症状的效果。

【不良反应】 有头昏、恶心、呕吐、乏力、四肢酸痛、蛋白尿、管型等，但一般症状在数小时内可自行消失。

【注意事项】 水溶液不稳定，不可久置，也不可受热。正常品为无色或微红色，如呈土黄色或混浊即不可使用。本品与铁结合可增加毒性，应视为禁忌。

【用法与用量】

规 格	用法	小 儿 剂 量
粉针剂 0.5g，1g	肌内 肌注	15mg/（kg·次），每日2次
		急性中毒：首次0.03~0.04g/（kg·次），其后，1次/h，剂量减半，共用4~5次
		亚急性中毒：0.015~0.02g/（kg·次），2~3次/d，连用3~5日
		慢性中毒：0.015~0.02g/（kg·次），每日1次，每周用3日，停4日，连用1个月

亦可按肌内注射450mg/（m²·次）计算；急性中毒1000mg/（m²·次）计算，以后500mg/（m²·次）；亚急性中毒和慢性中毒500mg/（m²·次）计算。

二巯丙磺钠 Unithiol

【别名】 二巯基丙醇磺酸钠

【作用与用途】 对汞中毒效力较二巯丙醇好，毒性较低。对砷、铬、铋、铜、锑等中毒亦有效。

【不良反应】 可有恶心、心动过速、头晕等，不久可消失。个别有过敏反应，如皮疹、寒战、发热甚至过敏性休克、剥脱性皮炎等。

【用法与用量】

规 格	用 法	小儿与成人剂量
注射剂 0.25g（5ml）	静注	急性中毒：5mg/（kg·次），1次/4~6h，第二日2~3次/d，以后1~2次/d，7日一疗程
		慢性中毒：2.5~5mg/（kg·次），1次/d，用药3日停4日为一疗程，一般须3~5个疗程

依地酸钙钠　Calcium Disodium Edetate

【别名】　依地钙　乙二胺四乙酸二钠钙　解铅乐　$EDTANa_2 - Ca$

【作用与用途】　本品能与多种金属络合而成为稳定而可溶的络合物，由尿中排泄，故用于一些金属的中毒，尤其对无机铅的中毒效果好（但对四乙基铅中毒无效），对钴、铜、铬、镉、锰及放射性元素（如镭、钚、铀、钍等）均有解毒作用。

【不良反应】　静注时（特别在快速注射时）能使血中游离钙浓度迅速下降，严重者可引起抽搐，甚至心脏停搏，并可发生血栓性静脉炎。偶见全身不适、寒战、发热、肌痛、恶心、腹泻及肾损害。

【注意事项】　静注速度宜慢，浓度不宜超过 0.5%。注意查尿，若出现管型、蛋白、红细胞、白细胞甚至少尿、肾功能衰竭，应立即停药。本品仅有少量可通过血脑屏障，因此对铅脑症疗效不高。本品对汞中毒疗效不好，不宜用作汞解毒剂。肾功能不全者禁用。

【用法与用量】

规　格	用法	小儿剂量
注射剂 0.2g（2ml） 1g（5ml）	皮下 肌内	5~10mg/（kg·次），每日2次
	静注 静滴	10~20mg/（kg·次），分1~2次，3~5日为一疗程，总剂量 <600mg/kg （2.5~5mg/ml）

亦可肌注按 250mg/（m^2·次）计算；静滴按 500mg/（m^2·次）计算。

去铁胺　Deferoxamine

【别名】　得斯芬　Desferal

【作用与用途】　是一种螯合剂，能与三价铁离子和铝离子形成复合物，后者可从大便及小便中排出，减少 Fe^{3+}、Al^{3+} 在组织器官中病理性沉积。然而，去铁胺不能从转铁蛋白、血红蛋白或其他含有血黄素的物质中除去铁离子。治疗慢性铁负荷过量、急性铁中毒、持续透析的肾病病人铝超负荷、铁超负荷。

【不良反应】　常有关节痛、肌痛、头痛、荨麻疹和发热、少见视觉、听力障碍，罕见呼吸窘迫综合征，头晕、透析性脑病，肾功能损害，血常规异常，广泛性皮疹。

【注意事项】　本药溶液浓度大于10%可引起肾功能损害。3岁以下儿童治疗时可引发发育迟缓，治疗前与治疗中注意眼科和听力测试，对儿童要监测体重、身高。妊娠期及哺乳期妇女慎用。

【用法与用量】

规　格	用法	小儿及成人剂量
粉针剂 500mg	肌内 静滴	慢性铁超负荷：20～60mg/（kg·d） 急性铁中毒：80mg/（kg·d） 慢性铝超负荷：5mg/（kg·w），滴速15mg/（kg·h）

青霉胺　Penicillamine

【别名】　D－盐酸青霉胺　Cuprimine

【作用与用途】　系含有巯基的氨基酸，对铜、汞、铅等重金属离子有较强的络合作用。用于肝豆状核变性病，铅汞中毒的解救。本品可治疗某些免疫性疾病，如类风湿性关节炎及慢性活动性肝炎等。

【不良反应】　偶可引起头痛、咽痛、乏力、恶心、腹痛、腹泻等反应，还可出现发热、皮疹，白细胞、血小板减少，长期服用可引起视神经炎，对肾有刺激可出现蛋白尿、肾病综合征。

【注意事项】　应经常检查尿蛋白，发现异常及时停药；肾病患者禁用；用前应做青霉素过敏试验。

【用法与用量】

规　格	用法	小儿剂量
片剂 0.1g	口服	铜、铅、汞、砷中毒：10～30mg/（kg·d），分4次，5～7日一疗程，停药2日开始下一疗程 治肝豆状核变性：20～25mg/（kg·d），每日3次

亦可按750mg/（m²·d）计算。

二、有机磷中毒解毒药

碘解磷定　Pyraloxime Iodide

【别名】　解磷定　磷敌　哌姆　Pyridine　α – Aldoxime Methiodide　Pyraloxime Methiodide　PAM

【作用与用途】　为胆碱酯酶复活剂，在体内能与磷酰化胆碱酯酶中的磷酰基结合，使胆碱酯酶游离，恢复其活性。适用于有机磷中毒的解救。

【不良反应】　有眩晕、视力模糊、恶心、呕吐、心动过缓、无力等，剂量过大、注射过快可发生抽搐、呼吸抑制等。

【注意事项】　注射速度不宜太快、浓度不宜过高，药液不可外漏，否则可致剧痛和周围发麻。肾功能不良者慎用。对中毒患者应及时解救，若经数小时后，磷酰化酶已经"老化"，即难以恢复活性，中、重度中毒必须配合阿托品治疗，以清除体内蓄积的乙酰胆碱。本品对1605、1059、特普、乙硫磷中毒疗效较好，但对敌敌畏、乐果、敌百虫、马拉硫磷中毒的效果不理想。

【用法与用量】

规　格	用法	小儿剂量
注射剂 0.4g（10ml） 0.5g（20ml） 粉针剂 0.4g	静注 静滴	轻度中毒：15mg/（kg·次），必要时2~4h重复 中度中毒：20~30mg/（kg·次），以后每隔2h重复 重度中毒：30mg/（kg·次），若无效可每小时重复1次 （20mg/ml）

氯解磷定　Pyraloxime Methylchloride

【别名】　氯磷定

【作用与用途】　作用与碘解磷定略同，对1605、1059、特普、乙硫磷中毒效果好，对敌敌畏、敌百虫、效果差，对乐果、马拉硫磷无效。其特点为除能供静脉注射外，还可以用于肌内注射，其毒性较低。

【不良反应】 同碘解磷定。

【注意事项】 中、重度中毒必须合用阿托品。

【用法与用量】

规　格	用法	小儿剂量
注射剂 0.25g（2ml） 0.5g（5ml）	肌内	轻度中毒：10～15mg/（kg·次） 1 次/2h prn
	静注 静滴	中度中毒：10～15mg/（kg·h），1 次/2h，共用 2～3次，以后用 10mg/（kg·h）
		重度中毒：15～30mg/（kg·h），1 次/h 重复 1 次，改用＜10mg/（kg·h）

双复磷　Obidoxime

【别名】 Toxogonin

【作用与用途】 同碘解磷定，但作用较持久，可通过血脑屏障且兼有阿托品样作用。因此，对有机磷中毒引起的烟碱样、毒蕈碱样及中枢症状均有效。对 1059、1605、敌敌畏、敌百虫等中毒效果好。对有机磷农药慢性中毒效果差。

【不良反应】 有全身发麻、恶心、呕吐、颜面潮红、脉搏增快及血压波动，一般不需要特殊处理，数小时后可自行消失。剂量过大可引起神经肌肉传导阻滞和抑制胆碱酯酶活性，还可引起室性早搏和传导阻滞，甚至心室纤颤。偶可发生黄疸。

【注意事项】 少数病人可有癫病发作。

【用法与用量】

规　格	用法	小儿剂量
注射剂 0.25g（2ml） 0.5g（2ml） 粉针剂（0.3g）	肌内	轻症：2.5～5mg/（kg·次），2～4h 重复 1 次 中症：10mg/（kg·次）， 2h 重复 1 次
	静注 静滴	重症：10～15mg/（kg·次），根据病情可 1 次/h

阿托品　Atropine

【作用与用途】　阿托品能阻断 M 胆碱受体，故可迅速减轻或消除恶心、呕吐、呼吸困难、流涎、缩瞳、大小便失禁等 M 样症状。也能解除部分中枢神经系统的中毒症状，兴奋呼吸中枢；使昏迷病人苏醒。大剂量还具有阻断神经节 N 胆碱受体作用，但其不阻断运动终板的 N 胆碱受体，故对中毒引起的肌肉震颤无效。

【不良反应】　用药过量可引起阿托品中毒，表现为精神兴奋，谵妄、抽搐、皮肤潮红、瞳孔散大，体温可高达 40℃，此时应与有机磷中毒鉴别。

【注意事项】　与酶复活剂合用时，剂量宜适当减小，因为酶复活剂可同时有阿托品样作用。阿托品起效后，减量或停药不能过快，否则病情可反复，甚至发生肺水肿。一般需维持用药 1～3 日，乐果中毒宜用药 5～7 日。停药过程中出现反复，应立即恢复用药。

【用法与用量】

规　格	用法	小儿剂量
片剂 0.3mg 注射剂 0.5mg（1ml） 1mg（2ml） 5mg（1ml）	口服 肌内 静注	有机磷中毒：轻度 0.02～0.03mg/（kg·次），口服或肌注 2～4h 重复 中度 0.03～0.05mg/（kg·次），肌注或静注 30～60min 重复 重度 0.05～0.1mg/（kg·次），静注 5～20min 重复 极度危重，首剂 0.1～0.2mg/（kg·次），5～20min 重复，直至瞳孔开始散大，肺水肿开始消退，逐渐减量及延长给药间隔

三、有机氟中毒解毒药

乙酰胺　Acetamide

【别名】　解氟灵

【作用与用途】　可延长氟乙酰胺中毒的潜伏期、控制发病、减轻症状。本品是目前治疗有机氟类中毒的有效解毒剂。因本品能与氟乙酰胺竞争酰胺酶，使之不产生对三羧酸循环有害的氟乙酸。

【不良反应】 毒性低，较安全，仅有局部注射部位疼痛，可酌加适量普鲁卡因以减轻疼痛。

【用法与用量】

规　格	用法	小　儿　剂　量
注射剂 2.5g（5ml）	肌内	0.1~0.3g/（kg·d），分2~4次，首剂为日量的一半，疗程5~7日

四、氰化物中毒解毒药

亚甲蓝　Methylthioninium Chloride

【别名】 次甲蓝　美蓝　Methylene Blue

【作用与用途】 低浓度时，在还原型辅酶Ⅰ脱氢酶的作用下，本品还原成为还原型亚甲蓝，能将高铁血红蛋白还原为血红蛋白，以治疗亚硝酸盐、氯酸盐、醌类、亚胺醌类、苯胺及硝基苯等引起的高铁血红蛋白症；高浓度时可直接使血红蛋白氧化为高铁血红蛋白，后者和氰离子有较大的亲和力，结合成氰化高铁血红蛋白，再给予硫代硫酸钠注射液，使其变成无毒的硫氰酸盐而排出体外，用于治疗磺胺药所产生的紫绀病及氰化物与亚硝酸盐中毒的解救，另外，还用于治疗尿路结石、神经性皮炎和闭塞性脉管炎等。

【不良反应】 恶心、呕吐、腹泻、尿液呈蓝色，高浓度刺激尿路，大剂量可全身发蓝，出现红细胞脆性增加、头晕、腹痛、心前区痛、大汗、兴奋、谵妄、神志不清、心电图T波倒置。

【注意事项】 本品不可作皮下注射、肌注、鞘内注射，以免造成损害；静注时剂量过大可引起不良反应；静注需经稀释后，缓慢于5min内注入；氰化物中毒解救时应与硫代硫酸钠液交替使用。

【用法与用量】

规 格	用法	小 儿 剂 量
注射剂 20mg（2ml） 50mg（5ml） 100mg（10ml）	静注	亚硝酸盐中毒：1～2mg/（kg·次），1～2h 后症状不消或重现可重复一次（0.5～1mg/ml） 氰化物中毒：10mg/（kg·次），1 次/30～60min，再存入硫代硫酸钠交替使用，可重复使用 4～6 次 新生儿高铁血红蛋白血症：1～2mg/（kg·次），加 25% G. S. 20～40ml，可根据需要重复使用
片剂 65mg	口服	亚硝酸或苯胺类中毒：3～5mg/（kg·次），1 次/4h 尿路消炎：2mg/（kg·次），3～4 次/d，同时以 0.02% 水溶液冲洗

亚硝酸钠　Sodium Nitrite

【作用与用途】　治疗氰化物中毒，使血红蛋白氧化成高铁血红蛋白，后者极易和氰基结合成氰化高铁血红蛋白，此时用硫代硫酸钠能使氰基变为无毒的硫氰酸盐而排出。

【不良反应】　有头痛、面红、心跳加快、血压下降等反应，用量过大会因变性血红蛋白产生过多而致缺氧。

【注意事项】　静注速度宜慢；本品用量不可过小，宜产生足够的高铁血红蛋白与氰离子结合，才能有效地解毒；需同时静注硫代硫酸钠及时使氰化合物转变为硫氰酸盐。

【用法与用量】

规 格	用法	小 儿 剂 量
注射剂 0.3g（10ml）	静注	6～10mg/（kg·次） 注速：1～2ml/min

也可按 250mg/（m² · 次）计算。

硫代硫酸钠　Sodium Thiosulfate

【别名】　次亚硫酸钠　大苏打　海波　Sodium Hyposulfidte　Hypo

【作用与用途】　能与体内游离的或与高铁血红蛋白结合的氰离子结合，使之变成低毒的硫氰酸盐排出体外而解毒。此外，尚有抗过敏作用，临床上用于氰、溴、碘的中毒，皮肤瘙痒症、慢性荨麻疹、药疹；亦可用于砷、汞、铅、铋的中毒，但疗效欠佳。

【不良反应】　有头晕、乏力、恶心、呕吐等。静注速度过快，可使血压下降。

【注意事项】　静注不宜过快，以免引起血压下降；解救氰中毒必须先用快速解毒剂亚硝酸类或亚甲蓝；抗过敏治疗，疗程为 10～14 日。

【用法与用量】

规　格	用法	小　儿　剂　量
注射剂 0.5g（10ml）， 1g（20ml）	肌内	抗过敏及解砷、汞、铅、铋、碘中毒：10～20mg/（kg·次），每日 1 次
粉针剂 0.32g，0.64g	静注	氰化物中毒：250～500mg/（kg·次），分 1 次

五、催眠药类中毒解毒药

（一）巴比妥类药物中毒解毒药

贝美格　Bemegride

参见第三章　一、中枢兴奋药。

（二）苯二氮䓬类中毒解毒药

氟马西尼　Flumazenil

【别名】　安易醒　Anexate　FM

【作用与用途】　氟马西尼即 1，4－咪唑苯二氮䓬。系特异性苯二氮䓬（BDZ）拮抗剂，它能通过竞争性抑制 BDZ 受体，以阻断其中枢性作用。本品可逆转 BDZ 的所有作用。随着受体占有率的升高，BDZ

的作用依次为抗焦虑、抗惊厥（受体占有率 20% ~ 25%）、轻度镇静、注意力下降、记忆缺失、镇静（受体占有率 60% ~ 90%）。本品则以相反顺序逐步逆转 BDZ 的上述作用。

【用法与用量】

规　格	用法	小 儿 剂 量
注射剂 0.5mg（5ml）， 1mg（10ml）	静滴	开始 6μg/（kg·次），1min 后尚未清醒，重复剂量 1 次，直至清醒，或总量达 40μg/kg

六、吗啡类中毒解毒药

左洛啡烷　Levallorphan

【别名】　烯丙左吗喃　Lorfan

【作用与用途】　本品为阿片受体阻断剂，也有轻微的激动作用，与烯丙吗啡相似，它可使吗啡类的呼吸抑制作用逆转。用于阿片中毒。也可用于使用芬太尼类药物的催醒及使用阿片类镇痛剂引起的呼吸困难。

【用法与用量】

规　格	用法	小 儿 剂 量
注射剂 1mg（1ml）	肌注 静注	首剂 0.02 ~ 0.04mg/（kg·次），以后 1 次/5 ~ 15min，0.01mg/（kg·次），共 1 ~ 2 次

纳洛酮　Naloxone

【别名】　丙烯吗啡酮　Narcan

【作用与用途】　本品与阿片受体的亲和力比吗啡和脑啡肽都强，但无内在活性，为阿片受体拮抗药，能竞争性对抗吗啡引起的呼吸抑制、镇静、瞳孔缩小、欣快感并使血压上升，本品无成瘾性。给未成瘾的人服用，可致安宁、镇定；而成瘾者则立即出现戒断症状，依据戒断症状的有无可作出有无成瘾的诊断。近年来认为内啡肽是一种休克因子，抑制心血管，使血压下降。本品可对抗内啡肽的作用，因此，对多种原因引起的休克都有较好的治疗作用。临床主要用于解救吗啡类镇痛药过量或中毒，也用于治疗其他抗休克疗法无效的感染中毒性休克。

【不良反应】 几乎无不良反应。可见轻度嗜睡，偶可出现恶心、呕吐、心动过速、高血压和烦躁不安等。对已耐受吗啡者，注射本品能立即引起戒断症状。

【用法与用量】

规 格	用法	小 儿 剂 量
注射剂 0.4mg（1ml）	皮下、肌内或静脉	用吗啡基础麻醉后促自主呼吸恢复：1.3～3μg/（kg·次） 解阿片毒：0.01mg/（kg·次），必要时2～3min重复1次

烯丙吗啡 Nalorphine

【别名】 纳络芬 丙烯去甲吗啡 Anarcor

【作用与用途】 有对抗吗啡的作用。适用于吗啡、哌替啶、阿法罗定中毒，并防止上述药所致的新生儿呼吸困难。

【不良反应】 可见眩晕、嗜睡、无力、出汗、幻觉、感觉异常、心跳减慢、低血压等。

【用法与用量】

规 格	用法	小 儿 剂 量
注射剂 10mg（1ml）	皮下 肌注 静注	新生儿：0.2～0.5mg/次；0.1～0.2mg/（kg·次） prn，10～15min重复1次 总量＜0.8mg/kg

七、对乙酰氨基酚中毒解毒药

乙酰半胱氨酸　Acetylcysteine

【别名】　痰易净　易咳净

【作用与用途】　为一种常用祛痰药。它还可以降低对乙酰氨基酚的血药水平。开始应用得越早越好，以减少肝脏损害，对已造成肝损害的，应延长给药间隔时间，其他保肝、护肝疗法仍可采用。

【不良反应】　一般口服无不良反应。静脉给药可引起皮肤发红、发热反应。

【注意事项】　每日测定转氨酶、血胆红素和凝血时间，以监测肝损伤。

【用法与用量】

规　格	用法	小 儿 剂 量
颗粒剂 100mg/5g，100mg/3g 溶液剂（5%）	口服	开始 140mg/（kg·次），后续量 70mg/（kg·次），1 次/4h，17 次可达解救负荷量

八、其他解毒用药

阿扑吗啡　Apomorphine

【别名】　盐酸去水吗啡

【作用与用途】　系中枢多巴胺受体激动剂，兴奋催吐化学感受区多巴胺受体，反射性兴奋呕吐中枢。

【不良反应】与【注意事项】　可能引起呼吸中枢抑制和血压下降。大剂量反而可引起呕吐中枢抑制。婴儿更为敏感，一般不用于婴儿。烯丙吗啡静脉注射 [0.1~0.2mg/（kg·次）] 可对抗本药。

【用法与用量】

规 格	用法	小 儿 剂 量
注射剂 [5mg（1ml）]	皮下	0.06～0.1mg/（kg·次）

高锰酸钾　Potassium Permanganate

【作用与用途】 具有强氧化作用，不产生气泡，与有机物相遇即释放氧而将其氧化，本身还原成二氧化锰，后者可与蛋白结合成蛋白盐类复合物。低浓度时有收敛作用，高浓度溶液有刺激腐蚀作用，应避免在胃肠内长期滞留。用于巴比妥、水合氯醛及生物碱（如吗啡、可待因、毒扁豆碱）等中毒。对阿托品、可卡因中毒无效。禁用于1605、1059 等硫磷类中毒，因可使其氧化为毒性更大的氧磷类。

【注意事项】 溶液宜临时配制，久置易失效。即使低浓度溶液亦不能滞留于胃内，灌洗后应立即放出，再用生理盐水冲洗至无色。由于本品对常见毒物不能全部氧化解毒，目前认为用活性炭混悬液吸附更可靠安全。

洗胃常用溶液浓度为1∶1000～1∶5000。

活性炭　Actived Charcoal

【作用与用途】 本品为吸附剂，具有极大的表面积（1000m²/g），吸附能力为500～1000m²/g，新的高效活性炭表面积超过3000m²/g，吸附能力较普通活性炭大2～3 倍。对大多数毒物，不论分子大小、有机物或无机物都能吸附。本品与毒物结合稳定，体外试验表明至少24h 不会解离。肠腔内的活性炭还可以通过毒物在血液与肠内的浓度梯度起到"肠透析作用"。

【用法与用量】 口服，剂量15～30g/次或1～2g/（kg·次）。重复剂量0.5g/（kg·次）。一般投以10 倍摄入的毒物量为宜。最大量取决于病人的耐受程度。将活性炭用水或25% 山梨醇配成70% 浓度的匀浆，通常在洗胃后经胃管给予1 次，对于有肠肝循环的毒物，可每4h重复应用。山梨醇匀浆可使吸附毒物的活性炭在1h 左右排出体外，如应用硫酸镁则需 10h 排出体外。

【不良反应】 偶有呕吐、腹泻、便秘、肠梗阻、气管内误吸，即使预先气管插管亦有发生吸入的报道。

【注意事项】 吸湿后吸附力下降，且能吸附维生素、激素、抗生素、生物碱、乳酶生、酶类等。

硫酸镁 Magnesium Sulfate

【作用与用途】 系峻泻剂，硫酸镁与体液的等渗浓度为 4%，使用高渗溶液可将组织中的水分吸入肠管，使肠管容积增大。压迫肠壁反射性引起肠道蠕动加剧而致腹泻，将毒物排出体外。

【注意事项】 服药后应随时饮水以稀释药液，因过浓溶液到十二指肠时，可反射引起幽门痉挛而延缓药物从胃中排空，并可将组织中的水分吸入肠管，可能引起脱水。在中枢抑制药中毒时，特别是伴有肾功能不全时，服用硫酸镁后，镁离子可滞留体内，加重中枢抑制的症状，此时应改用硫酸钠。有的毒物能抑制肠蠕动，泻药不但不能导泻，反而滞留于肠道内，增加中毒机会。

【用法与用量】

规　格	用法	小 儿 剂 量
溶液剂 50%	口服	0.15~0.25g/（kg·次），服后饮水 300~500ml，或 1g/岁

硫酸钠 Sodium Sulfate

【作用与用途】 同硫酸镁，其等渗液浓度为 3.2%。中枢性抑制药中毒时，宜用本品解救。

【用法与用量】 剂量同硫酸镁，用 33% 的溶液口服。

【附注】 临床上也可应用全肠冲洗法。治疗中毒病人时，可使毒物完全由胃肠道排除，并通过血与肠腔内的毒物浓度梯度使血中毒物弥散回肠腔。最常用的药物为硫酸钠和聚乙烯二醇（Polyethylene Glycol）电解液。它不被吸收，不引起电解质紊乱。用量：小儿 0.5~

2L/h，通常持续4~6h。

蝮蛇抗毒血清
Purified Autivenene Agkistrondon Halys

【作用与用途】 能中和蝮蛇蛇毒，具有消除症状快、明显降低死亡率的特点，早期应用效果较好。

【不良反应】 可引起血清过敏反应，如发热、麻疹样皮疹、荨麻疹、胸闷、气短、苍白、恶心、呕吐、腹痛、抽搐等。

【注意事项】 为预防血清过敏反应，注射前做皮试：取本品0.1ml，加1.9ml N.S. 稀释，于前臂掌侧皮内注射0.1ml，观察15~20min，周围无红晕及蜘蛛足者为阴性。但皮试亦有假阴性或假阳性者。

在使用本品前肌注苯海拉明0.4mg/kg 或将地塞米松2~5mg 加于25%~50% G.S. 静脉注射，15min 后再注射本品，一般可防止过敏反应。即使出现反应，亦可较快消失。

【用法与用量】

规　格	用法	小儿剂量
注射剂 8000u（10ml）	静脉 （缓慢）	6000~8000u/次，用25%~50% G.S. 20~40ml 稀释

第二十章
生 物 制 品

一、血液制品

人血白蛋白 Human Serum Albumin

【作用与用途】 系由经乙肝疫苗免疫健康人的血浆中分离提取制成。其作用为补充白蛋白，扩充血容量，维持渗透压。用于失血性休克、严重烧伤、低蛋白血症、恶液质、脑水肿、颅内压增高、肾病综合征及胆汁淤积性肝硬化。

【不良反应】 偶有过敏反应，用量过大可引起血容量改变或渗入组织液，若输注速度慢则可避免。若有不良反应发生，应立即停药。

【注意事项】 用5% G.S. 或 N.S. 稀释后静滴，但肾病患者不宜用 N.S. 稀释。通常以 5 倍稀释，滴速 < 2ml/min。患有严重贫血、心力衰竭者不宜大量使用。药品溶解后如有混浊或沉淀时不应使用。

【用法与用量】

规　格	用法	小 儿 剂 量
注射剂［5g（20ml）］	静滴	20ml/次，1 次/d

人血丙种球蛋白 Human Normal Immunoglobulin

【作用与用途】 系由乙肝疫苗免疫的健康人血浆或血清提取制成，其中含丙种球蛋白9% 以上。具有增强免疫功能的作用。主要用于防治病毒性传染病，如传染性肝炎、麻疹、水痘等。还可用于治疗丙种球蛋白缺乏症。

【注意事项】 本品为血浆制品，使用时应注意预防过敏反应。除注明供静脉使用外，一般制品不可静注或静滴。开启安瓿后，一次用完，剩余者不可留存。已发生混浊或沉淀者不应使用。药品应在2℃~8℃暗处保存，冻干制品应保存在10℃以下干燥处。

【用法与用量】

规　格	用法	小儿剂量
注射剂 0.3g（3ml）， 10%（1.5ml）， 10%（3ml）	肌内	低丙球蛋白或缺乏症：3~6ml/次，1次/4~6w 预防麻疹或肝炎：0.2~0.3ml/（kg·次），prn 治疗肝炎：0.1~0.2ml/（kg·次），1次/w，连用6次

静脉用人血丙种球蛋白
Normal Immunoglobulin Intravenous

【作用与用途】 本品含有正常人血中多种抗体，包括麻疹、甲型肝炎、流行性感冒、流行性腮腺炎、风疹、脊髓灰质炎、流行性乙型脑炎、疱疹病毒抗体，也含有少量的抗伤寒、副伤寒、百日咳、猩红热等细菌的抗体和白喉、破伤风的抗毒素，有增强体液免疫的作用。临床上主要用于治疗各种原发性免疫球蛋白缺陷病、免疫球蛋白G亚类缺陷病等，以及各种继发性免疫球蛋白缺乏症，如重症感染、新生儿败血症等和一些自身免疫性疾病，如原发性血小板减少性紫癜等。

【不良反应】 极个别病人在输注时出现一过性头痛、心慌、恶心等反应，可能与输注速度过快或个体差异有关，一般在24h内自行恢复。

【注意事项】 本品专供静脉注射，应严格单独输注，禁止与其他药物混合输入。制品溶解后为无色澄明液体，如有异物、絮状物、沉淀物不可使用。制品溶解后应一次用完，不得分次输用。有严重酸碱代谢紊乱的病人慎用。对本品过敏或有严重过敏史的病人禁用。有IgA抗体缺乏者禁用。

【用法与用量】

规　　格	用法	小儿及成人用药剂量
注射剂 1.25g （溶25ml） 2.5g （溶50ml）	静滴	原发性免疫球蛋白缺乏或低下症：首剂400mg/（kg·次），维持量200～400mg/（kg·次），给药间隔时间依病人血清IgG水平和病情而定，一般1次/mon 原发性血小板减少性紫癜：400mg/（kg·d），连用5日，维持量400mg/（kg·次），间隔时间视血小板计数和病情而定；一般1次/w 重症感染：200～300mg/（kg·d），连用2～3日 预防甲型肝炎：每输500ml全血时加入本品500mg

可将溶解后药物直接滴注，亦可用5% G.S.1～2倍稀释。滴注速度开始1ml/min，15min后若无不良反应，可逐渐加快速度，但不超过3ml/min。

冻干人纤维蛋白原　Human Fibrinogen Dried

【别名】 人纤维蛋白原　Human Parenogen　因子 I

【作用与用途】 在血浆中受到凝血酶的作用，变为纤维蛋白而构成血凝块的基础，用于先天性纤维蛋白原缺乏症或因各种原因大出血后引起的纤维蛋白原缺乏而造成的凝血障碍。

【不良反应】 静滴时应使用带过滤器的输血器，可避免不溶性的蛋白颗粒输入。

【注意事项】 溶解后应于2h内滴注完毕。

【用法与用量】

规　　格	用法	小儿剂量
粉针剂 1.5g	静滴	0.03～0.15g/（kg·次），用前以20～30℃注射用水100ml溶解，滴速为20滴/min

水解蛋白　Protein Hydrolysate

【作用与用途】 可为机体提供必需氨基酸，促进组织修复。用于肝、肾疾病、烧伤、营养紊乱等各种原因造成的蛋白质缺乏症和病后衰弱，或消化道吸收蛋白质障碍等疾病。

【不良反应】 滴速不宜过快，如有恶心、呕吐、食欲减退、灼热感、腹绞痛、抽搐、发热或注射部位肿胀时，应立即停药。

【注意事项】 静滴宜慢，儿童 20~30gtt/min，成人 30~40gtt/min。

【用法与用量】

规　格	用法	小 儿 剂 量
注射剂 25g（500ml）	静滴	10~15ml/（kg·次），每日 1 次
粉剂 500g，1000g	口服	0.5~1.5g/（kg·次），每日 3 次

乙型肝炎免疫球蛋白
Antihepatitis Human Immunoglobulin

【别名】 Immunoglobulin Hepatitis B

参见第八章 九、肝胆疾病用药。

破伤风免疫球蛋白
Antitetanus Human Immunoglobulin

【作用与用途】 本品系由乙型肝炎疫苗免疫后，再经破伤风类毒素免疫的健康人血中采集效价高的血浆或血清制成。主要用于预防和治疗破伤风，尤其适用于对 TAT 有过敏反应者。

【注意事项】 只限臀部肌内注射，不需皮试，不得作静脉注射。冻干制剂用 D.D.W. 溶解。有摇不散的沉淀或异物时不可使用。

【用法与用量】

规　格	用法	小儿及成人剂量
粉针剂 250u，3000u，6000u	肌内	预防破伤风：8250u/次，创面污染严重者500u/次 治疗破伤风：3000~6000u/次，同时使用破伤风类毒素自动免疫

使用破伤风类毒素时，注射部位和使用容器应分开。

冻干铜绿假单胞菌免疫人血浆

【作用与用途】 系由乙型肝炎免疫后，再经多价铜绿假单胞菌免疫的人血浆，再加 2 ~ 3 份不同血型血浆混合后冻干制成。含有高效价特异抗体。主要用于铜绿假单胞菌易感者的预防和铜绿假单胞菌感染者的治疗，如烧伤、创伤、手术后及呼吸道、尿路等。亦可作冻干健康人血浆使用。

【注意事项】 按瓶签规定的容量以 30℃ ~ 37℃ 的 0.1% 枸橼酸溶液溶解，并用带滤网的无菌、无热原的输液器静脉输注。容器有破损或异常时不可用，溶解温度不可低于 10℃ ~ 30℃，应在 3h 内输注完毕，剩余者不得再用。在特殊情况下可用 D. D. W. 或 5% G. S. 注射液溶解，但其 pH 在 9 左右，大量输注易引起碱中毒，必须慎重。

【用法与用量】

规　格	用法	小 儿 剂 量
粉针剂 100ml，200ml	静滴	100ml/次，1 次/1 ~ 3d，6 次为一疗程

二、诊断制品

旧结核菌素　Old Tuberculin

【别名】 OT

【作用与用途】 本品系用结核菌的液体培养物经灭菌后除去菌体，加温浓缩制成的黏性液体，含有结核菌的代谢产物。人感染结核菌 4 ~ 8 周后，在产生免疫力的同时，亦发生Ⅳ型变态反应。注入人体的结核菌素能与致敏淋巴细胞特异性结合，释放淋巴因子，在注射部位发生变态反应性炎症，出现红肿、硬结。未感染过结核的人无此反应。用于结核菌感染的诊断。

【不良反应】 注射部位可有疼痛、瘙痒，高反应性者可起水疱、溃疡和坏死。

【注意事项】 患急性传染病（如麻疹、百日咳、流行性感冒、肺炎等）、急性结膜炎、急性中耳炎、广泛性皮肤病患者禁用。注射器和针头应专用。

【用法与用量】

规　格	用法	小儿剂量
原液 10万 u（1ml） 稀释液 高浓度1:100 中浓度1:1000 低浓度1:10000	皮内 （前臂内侧）	0.1ml/次 从小 OT 开始注射，48～72h 看结果，若注射部位红肿超过1cm 视为阳性反应，若为阴性可依次改用高浓度，如皆为阴性，则视为阴性反应

结核菌素纯蛋白衍化物
Purifed Protein Derivative Tuberculin

【别名】 PPD

【作用与用途】 作用同旧结核菌素。供作结核诊断用以及卡介苗接种对象的选择与卡介苗接种后质量监测。

【注意事项】 同旧结核菌素。安瓿有裂纹、制品内有异物者不可使用。用前应详细询问过敏史，有过敏史者不宜使用。本品应于2℃~8℃保存。

【用法与用量】 前臂内侧皮内注射0.1ml/次，48~72h 观察结果，局部浸润纵横直径的平均值≥5mm 者为阳性。凡有水疱、坏死、淋巴管炎者为强阳性。

【规格】 注射液50u（1ml）。

布氏菌素　Brucellin

【作用与用途】 本品专供布氏菌病诊断及检查机体免疫反应用。

【用法与用量】 于前臂内侧中部皮肤，用75%乙醇棉球消毒（不用碘酒以免出现假阳性反应），待干后，皮内注射0.1ml，48h 观察反应，若局部红肿达 4cm×6cm 以上为强阳性反应；若在 2cm×2cm ~ 4cm×6cm 之间为阳性；在 2cm×2cm 以下或无反应为阴性。呈阳性反应者说明被试者曾患过布氏菌病或接种过布氏活菌疫苗，但患过布氏菌病或接种过布氏活菌疫苗的人，也有呈布氏菌素反应阴性者。因此，不能单以皮肤变态反应作为诊断的唯一依据。

【注意事项】 每次注射前必须详细询问曾否患过布氏菌病，是否接种过布氏活菌疫苗，既往有无过敏史。有过各种过敏史及支气管哮喘病患者禁用。部分人的阳性反应只有浮肿而不发红，因此在检查反应结果时，必须用手指触摸注射处，探测浸润大小。

锡克试验毒素　Shick Test Toxin

【作用与用途】 系用精制白喉毒素稀释而成。供测定人体对白喉杆菌有无免疫力。

【用法与用量】 于前臂内侧下 1/3 处，皮内注射 0.1ml，注射部位应有小皮丘隆起。72h 后判断反应，红肿直径超过 1cm 为阳性，以下或无反应为阴性。阳性者表示对白喉无免疫力，阴性反应表示有免疫力。

三、疫苗

药　名	用法与用量	注　意
I 型单纯疱疹灭活疫苗	用蒸馏水 1ml；先将冻干疫苗溶化，于患眼同侧耳前淋巴结处皮下注射，治疗疱疹性角膜炎，<6 岁 0.2～0.3ml/次，>6 岁 0.5ml/次，成人 1ml/次，1 次/w，4 次为一疗程	注射后 1～2 日局部可出现红肿压痛，以后逐渐消失
流行性腮腺炎活疫苗 Epidemic Mumps Vaccine	气雾法：用前以 N.S. 将疫苗稀释 10 倍，置雾化器内，雾化应在密闭的雾化室内进行，1ml/m³，待疫苗用过一半后，让患者入室，继续雾化至完，停留 10min，再进行第二批接种用量按 0.3ml/次，雾化完毕后再停留 10min　喷鼻法：将疫苗用 N.S. 稀释 5 倍，置于喉头喷雾器内，每个鼻孔各喷 0.125ml/次，患者取坐位，头后仰，做深呼吸。预防流行性腮腺炎	有严重慢性病、发烧、对鸡蛋过敏、急性疾病患者及孕妇禁用　本品仅供喷雾用，不得注射　稀释后应于 4h 内用完，过时应弃去　给儿童免疫时，怀孕的母亲切勿进入免疫室

药　名	用法与用量	注　意
风疹疫苗（护贝法）	本品为风疹 WistarRA27/3m 株减毒活病毒。1 岁以上小儿免疫接种 1 针，肌内注射可预防风疹感染，少女及成年妇女亦可接种	偶有发热和皮疹，罕见红斑硬结。其余同其他病毒活疫苗
麻疹活疫苗 Measles Vaccine	出生后 8 ~ 12 个月初种，7 岁加强一次，儿童和成人注射量均为 0.2ml，皮下注射于上臂三角肌附着处 用于预防麻疹	注射后 1 周左右可有发热、皮疹，但症状轻微，偶需对症处理。患有急性病、中耳炎、活动性肺结核、有严重过敏患者禁忌。1 个月内注射过丙种球蛋白者，宜暂缓使用。打开瓶子后，应于 1h 内用完，药液如有混浊或颜色变黄变紫应禁用
脊髓灰质炎活疫苗糖丸	Ⅰ型（红），Ⅱ型（黄），Ⅲ型（绿）Ⅱ+Ⅲ型（蓝），Ⅰ十Ⅱ+Ⅲ型（白）初服 2 个月 ~ 1 岁内，Ⅰ、Ⅱ、Ⅲ同服 3 次，每次间隔 6 ~ 8 周，4 岁时再加强一次 预防小儿麻痹	发烧、严重佝偻病、活动性结核、腹泻或有严重性疾病者禁用 服药季节宜冬、春季，咬碎、溶化后用凉开水送服，禁用热开水，以防失效 无不良反应
狂犬病疫苗	在腹部或两肩胛下缘皮下注射，每日一次，＜1 岁 0.5ml，1 ~ 5 岁 1ml，＞5 岁及成人 2ml，连用 14 日，若伤在头颈或上肢且伤势严重者，可在前 7 日每日 2 次，每次 2ml，后 7 日每日 2ml。咬后前 3 日可联用抗狂犬病血清 预防狂犬病。用于狂犬、狂猫抓咬伤在 7 日以内者	严禁注入肌肉或血管，注射部位可有轻度红肿，无须特殊处理，出现变态反应性脑脊髓膜炎症状者，应及时停药，注射期间不饮酒，不喝浓茶及吃有刺激性的食物
灭活流行性感冒疫苗（防感灵 Vaxigrip）Inactivated Influenenza Vaccine	肌内或皮下注射，应在每年秋季接种，10 岁以上儿童（含 10 岁及成人），每次注射 0.5ml，6 个月至 10 岁以下儿童，分两次注射，每次 0.25ml，间隔 1 个月。用于预防流感，特别适用于年老、体弱（呼吸道疾病、心脏病患者）、镰状细胞贫血和免疫功能低下者	注射部位可发生疼痛，早期（48h 内）可有发热反应，特别在镰状细胞贫血的患者更易发生。已知对卵蛋白、硫柳汞、新霉素过敏者禁用；6 个月以下的婴幼儿不宜接种 宜在 2℃ ~ 8℃ 环境下保存

药　名	用法与用量	注　意
麻疹、腮腺炎、风疹活病毒疫苗（M－M－RⅡ）LiveMeasles/Mumps/Rubella Virus Vaccine	皮下注射 0.5ml 于手臂外上部。用于预防麻疹、腮腺炎和风疹。接种一剂后，诱导产生抗体可维持11 年。建议在 1 岁前（6～9 个月）首次接种的儿童，于入学前后再加强注射一次；首次接种的儿童，若过 6 年后亦应加强一次	注射部位常有短暂烧灼感及刺痛，受种者偶有发热和皮疹。多于接种后 5～12 日发生，罕见发生红斑、硬结、触痛、喉痛及不适。其他不良反应还有恶心、呕吐、腹泻过敏反应、关节痛和关节炎（一般为一过性，罕见慢性）。同时需要接种其他疫苗者应相隔 1 个月，但可与"百白破"及小儿麻痹口服疫苗同时接种。注射过免疫球蛋白者应过 3 个月后接种 对鸡蛋、新霉素过敏者禁用，一旦过敏应及时治疗 有活动性结核、恶性肿瘤、免疫缺陷病，接受免疫抑制治疗的病人及孕妇禁用 于 2℃～8℃暗处保存
甲型肝炎减毒活疫苗（H₂ 减毒株）	预防甲型病毒性肝炎，甲型肝炎易感者（1 岁以上儿童及成人），于上臂皮下注射，一次 1ml（每毫升内另含庆大霉素 80u）	本品仅用于预防甲型肝炎，对其他型肝炎无预防作用。本品为安瓿装浅红色液体，凡发现安瓿有裂纹、破损，液体颜色有明显改变或液体混浊现象均不得使用 注射过人丙种球蛋白者，需间隔 8 周才宜注射本品 本品为活疫苗，贮存、运输应置于 －20℃以下或 2℃～8℃条件下。－20℃以下贮存有效期 1 年，2℃～8℃贮存有效期 3 个月 凡患有肝炎、发热、急性传染病、急性或慢性严重疾病、有免疫缺陷病或使用过免疫抑制剂者及孕妇、过敏体质者禁用

药　名	用法与用量	注　意
重组酵母乙肝疫苗	预防已知亚型（adw 亚型）的乙肝病毒的感染。适用于乙肝易感者，接种对象应为乙肝病毒表面抗原阴性和转氨酶正常者 注射部位为上臂三角肌内，一般性接种自选定日期始，1 个月，6 个月后分 3 次接种，每次注射 0.5ml（含 5μg 乙肝病毒表面抗原） 为阻断乙肝病毒从母亲传至新生儿，从出生 24h 内，1 个月后，6 个月后共接种 3 次	接种后偶见注射部位红肿或疼痛，发烧和头痛 用前应将药液摇匀。有摇不开的块状物或安瓿有破裂不得使用。为了预防发生过敏反应，用前应备有肾上腺素，使用一次性注射器，每人一针、一管，防止致病原相互传染 于 2℃～8℃暗处贮存，勿冷冻，有效期 2 年。患有肝炎、急性感染或其他严重疾病者，或对疫苗中任何成分过敏者禁用
灭活甲型肝炎病毒和重组乙型肝炎吸附疫苗（儿童双福立适注射液 Twinrix）	适用于 1～15 岁有感染甲型肝炎和乙型肝炎危险的婴儿、儿童和少年。全程接种后，可同时预防甲型和乙型肝炎的感染 初免程序：标准初免程序为 3 剂，每剂 0.5ml，首剂、1 个月、6 个月后各注射 1 剂。整个初免接种需使用同一种疫苗 快速初免程序为 4 剂，从首剂始 7、21、360 天各注射 1 剂 接种方法：肌内注射。儿童和少年上臂三角肌为最佳部位，婴儿于臀部上外侧。血液病患者可皮下注射，但达不到最佳免疫效果	对疫苗任何成分过敏者禁用；患有急性发热病者应推迟接种时间 慎用于孕妇和哺乳期妇女 接种后，注射部位可能会出现短暂的疼痛、发红或肿胀，极少数人会有轻度发热、头痛、疲乏等一过性反应

药　名	用法与用量	注　意
口服轮状病毒活疫苗	本品规格为每瓶一人份，每瓶剂量3ml。本疫苗口服接种后，可刺激机体产生对A群轮状病毒的免疫力。用于预防婴幼儿A群轮状病毒引起的腹泻。主要免疫对象为2个月至3岁婴幼儿 启开瓶盖，用吸管吸取本疫苗，直接喂于婴幼儿。用量为每人一次口服3ml。每年应服一次	禁忌：①身体不适，发热，腋温37.5℃以上者；②急性传染病或其他严重疾病患者；③免疫缺陷和接受免疫抑制剂治疗者 不良反应：偶有低热、呕吐、腹泻等轻微反应。多为一过性，一般无须特殊处理，必要时可给予必要治疗 注意：①开启小瓶时，切勿使消毒液接触疫苗；②小瓶有裂纹，标签不清或液体混浊者均不可使用；③小瓶开启后应在1h内用完；④使用本疫苗前、后须与其他疫苗或免疫球蛋白间隔2周以上；⑤请勿用热开水送服，以免影响免疫效果；⑥本品为口服疫苗，严禁注射；⑦本品应在2℃~8℃避光保存和运输，在有效期内使用
冻干水痘减毒活疫苗	每支为1人份用量，含活病毒量不低于1000PFU。本品免疫接种后，可刺激机体产生抗水痘带状疱疹病毒的免疫力，用于预防水痘。接种对象为1周岁以上水痘易感者 用时加疫苗附带的灭菌注射水0.5ml重溶后，待完全溶解摇匀后使用，于上臂外侧三角肌附着处皮肤用酒精消毒，待干后皮下注射0.5ml	禁忌：患严重疾病，发烧者应推迟接种；对庆大霉素或卡那霉素过敏者禁用，对其他药物过敏者慎用，孕妇禁用。注射后一般无反应，偶有轻微局部反应。罕见轻度或中度发热，伴有暂时性出疹，一般不超过3天，必要时可对症治疗 注意：①溶解疫苗或注射疫苗时切勿使用消毒剂接触疫苗；②安瓿有裂纹，标签不清或溶解不完全均不可使用；③疫苗溶解后应尽快接种；④被接种者应保持接种部位清洁；⑤应用免疫球蛋白者，接种本疫苗时间应间隔1个月以上；⑥白血病、肿瘤患者及免疫缺陷病等高危患者，应在医生的指导下应用；⑦本品应在8℃以下保存和运输

药　名	用法与用量	注　意
流行性乙型脑炎灭活疫苗	预防流行性乙型脑炎 　　在上臂外侧三角肌附着处皮下注射，第1年2针，相隔7～10日。第2年注射加强针1次。6个月～7岁每次注射0.5ml，7～14岁每次注射1ml，15岁以上每次注射2ml，在流行区6个月～1岁幼儿需要普种，每次0.25ml	注射后一般无反应，个别有发热、头晕或皮疹，必要时可给予治疗 　　若疫苗混浊、变色、曾经冻结、安瓿有裂纹、内有异物者均不可使用 　　患有发热、急性疾病、过敏性疾病及既往对抗生素、生物制品有过敏史者均不可注射 　　用时应备有肾上腺素，以免偶尔发生过敏性休克时急救用。接受注射后，应在现场观察片刻
斑疹伤寒疫苗	预防斑疹伤寒 　　在上臂外侧皮下注射，第1年注射3次，每次间隔5～10日，以后每年注射1次，第1次用量：>15岁0.5ml，<15岁0.3～0.4ml。以后各次，>15岁1ml，<15岁0.6～0.8ml	注射后部分人有轻度反应，如发热、局部红肿等，均可自行消退 　　患有急性疾病，发烧、心脏病、肾炎、糖尿病、结核病、支气管哮喘，过敏性体质及孕妇禁用
森林脑炎疫苗	预防森林脑炎 　　在三角肌处皮下注射，接种后要经过1.5～2个月免疫力才能达到最高，因此应在每年3月份以前完成接种工作。第1年注射2次，每次间隔7～10日，以后每年注射1次，第1次用量：2～6岁0.5ml，7～10岁1ml，11～15岁1.5ml，成人2ml，以后除成人加至3ml外，其他各年龄用量与第1次同	注射后少数人有轻微反应，多迅速恢复，晕厥者可输注葡萄糖液或喝糖水，必要时可注射肾上腺素0.02～0.03mg/（kg·次） 　　有发热、急性传染病及严重慢性病、神经系统疾病、过敏性疾病及有过敏史的患者和孕妇禁用

药　名	用法与用量	注　意
甲型 H1N1 流感病毒裂解疫苗 H1N1 Influenza A Vaccine（盼尔来福 Panflu）	于上臂外侧三角肌肌内注射，每次人用剂量 0.5ml（含甲型 H1N1 流感病毒血凝素 15μg）。用于 3～60 岁人群接种，预防甲型 H1N1 病毒感染	常见局部不良反应有疼痛，偶见红、肿、瘙痒。全身不良反应常见发热、疲乏、头痛、肌肉疼痛、腹痛、咳嗽、关节痛、活动异常、口干、食欲减退、腹泻、过敏、胸闷　　如出现上述未提及的不良反应，应及时与医生取得联系；有对鸡蛋及药物过敏史者禁用；有癫痫及神经系统疾病和格林－巴利综合征病史者禁用　　患急性疾病、严重慢性疾病及慢性疾病急性发作期者禁用；注射免疫球蛋白者至少间隔 1 个月以上接种本疫苗，以免影响免疫效果；接种本疫苗禁止使用各种免疫抑制剂　　接种本疫苗后应留观 30min，遇有严重过敏反应或意外情况应及时处理　　本品严禁静脉注射　　孕妇及哺乳期妇女应权衡利弊后使用，目前尚无相关数据　　疫苗瓶有裂纹、标签不清、失效、外观异常、浑浊者均不得使用，包装内剩余产品应弃去，不得留用　　本品应在 2℃～8℃贮存，严禁冻结。有效期暂定 6 个月

续表

药　名	用法与用量	注　意
b 型流感嗜血杆菌(HiP)结合疫苗（安尔宝）	每支含结合破伤风蛋白的 b 型流感嗜血杆菌多糖 10μg，用以预防由 b 型流感嗜血杆菌引起的侵袭性感染（脑膜炎、肺炎、败血症、关节炎、会厌炎等）。它所含的破伤风类毒素在任何情况下都不能代替破伤风疫苗的常规接种。<6 个月，2 个月龄起初种 3 针，间隔 1~2 个月，每次 0.5ml，18 个月后再加强 1 针，6~12 个月，初种 2 针，间隔 1~2 个月，18 个月后再加强 1 针，1~5 岁；只需接种 1 针。臀肌或三角肌内注射	对本疫苗组分，尤其对破伤风蛋白有过敏者禁用。在发热或急性感染期不应注射 在与麻疹–腮腺炎–风疹联合疫苗同时接种时，应在两个不同的部位分别注射 妇女怀孕时不推荐使用 当与百白破三联苗或百白破脊灰四联苗同时接种时，其不良反应的严重程度与单独使这两个疫苗的情况没有不同，仅发热和局部反应略有提高 于 2℃~8℃ 保存
多价肺炎球菌疫苗（纽莫法 23）	本品含高度提纯的 23 种最广泛流行的最具有袭击性的肺炎球菌荚膜多糖，是无菌制剂。每次肌内或皮下注射 0.5ml。对肺炎球菌感染最高危的儿童（如无脾、镰状细胞病或肾病综合征）3~5 年后应考虑再接种（接种年龄应在 10 岁以下）一次	本品不能静脉注射（注射时不要误入血管），可直接注射不需稀释。2 岁以下的幼儿对本品不发生免疫应答反应，因此不主张接种。成人不推荐再接种，除非有增加致命肺炎球菌感染的危险及肺炎球菌抗体水平迅速下降的成人。心肺功能有严重损害者、患急性感染性疾患者及妊娠期妇女禁用，哺乳期妇女慎用。不良反应有头痛、发热、皮疹、肌肉、关节痛等。于 2℃~8℃ 贮存
炭疽活疫苗	只供皮上划痕用，取上臂三角肌外侧，用三棱针轻划 0.5~1.0cm，滴疫苗液 1~2 滴 预防炭疽病	急性淋巴结炎，严重皮肤病及活动性结核患者禁用

续表

药　名	用法与用量	注　意
冻干布氏菌活疫苗	预防布氏杆菌病，免疫力可保持1年 用时按标签所注人份数，加一定量的 N.S.（每 10 人份加 0.5ml）溶解，在上臂外侧三角肌中部划痕长 1～1.5cm 的"#"号，儿童滴 1 滴，成人滴 2 滴，划 2 个"#"，两滴间隔 2～3cm，复种者滴 1 滴划 1 个"#"	有严重肝、肾疾患，活动性结核、心脏功能代偿不全、过敏性体质、发烧、急性传染病，孕妇及哺乳期妇女均禁用 疫苗溶解后应在 3h 内用完，剩余的不可再注射使用
伤寒、副伤寒甲乙疫苗	预防伤寒病及副伤寒甲、乙 皮下注射在上臂外侧三角肌处，第 1 年注射 3 针（每针间隔 7～10日），以后每年注射 1 针。第 1 针 1～6 岁 0.2ml，7～14 岁 0.3ml，成人 0.5～1ml，以后各次 1～6 岁 0.3ml，7～14 岁 0.5ml，成人 1ml	严重心肾疾患、高血压、活动性结核、发烧患者及孕妇禁用 若用五联制剂（霍乱、伤寒、副伤寒甲乙、破伤风类毒素）剂量同三联制剂，唯每次间隔应为 4 周
霍乱疫苗	预防霍乱 于上臂三角肌外侧皮下注射，每1 年注射 2 次，每次间隔 7～10日，以后每年注射 1 次，第 1 次 6岁以下 0.2ml，7～14 岁 0.3ml，成人 0.5ml，以后每次用量加倍。再有疫情时，第 1 次 1ml，隔 7～10日再注射 1ml	重症高血压、心脏病、肾脏病、活动性结核、发烧、有过敏史者、孕妇及哺乳期妇女禁用
百日咳疫苗	预防百日咳，用于 6 个月至 6 岁的婴幼儿，皮下注射于三角肌处，每年基础免疫注射 3 针，第 1 针0.5ml，第 2、3 针均为 1ml，每针间隔 1～4 周，以后每 1～2 年注射1ml，必须注完全程 3 针才有效	发烧、急性疾病，过敏体质或有神经系统病史（脑炎、癫痫、小儿麻痹等）患者禁用。婴幼儿注射本品后易感流行性乙型脑炎和小儿麻痹症，故在这两种病流行期间，不应接种本品

续表

药　名	用法与用量	注　意
吸附百日咳疫苗、白喉类毒素混合制剂（百白）吸附百日咳疫苗、白喉类毒素、破伤风类毒素混合制剂（百白破）	出生后6个月注射第1次0.5ml，第2、3次注射1ml，每次间隔4～6周，以后每两年加强1次，每次1ml（共加强2次）	与百日咳疫苗同
钩端螺旋体疫苗	预防钩端螺旋体病皮下注射于三角肌处，第1年注射2针（间隔7～10日），以后每年注射1针。第1次2～6岁0.25ml，7～14岁0.5ml，成人注1ml，第2次用量加倍，以后各次，2～6岁0.5ml，其他年龄均注1ml。接种1个月左右才能产生免疫力。免疫力可持续1年左右	有心肾疾患、肺结核、发烧患者及经期、妊娠期妇女禁用
流行性脑脊髓膜炎疫苗	预防流脑皮下注射于三角肌处，6个月～15岁儿童应注射2针，每针0.5ml，间隔3～4周。以后每年加强注射一次，用量为0.5ml	癫痫、痉挛、发烧、急性传染病、心肾病、活动结核、荨麻疹及哮喘患者禁用
卡介苗	预防结核病并能促进巨噬细胞吞噬功能预防结核：新生儿初种，7岁后复种，皮内注射0.1ml预防哮喘、支气管炎、喘息性支气管炎，感冒：皮内注射0.1ml，每周2次，连用5周改每周一次，连续20周恶性黑色素瘤、恶性淋巴瘤：瘤内注射或口服0.05～0.15ml，每周1～2次，1个月后改每周或每2周1次，第3个月每月1次，连用1年以上	皮内注射不可注到皮下，否则会引起深部脓肿，长期不愈。本品是活疫苗，应贮存于冷暗处，注射器应专用。有活动结核病的患者忌用，结核菌素反应强阳性的患者慎用。如引起全身发热性反应，可采取对症处理

药　名	用法与用量	注　意
冻干鼠疫活疫苗	按疫苗所载人份量加入生理盐水溶解。每安瓿 30 人份加入 1.5ml，10 人份加入 0.5ml，溶解后应在 3h 内使用完毕 　　在上臂外侧上部划痕接种。待消毒酒精干后再滴上疫苗（每人份 0.05ml）。用消毒针划成"#"字，14 周岁以上者划长度约 1~1.5cm，应划破表皮稍见血迹为宜。划痕处用针涂压 10 余次，使菌液充分进入痕内。接种后局部至少应裸露 5min 　　14 周岁以下儿童，疫苗滴 2 处划 2 个"#"字，14 周岁以上者，疫苗滴于 3 处划 3 个"#"字；"#"字间隔 2~3cm	住在疫源地或通过疫源地区的人员，每年应免疫 1 次 　　接种后反应轻微，少数人划痕处出现浸润，一般不影响劳动，个别人体温稍高 　　患严重疾病、免疫缺陷症者和用免疫抑制剂治疗者及孕妇或前 6 个月的哺乳期妇女禁用
短棒杆状菌疫苗	主要用于癌性胸水，结合手术治疗早、中期肺癌。并可合理配合常规治疗方法进行乳腺癌、鼻咽癌、晚期肺癌、黑色素瘤以及癌症的体表转移灶等的治疗。本疫苗对牛皮癣（银屑病）、再生障碍性贫血、女阴白斑、感染性哮喘等也有一定疗效 　　浓度为 60 亿/ml 的疫苗，初次注射 0.5~1.0ml，以后可酌情逐次增加 0.5ml，直至 2ml。肌内、腔内及多点注射可酌情增量，最多 4ml（皮下注射不超过 2ml） 　　一般皮下或肌内注射，腔内注射以等渗氯化钠适当稀释。瘤内或瘤周采用上述用量，行多点注射，以减轻局部反应。女阴白斑等则可在局部涂擦，每日 1 次，每次 1~2ml 症状减轻后，根据需要，可延长用药间隔	注射局部常有肿痛、硬结，持续约 2 周，有时出现一过性发热。胸腔注射可有一过性反应加重及发热，可对症处理。重症心血管病人，肝、肾功能异常，发热在 38℃ 以上者禁用 　　治疗前宜做血、尿常规及免疫功能等检查，出现常规或免疫指标持续下降者停用，注射后当日勿过度疲劳

四、类毒素

药 名	用法与用量	注 意
吸附精制白喉类毒素	预防白喉 　　用于7岁以上儿童，用前需做白喉感受性（锡克）试验，阳性反应表示没有感染过白喉，体内无白喉抗体，需要进行注射；阴性反应则不必注射 　　于三角肌附着处皮下注射，每次0.5ml，第1年两次，间隔4~8周，第2年注射1次0.5ml，以后每隔3~5年加强1次	发烧、急性传染病，肝、心、肾病，活动性肺结核、血液病，皮肤病，神经系统疾病（乙型脑炎、脑膜炎、脊髓灰质炎等）后遗症及对某些药物、食物过敏者禁用 　　皮内接种过卡介苗的婴儿，4周内不得于同一上臂上接种本品，以免引起寒性脓疡。本品应在2℃~10℃保存，须防冻，溶液有凝块者不能用
吸附精制破伤风类毒素	预防破伤风 　　在三角肌处皮下注射，第1年注射2次（间隔4~8周），每次0.5ml，第2年注射0.5ml，以后每5~10年注射0.5ml，如遇外伤再注射0.5ml（若用浓缩剂型每次用量为0.2ml，用法不变）	发烧、急性传染病，肝、心、肾病，高血压，活动性结核，血液病，牛皮癣，癔病，有癫痫史者，习惯性流产的孕妇，患荨麻疹、皮炎、湿疹或其他过敏性疾病及过敏体质者禁用

五、免疫血清、噬菌体

药　名	用　法　与　用　量	注　　意
精制破伤风抗毒素（精破抗）	用于预防或治疗破伤风 　　先取 1500u 本品 0.1ml，加 N.S.1ml，皮内注射 0.1ml，做过敏试验，观察 20～30min，为阴性反应时再注，若阳性反应，可做脱敏注射（10 倍稀释本品，分 3～4 次皮下或肌内注完） 　　新生儿破伤风：2 万～10 万 u/d，一次或分次注射，次日 2 万～5 万 u/d，肌注至痊愈 　　儿童预防量：1500u/次，视情况可加倍使用，亦可静注、静滴 　　成人预防量：1500～3000u/次（剂量可加倍） 　　成人治疗量：轻症 1 万～2 万 u/d，中症 5 万 u/d，重症 10 万～15 万 u/d；疗程 5～7 日减量至痊愈，疗程总量 <40 万 u	必须配合青霉素抗菌治疗，同时注意清创及抗惊厥的对症处理 　亦可和破伤风类毒素合用
精制白喉抗毒素	治疗：肌注或静注 　　单纯鼻白喉或扁桃体白喉 2 万～3 万 u/次，单纯白喉 3 万～4 万 u/次，咽、喉白喉 4 万～6 万 u/次 　　咽、喉、气管白喉 6 万～8 万 u/次，上呼吸道白喉 8 万～12 万 u/次 　　注射 12h 后症状无改善再以同量或减量应用 　　预防：1000～2000u，保持免疫力 20 日左右，亦可与白喉类毒素 0.5ml 分两处同时皮下注射，1 个月后加强一次，再过 1 周用类毒素作全程免疫，可使免疫力维持时间延长	用前须作皮试；阳性反应者用脱敏法（皮试及脱敏法均见精制破伤风抗毒素所示） 　干燥品按标签所示加蒸馏水溶解，摇匀后使用。本品亦可作腹腔注射，以求速效 　应配合抗菌治疗

续表

药 名	用法与用量	注 意
多价精制气性坏疽抗毒素	预防：每次肌注1万u，必要时每隔5~10日再反复注射 治疗：每次3万~5万u，必要时每隔4~6h按前量或减量反复肌注，直至病情好转	为辅助治疗剂必须配合抗菌药物、清创术及给氧治疗才有显著效果 用前作皮试，阳性反应者可用脱敏法注射（皮试及脱敏法见精制破伤风抗毒素） 在紧急情况下，可用静注或静滴，每次用量3万~5万u
精制肉毒抗毒素	预防：皮下或肌注，成人一次注射各型1000~2000u（人中毒常是甲、乙、戊三型），如确知型别，只注射同型抗毒素即可，儿童用量减半 治疗：病重者静注，较轻者肌注，第一次注射各型1万~2万u，若中毒型确定，则只注同型抗毒素即可，以后根据病情每隔5~10h注射1万~2万u，直至病情好转，再酌情减量；或延长间隔时间，8岁以下儿童用成人的半量	须配合抗菌药物及输液治疗
精制抗腺病毒血清	肌注：每天1次，每次2~5ml，连续注射至体温下降再减量维持2~3日 雾化吸入：将5ml血清加入5mlN.S.雾化吸入，每次10~15min。雾化吸入作用快，维持时间短，肌注作用慢，维持时间长，紧急情况下可先作雾化吸入，同时再肌注	雾化吸入法不做过敏试验 肌注前应做过敏试验，阳性者可采用脱敏法（方法见精制破伤风抗毒素）
精制抗狂犬病血清	用量0.5ml/kg，成人25~30ml（特别严重者可酌情加量），在咬伤3日内分次肌注完毕，受伤部位也应作局部周围浸润注射 如头部被咬伤，可注射颈背部肌肉，同时应注射狂犬疫苗	干燥品按瓶签所示用蒸馏水定量稀释，溶解后做皮试，阳性反应者采用脱敏法注射（方法见精制破伤风抗毒素）

药　名	用 法 与 用 量	注　　意
口服多价痢疾噬菌体	预防：菌痢流行前，每隔 6 ~ 7 日服 1 次，共服 3 次。6 个月 ~ 3 岁 10ml/次，1 ~ 10 岁 20ml/次，>10 岁 30ml/次 在暴发流行区可每日或隔日一次，共服 3 次 治疗：发病第 1 天服 3 次，成人 50ml/次，小儿酌减，第 2 天以后按下列剂量每日 2 次，至少服 3 天， 6 个月 ~ 3 岁 10ml/次，4 ~ 10 岁 20ml/次，>10 岁 30ml/次	如口服 2 日内见效，可继续服用至病好为止 如不见效，可能菌型不对，应改用抗生素治疗 最好在饭前 1 ~ 1.5h 空腹服用，服前 5min 先服碳酸氢钠 0.5g 病情严重或慢性痢疾病人，可用本品灌肠，事先清洁直肠，并将本品加温至 38℃ 后灌入，每次灌 100ml 发现药物混浊时禁用
精制抗炭疽血清	系由炭疽杆菌抗原免疫的马血浆制成的球蛋白制剂。用于炭疽病的治疗和预防。使用对象为炭疽病人或有炭疽感染危险者，预防可皮下或肌内注射。治疗可根据病情肌内注射或静脉滴注 预防用量 20ml/次。治疗应早期给予大剂量 第一天可注 20 ~ 30ml，以后根据病情给维持量	每次注射应有病人及药品的详细记录。用药前应先做过敏试验（用生理盐水 0.9ml 加本品 0.1ml 稀释 10 倍作皮试液），皮内注射 0.05ml，观察 30min。阳性者行脱敏注射法：将 10 倍稀释液，按 0.2ml、0.4ml、0.8ml 3 次皮下注入，每次间隔 30min，如无反应，再常规注射其余量

续表

药　名	用 法 与 用 量	注　意
精制抗蛇毒血清	常用静脉注射，也可肌内或皮下注射 　　用量：每次抗蝮蛇血清用6000u；抗五步蛇血清用8000u；银环蛇用1万u；眼镜蛇用2000u。上述用量可中和一条蛇毒，视病情可酌情增减。儿童同成人用量，不得减少。注射前先做过敏试验，取0.1ml本品加1.9ml生理盐水（稀释20倍），于前臂掌侧皮内注射0.1ml，经20~30min判定。可疑阳性者，可预先注射氯苯那敏10mg（儿童酌减），15min再注射本品。阳性者则采用脱敏注射法 　　脱敏注射法：用生理盐水将抗毒血清稀释20倍，分次皮下注射，每次观察20~30min，第1次注射0.4ml，如无反应，酌情增量，3次以上无反应，即可静脉、肌内或皮下注射。注射前使制品接近体温，注速应慢，开始不超过1ml/min，以后不超过4ml/min，注射时如反应异常，应立即停药	遇有血清反应，立即肌内注射马来酸氯苯那敏（扑尔敏）。必要时加用地塞米松5mg或氢化可的松100mg，或氢化可的松琥珀酸钠135mg（儿童用量酌减）加入25%~50% G.S. 20~40ml中静脉注射。亦可稀释后静脉滴注。不管是否毒蛇咬伤，伤口有污染者，应同时注射破风抗毒素1500~3000u

第二十一章
诊 断 用 药

一、器官功能检查药

（一）心功能检查药

乙醚　Ether

【作用与用途】　测定内臂至肺血液循环时间，自臂静脉注射后 4~6s 嗅到乙醚气味为正常。

【不良反应】　注射部位有疼痛感。

【注意事项】　注射时药液切勿漏出血管外，以免造成剧痛，心力衰竭患者慎用或禁用。

【用法与用量】

规　格	用　法	小 儿 剂 量
注射剂（3ml）	静注	0.3ml/次，加等量 N. S. 混合注射

偶氮蓝　Azoblue

【别名】　依文思蓝　Evan's Blue

【作用与用途】　用于测定血浆和血容量，也可作动脉插管的化疗定位用。

【注意事项】　注射时药液不可漏出血管外，剂量和测定时间要求准确。

【用法与用量】

规　格	用　法	小 儿 剂 量	成 人 剂 量
注射剂 25mg（5ml）	静注	依成人量酌减	25mg/次，用 1~2mlN. S. 稀释，空腹静注，9min 后抽血测定

糖精钠 Saccharin Sodium

【作用与用途】 用于测定血液循环时间，内臂静脉速注至感到有甜味为止，正常者为8～16s。

【注意事项】 药液勿漏于血管外，心力衰竭者禁用。

【用法与用量】

规 格	用 法	小 儿 剂 量	成 人 剂 量
注射剂 [1g (2ml)]	静注	依成人量酌减	1g/次

荧光素钠 Fluorescein Sodium

【作用与用途】 用于测定血液循环时间，注射后在紫外灯下观察，以10～16s内唇部黏膜能见到黄绿色荧光为正常。滴眼用于诊断角膜损伤，滴眼后于角膜显微镜下观察，正常者不显色，异常者显色。

【不良反应】 静注后可有呕吐、晕厥、荨麻疹，皮肤及尿液可被暂时染色。

【注意事项】 滴眼剂应注意灭菌，防止污染。

【用法与用量】

规 格	用 法	小 儿 剂 量
注射剂 [0.4g (2ml)]	静注	7.5mg/（kg·次）总量不超过0.25g/次（50mg/ml）
滴眼剂 2%	滴眼	q. s.

（二）肾功能检查药

靛胭脂 Indicarmine

【作用与用途】 蓝色染料为肾功能诊断药，注射后10min内尿液如显蓝色为正常。

【不良反应】 可致恶心、呕吐，偶有过敏反应，如皮疹、瘙痒及支气管收缩等。

【注意事项】 有过敏史患者先给予试验剂量。

【用法与用量】

规　格	用　法	小 儿 剂 量	成 人 剂 量
注射剂 40mg（10ml）	静注 肌内	依成人量酌减	40mg/次

酚磺酞　Phenolsulfonphthalein

【别名】 酚红　Phenol Red　PSP

【作用与用途】 为肾功能诊断药，注射后 15min 尿量应超过 50ml，尿中本品含量应占注射量的25%以上，1h 应排出50%以上，2h 总量应排出 55% ~ 75%。

【注意事项】 静注前应把尿排空，并饮水 300 ~ 400ml。药液勿溢出血管外，肾小球肾炎、肾小管肾病、肾小球动脉硬化症患者，均能降低本药的排泄率。

【用法与用量】

规　格	用　法	小 儿 剂 量	成 人 剂 量
注射剂 6mg（1ml）	静注	依成人量酌减	6mg/次

刚果红　Congo Red

【作用与用途】 用于诊断淀粉样病变。静脉注射1h 后，血中该染料排出以不超过40%，尿中排泄也不显著者为正常。如血清中排泄量超过60%，而尿中排泄量仍不显著者，可能患有淀粉样病变，因该染料易与淀粉样病变结合。如尿中有大量刚果红，表示可能有肾小管脂肪性病变或类似病变。

【注意事项】 本品为澄清的亮红溶液，如稍有沉淀析出，即有毒性，不可使用。忌与氯化钠或葡萄糖液配伍。

【用法与用量】

规 格	用 法	小 儿 剂 量
注射剂［0.15g（15ml）］	静注	0.075～0.1g/次

（三）胃酸分泌功能检查药

组胺 Histamine

【作用与用途】 用于胃分泌功能的检查和嗜铬细胞瘤的诊断。

【不良反应】 注射后有面色潮红、脉快、血压下降及过敏反应。

【注意事项】 用药前应做过敏试验，孕妇、支气管哮喘、有过敏史者禁用。

【用法与用量】

规 格	用 法	小 儿 剂 量
注射剂［1mg（1ml）］	皮下	0.01mg/（kg·次）

倍他唑 Betazole

【别名】 氨乙吡唑 Histalog

【作用与用途】 是组胺的同分异构体，有与组胺相似的作用，但刺激胃酸分泌的作用比组胺缓慢而持久。皮下或肌内注射高峰分泌时间为45～75min。主要用于胃酸分泌的测定。

【不良反应】 同组胺，但较之为轻，可有皮肤潮红、荨麻疹、头昏、头痛、晕厥等。

【用法与用量】

规 格	用 法	小 儿 剂 量
注射剂［50mg（1ml）］	皮下肌内	0.5mg/（kg·次）

五肽胃泌素 Pentagastrin

【作用与用途】 为人工合成的多肽物，注入人体可产生与胃泌素相同的作用，可促进胃肠蠕动及胃酸、胃蛋白酶的分泌。高峰分泌时间为注射后 10~40min，较磷酸组胺和盐酸倍他唑强，全身反应少。

【不良反应】 有轻度恶心、腹痉挛、皮肤潮红、头痛、嗜睡、眩晕及低血压。

【注意事项】 对本品过敏及有严重消化性溃疡的患者忌用。

【用法与用量】

规　格	用　法	小 儿 剂 量
注射剂 400μg（1ml）	皮下 肌内 静滴	6μg/（kg·次） 滴速：0.6~6μg/（kg·h）

（四）肝功能检查药

磺溴酞钠　Sulfobromophthalein Sodium

【别名】 酞四溴酞钠　BSP

【作用与用途】 用于肝功能检查，正常肝脏在注射后 45min 抽血液检查，血清中的色素不应超过注射量的 5%。

【注意事项】 注射前应测量体重给药，静注时药液勿漏出血管外。黄疸、肝癌、肝脂肪变性、肝硬变患者均不应做此检查。有药物过敏史者禁用。

【用法与用量】

规　格	用法	小 儿 剂 量
注射剂［150mg（5ml）］	静注	5mg/（kg·次）

二、X 线诊断药

硫酸钡　Barium Sulfate

【作用与用途】 用于胃肠 X 线造影。

【注意事项】 常以阿拉伯胶浆及单糖浆制成混悬剂，检查前 1 日晚餐后禁食；检查前 1 日禁用泻药、阿托品、铋剂、钙剂等。

【用法与用量】

规　格	用　法	小儿剂量	成人剂量
混悬剂比例（药∶水）： 1∶1，1∶2，1∶4，1∶5	口服 灌肠	依成人量酌减 100～200g/次 （清肠后灌肠）	100～250g/次 200g/次（清肠后灌肠）

碘番酸　Iopanoic Acid

【别名】 三碘氨苯乙基丙酸 Bilijodan Bilipac Telepaque Bilopal

【作用与用途】 为口服胆囊造影剂。用于胆囊、胆道造影。

【不良反应】 常见恶心、呕吐、腹痛、腹泻、头晕。

【注意事项】 急性肾炎、尿毒症及急性胃肠道功能失调、严重肝功能减退者忌用。服药当日中餐进高脂饮食，晚餐进少量无脂肪性食物，然后禁食，可饮少量水，摄片前2h做清洁灌肠。6个月以下幼儿禁用。

【用法与用量】

规　格	用　法	小儿剂量
片剂 0.5g	口服	6个月～1岁，0.5～0.75g/次；2～10岁，1～1.5g/次； >10岁，2g/次；每隔5min服每次量的1/5

胆影葡胺　Meglucamine Adipiodon

【别名】 甲基葡胺碘肥胺 Biligrafin Cholografin

【作用与用途】 为静脉胆道造影剂，注射后 20～40min 胆管即有足够造影浓度，注射后 2～2.5h 胆囊浓度最高，一般用于口服胆囊造影剂不成功者。

【不良反应】 注速过快可出现不安、上腹发闷、恶心、呕吐等反应，严重者有寒战、抽搐、休克、呼吸和循环衰竭，甚至死亡。

【注意事项】 静滴可在30min内滴完，滴完后立即摄片。肝、肾功能严重减退、心血管功能不全、甲亢、对碘过敏者禁用，孕妇慎用。用前须做过敏试验；造影前 1 日应服缓泻剂，以排出积气，当日晨应禁食。胆管、胆囊可同时显影。

【用法与用量】

规　格	用　法	小 儿 剂 量
注射剂 （儿童用） 30％，20ml （成人用） 50％，20ml 过敏试验用 0.3g（1ml）	静注 静滴	≤1 个月，30％，1.5～3ml/次； 3～6 个月，30％，4～5ml/次； 1～5 岁，30％，6～9ml/次 6～8 岁，30％，10ml/次；≥9 岁，30％，12～ 15ml/次；或：婴儿30％，0.8ml/kg；幼儿30％， 0.6ml/kg；>3 岁30％，0.5ml/kg；注速＞10min

泛影酸钠　Sodium Diatrizoate

【别名】　泛影钠　双醋碘苯酸钠　Hypaque　Neo－Urografin

【作用与用途】　主要用于尿路造影，也可用于肾盂、心血管、脑血管等造影。

【不良反应】　有恶心、呕吐、流涎、眩晕、潮红、荨麻疹、肌肉震颤等。

【注意事项】　严重肝肾功能障碍、活动性肺结核、甲状腺亢进、对碘过敏者禁用；妊娠者忌用。使用前须先做过敏试验并做好解救措施，检查前2～3日禁服重金属药物，前 1 日进少渣饮食，睡前服泻剂；检查当日晨空腹造影；使用前宜将药物预温至37℃，若有结晶应加温使之溶解后再用。

【用法与用量】

规　格	小 儿 剂 量	成 人 剂 量（供参考）
注射剂 20％，20ml	逆行肾盂造影：＜5 岁（单侧）， 20％，1.5～3ml/次	逆行肾盂造影：20％，6～10ml/次 尿路造影：50％，20～30ml/次
50％，20ml 50％，30ml 过敏试验用 0.3g（1ml）	＞5 岁（单侧）20％，4～5ml/次 脑血管造影：参考成人剂量酌减 心血管造影：50％，6～20ml/次 周围血管造影：50％，8～20ml/次	脑血管造影：45％以下溶液 10ml/次， 连续使用不超过 4 次 心脏大血管造影：50％，40ml/次 周围血管：50％，10～40ml/次 胆管造影：25％～50％，10～15ml/次 子宫输卵管造影：50％，6～10ml/次

泛影葡胺 Meglucamine Diatrizoate

【别名】 甲基葡胺双醋胺碘苯甲酸钠 *N* – Methylglucamine Urografin

【作用与用途】 用于泌尿系统、心血管、脑血管及周围血管造影。

【不良反应】 同泛影酸钠，但较小。

【注意事项】 初次注射应做碘过敏试验，对碘过敏者及严重肝、肾功能不全者忌用；本品不能用于脊髓造影。其他同泛影酸钠。

【用法与用量】

规 格	用 法	小 儿 剂 量
注射剂 60%，20ml 76%，20ml 过敏试验用 0.3g（1ml）	静注	肾盂造影：60%～76%，6个月～2岁，8～10ml/次；2～4岁，10～15ml/次；5～12岁，17～20ml/次 周围血管造影：38%～76%，10～30ml/次 心血管造影：76%，6～20ml/次 胃肠道造影：76%，10～30ml/次 关节造影（关节内注射）：38%，4～8ml/次 膀胱尿道造影（逆行造影）：15%，20～100ml/次

醋碘苯酸钠 Sodium Acetrizoate

【别名】 乌洛康 Urokon

【作用与用途】 用于尿路、心脏大血管及周围血管造影。

【不良反应】 有恶心、呕吐、颜面发红、头晕、出汗、暂时性低血压，高浓度快速注射时对神经系统毒性较大。

【注意事项】 肝、肾功能严重减退、甲亢、活动性肺结核以及对碘过敏者禁用；无尿或尿毒症患者不宜用静脉肾盂造影；注射前应做过敏试验。

【用法与用量】

规 格	用 法	小 儿 剂 量
注射剂 30%，25ml 70%，25ml 过敏试验用 0.3g（1ml）	静注	尿路造影：70%，0.8～1.5ml/（kg·次） 腹部大动脉及周围血管造影：70%，0.6～0.8ml/（kg·次）

碘酞葡胺　Meglumine Iothalamate

【别名】　康瑞　Conray

【作用与用途】　为泛影葡胺的同分异构体，主要用于肾盂、尿路造影。

【不良反应】　有颜面发红、烧灼感、牙痛、恶心、呕吐、荨麻疹、咽部痒感。

【注意事项】　用前应做碘过敏试验，对碘过敏者忌用，多发性骨髓瘤、嗜铬细胞瘤患者及孕妇慎用。

【用法与用量】

规　格	用　法	小　儿　剂　量
注射剂 60%，20ml	静注	肾盂尿路造影：<2 岁，5～10ml/次；2～8 岁，12～15ml/次；>8 岁，18ml/次

碘奥酮　Diodone

【别名】　碘吡啦啥　Iodopyracet　Diodrast　Umbradil　Neoskiodan

【作用与用途】　同醋碘苯酸钠，但显影效果好，毒性及刺激性亦小。

【不良反应】　头痛、恶心、呕吐、出汗、血压下降、热感、咳嗽、呼吸急促、寒战等。

【注意事项】　肝肾疾患、尿毒症、甲亢及对碘过敏者忌用，用前须做碘过敏试验。

【用法与用量】

规　格	用　法	小　儿　剂　量
注射剂 35%，10ml、20ml 70%，20ml	静注	肾盂造影：1～2 岁，35%，7～10ml/次；3～6 岁，35%，15～18ml/次；≥7 岁，35%，18～20ml/次

碘苯酯　Iophendylate

【别名】　Myodil　Pantopaque

【作用与用途】 用于脊髓蛛网膜下腔造影。

【不良反应】 有头痛、背痛、轻度体温升高及暂时性下肢痛，偶致轻微蛛网膜炎。

【注意事项】 注射前应做碘过敏试验。碘过敏者、脑及脊髓膜急性炎症、伴有体温升高及脑脊液中有大量血液者忌用。

【用法与用量】

规　格	用　法	小 儿 剂 量
注射剂 30%，3ml	椎管注射 脑室造影	1.5～3ml/次，引流量等于注入量，最后尽量将药液抽出 0.5～1ml/次

碘化油 Iodinated Oil

【别名】 碘油 Iodatol Iodized Oil

【作用与用途】 用于支气管和子宫输卵管造影，亦可用于窦道、腔道和瘘管造影。

【不良反应】 支气管造影可引起轻微呛咳、厌食、头痛、微热等反应，输卵管造影时可引起血栓。

【注意事项】 肺结核、支气管炎急性期、甲亢、心肾功能严重减退、对碘过敏者忌用；注射前先做碘过敏试验。

【用法与用量】

规　格	用　法	小 儿 剂 量	成 人 剂 量
注射剂 30%，10ml、20ml 40%，10ml、20ml	腔道 注入	参照成人量酌减	支气管造影：每侧，15～20ml/次 窦道、瘘管造影：根据病灶大小酌量，3～20ml/次

乙碘 [131I] 油 Ethiodized Oil [131I]

【作用与用途】 用于淋巴管、输卵管及窦穴造影。

【不良反应】 有体温升高、胸闷、气急、恶心、呕吐等。

【注意事项】 注射前应做碘过敏试验，碘过敏者及明显肺功能障碍者忌用。

【用法与用量】

规　格	用　法	小　儿　剂　量
注射剂 36%，5ml，10ml	腔道 注入	淋巴管造影：单侧 5～10ml/次；两侧＜20ml/次； 注入速度 0.1～0.12ml/min

甲泛葡胺　Metrizamide

【别名】　室椎影　阿米派克　Amipaque

【作用与用途】　本品 36% 溶液与脑脊液等渗，且无钠离子影响，较为安全，为水溶性脑室、椎管造影剂，也可用于 CT 摄影，其优点是大量快速注射时病人耐受好，吸收排泄快，无抽回的必要，适用于危重病人，也适用于其他部位的造影。

【不良反应】　使用安全，不良反应较小。

【注意事项】　注射前应做碘过敏试验，对碘过敏的病人禁用；忌与其他药物配伍使用；注意移动病人体位使药液到达所需部位。

【用法与用量】

规　格	用　法	小　儿　剂　量
粉针剂 3.75g （另附溶剂 0.005% 碳酸氢钠注射液 20ml）	椎管 或 脑室 注入	脑室造影：30%～60%，3～5ml/次 脊髓造影：30%～60%，颈段 3～8ml/次，胸段 8～12ml/次，腰段 6～8ml/次 心血管造影、CT 扫描：60%，6～20ml/次

碘卡酸　Iocarmic Acid

【别名】　碘卡明葡胺　碘卡明　Myelotrast

【作用与用途】　为水溶性三碘环造影剂。其葡甲胺盐称碘卡明。渗透压较低，可用于脑室及腰椎以下的椎管造影。

【注意事项】　用前须做过敏试验，对碘过敏者禁用。避免过量造影剂进入颅内，也不能进入颈、胸段的蛛网膜下腔。忌与其他药物配伍。

【用法与用量】

规　格	用　法	小 儿 剂 量
注射剂 60％，5ml	颅骨穿刺	脑室造影：放出脑脊液2～3ml 与药液2～3ml 混合后注入
	腰椎穿刺	椎管造影：放出脑脊液2～3ml 与药液2～3ml 混合后注入

碘帕醇　Iopamidol

【别名】 碘必乐　Iopamiron

【作用与用途】 本品为非离子型水溶性造影剂，对血管壁及神经毒性低，渗透压低，体内脱碘少。用于腰、胸及颈段脊椎造影、脑血管造影、周围动脉及静脉造影、心血管造影、冠状动脉造影、尿路、关节造影、CT 增强扫描等。

【不良反应】 常发生有头痛，罕见有轻度癫痫发作，可引起脱水，尤其老年患者，患氮血症或衰弱病人可能出现休克。另外也见有眩晕、恶心、呕吐、精神症状等。

【注意事项】 对碘过敏者、甲亢病人、心脏代偿不全及癫痫患者禁用；肝、肾功能不全、心血管疾病、糖尿病、老年患者及具有过敏史者慎用；孕妇不宜作腹部造影，用前须做过敏试验。

【用法与用量】

规　格	用　法	小 儿 剂 量
注射剂 200mgI/ml（10ml） 300mgI/ml（10ml） 300mgI/ml（100ml） 370mgI/ml（50ml）	脊椎造影 大脑血管造影 周围动、静脉造影；心血管及左心室造影、冠状动脉造影、主动脉造影（逆行）、肾动脉造影、关节造影、尿路造影、CT 扫描	200～300mgI/ml，5～10ml 300mgI/ml，3～7ml 200～300mgI/ml，5～10ml 300mgI/ml，3～7ml 300～370mgI/ml，1～2.5ml 300～370mgI/ml，50～100ml

碘普胺　Iopromide

【别名】 碘普罗胺　优维显　Ultravist

【作用与用途】　本品是一种低渗透压的非离子型造影剂，全身耐受性优于离子型造影剂，对心血管系统影响小，疼痛轻微，适用于CT、血管造影和尿路系统的造影。

【不良反应】　可出现轻微的不良反应，如灼热感、皮肤潮红及罕见的恶心、呕吐等症状，但均可在造影后迅速消失。静脉注射摄片处药液外溢时，可有明显的组织反应。个别病人可发生严重的过敏反应，甚至休克。

【注意事项】　摄片时间，注射碘普胺300/370需1~2min（注射碘普胺240则需3~5min）。一般肾实质在开始注射后3~5min内显影最佳（碘普胺240为5~10min），肾盂和尿路在8~15min时显示最好（碘普胺240为12~20min）。年轻患者应较早摄片，老年患者宜较晚摄片。婴幼儿应提早于注射后2min摄第一片。对此不佳应延迟摄片。用药现场应具备意外抢救措施、技术和条件，以防不测。对碘过敏者慎用，用前须做过敏试验。

【用法与用量】

规　格	用　法	小儿及成人剂量
注射剂 240 24.9g（50ml） 300 12.5g（20ml） 31.2g（50ml） 62.3g（100ml） 370 38.4g（50ml） 76.9g（100ml） 153.8（200ml）	静注	静脉尿路造影：1.3ml/（kg·次） 计算机体层：头颅CT1.5~2.5ml/（kg·次），血管造影依病人情况及造影部位而定 静脉尿路造影：1ml/（kg·次）；新生儿，5ml/（kg·次）；婴儿，3ml/（kg·次）；幼儿，1.5ml/（kg·次） 计算机体层：头颅CT 1~2ml/（kg·次）血管造影依病人情况及造影部位而定 静脉尿路造影：0.8ml/（kg·次） 计算机体层：头颅CT1~1.5ml/（kg·次），血管造影依病人情况及造影部位而定

碘曲仑　Iotrolan

【别名】　伊索显　Isovist

【作用与用途】　本品为非离子型二聚体水溶性造影剂与体液等渗，有较好的全身耐受性，适用于脊椎造影、CT脑池造影及各部体腔造影。

【不良反应】 常见头疼、恶心、呕吐，偶可发生惊厥（此时应停止给药，采取对症措施）。亦可产生背、项或肢体疼痛，偶见非特异性脑电图改变。脑脊液白细胞增多，可拟似无菌性脑膜炎，但极罕见。少数病例注射后 2~6h 曾观察到轻微的肌紧张或感觉异常，并可发生过敏反应，甚至休克，但较罕见。

【注意事项】 应抽取化验所需之脑脊液后，再滴注所给剂量。注入造影剂后，病人应静止休息，减少活动，以保持显影密度。间接淋巴系造影，宜同时在多处组织间即皮内注射。甲状腺功能亢进患者禁用；妊娠及急性盆腔炎患者禁作子宫、输尿管造影；大脑痉挛性患者为脊髓造影的相对禁忌证；使用本剂前，应做好意外抢救的准备。对碘过敏者慎用，用前须做过敏试验。

【用法与用量】

规 格	用 法	小 儿 剂 量（酌减）
碘曲仑 190 4.06g（10ml） 8.12g（20ml）	神经根造影 腰、骶脊髓造影 CT 脑池造影 （经腰段滴注）	7~10ml/次 10~15ml/次 5~15ml/次
碘曲仑 240 5.13g（10ml） 10.26g（20ml）	腰骶胸段造影 胸段脊髓造影 颈段脊髓造影 （经颈椎 1~2 间侧方穿刺） （经腰段滴注） 脑室造影 CT 脑池造影 （经腰段滴注） 体腔造影	 7~12ml 10~15ml 8~12ml 15ml 3~5ml 4~12ml 依造影部位而定
碘曲仑 300 6.41g（10ml）	胸段脊髓造影 全段脊髓造影 （以腰穿部位滴注） 颈段脊髓造影 （经颈椎 1~2 间侧方穿刺） （经腰段滴注） 脑室造影 体腔造影	 8~12ml 10~15ml 7~10ml 8~15ml 3~5ml 依造影部位而定

钆喷酸葡胺　Dimeglumine Gadopentetate

【别名】　马根维显　钆喷酸二甲葡胺　Magnevist

【作用与用途】　为用于核磁共振成像术的静脉造影剂。常用于脑和椎管的成像，特别用于肿瘤的诊断。

【不良反应】　个别有类似过敏的皮肤黏膜反应；罕见类过敏休克；快速给药可有短暂的甜味感。

【注意事项】　肾功能严重损害者、孕妇应慎用；一经打开，4h 内未用完的药液应弃之不用。用前须做过敏试验。

【用法与用量】

规　格	用　法	小 儿 剂 量
注射剂 469mgI/ml（20ml） （0.5mol）	静注	>2 岁，0.2ml/（kg·次），30min 后重复上述剂量 1 次，90min 内进行核磁共振成像

第二十二章
小儿常用中成药

一、解表药

药　名	规　格	主　治	用　法		各年龄组剂量				
			途径（给药单位）	次/日	<1岁	1~6岁	7~14岁	成人	
桑菊感冒片	12片/瓶	清热散风，解表止咳。用于风热感冒，头痛、口干、咳嗽、咽痛	口服（片）	2~3	$\frac{1}{2}$~1	2~4	4~6	6~8	
银翘解毒片	12片/瓶	清热、解表、散风、解毒	口服（片）	3~4	$\frac{1}{2}$	1~2	2~4	4~6	
银翘解毒丸	9g/丸		口服（丸）	2~3	$\frac{1}{4}$	$\frac{1}{4}$~$\frac{1}{2}$	$\frac{1}{2}$~1	1~2	
羚翘解毒片	8片/瓶	清热、解表、散风、解毒	口服（片）	3~4	$\frac{1}{2}$	1~2	2~4	4~6	
羚翘解毒丸	9g/丸		口服（丸）	2~3	$\frac{1}{4}$	$\frac{1}{4}$~$\frac{1}{2}$	$\frac{1}{2}$~1	1~2	

续表

药　名	规　格	主　治	用　法		各年龄组剂量			
			途径(给药单位)	次/日	<1岁	1~6岁	7~14岁	成人
小儿清感灵	0.23g/片	发汗解肌,清热透表。治疗小儿外感风寒,头痛口渴,咽痛鼻塞,咳嗽痰多	口服(片)	2	1	2	3~4	
小儿感冒口服液	10ml/支	治疗外感风热引起的发热头痛,口干而渴,咳嗽有痰,肢体酸痛。适用于上呼吸道感染,急性扁桃体炎,咽喉炎	口服(ml)	3	5	5~10	10~20	
小儿感冒冲剂	12g/袋		口服(g)		3~6	6~12	12~24	
小青龙冲剂	9g/袋	治疗外感风寒,发热,咳嗽,气喘,痰多	口服(袋)	3	3	3~6	6~9	9
小青龙合剂	500ml/瓶	周身酸痛	口服(ml)	3	5	5~10	10~15	10~20
感冒水	15ml/支	解表退热。治疗外感风寒,头痛、酸懒,咳嗽	口服(ml)	2~3	1~2	3~5	5~10	10~15
感冒丹	6g/丸	清热散风,解表止嗽。治疗内热外感,咳嗽流涕,咽喉肿痛,四肢酸懒	口服(丸)	2~3	$\frac{1}{4}$	$\frac{1}{2}$	$\frac{1}{2}$~1	1~2
感冒清	100片/瓶	风热外感,发热有汗,咽痛,咳嗽,鼻流黄涕	口服(片)	3	$\frac{1}{2}$	1~2	2~3	3~4
解热感冒片	12片/瓶	风热外感,发热有汗,咽痛,咳嗽,鼻流黄涕	口服(片)	3	$\frac{1}{2}$	1~2	3~4	6
感冒清热散	6g/袋	祛风,清热解表,治疗感冒,头痛,咳嗽,四肢酸痛	口服(g)	3	1	2~3	3~4	4~6
感冒退热散	6g/袋	表证未解,内热积盛,咳嗽,咽痛	口服(袋)	2	$\frac{1}{4}$	$\frac{1}{3}$	$\frac{1}{2}$	1

续表

药名	规格	主治	途径(给药单位)	次/日	<1岁	1~6岁	7~14岁	成人
柴胡口服液	100ml/支	外感风寒引起的发热头痛,恶寒身痛	口服(ml)	3	3~5	5~10	10	20
鼻渊舒口服液	10ml/支	清热解毒,疏风排脓,止痛,通鼻窍。用于急慢性鼻窦炎,鼻炎及感冒鼻塞	口服(ml)	3	3~5	5~10	10	10
保济口服液	10ml/支	治疗腹痛吐泻,噎食,消化不良,舟车晕浪,四时感冒,发热头痛。胃肠不适 消化不良,嗳酸、恶心、呕吐	口服(ml)	3	3~5	5~10	10~20	20
小儿感冒散	3g/袋	表证未解,内热炽盛,咳嗽,咽痛	口服(袋)	2	$\frac{1}{4}$	$\frac{1}{3}$	$\frac{1}{2}\sim1$	
板蓝根冲剂	12g/袋	清热解表,凉血消肿,治疗感冒,腮腺炎,扁桃体炎,肝炎	口服(袋)	2	$\frac{1}{4}$	$\frac{1}{3}$	$\frac{1}{2}$	1
小儿至宝丸(锭)	1.5g/丸	祛风解表。用于伤风,发热,流涕,咳嗽,痰多,尿赤,便结	口服(丸)	2	$\frac{1}{2}$	1	2	
藿香正气丸 藿香正气水 藿香正气片	9g/丸 10ml/支 1.5g/片	解表解暑,化湿和胃。用于暑湿感冒,过食生冷,呕吐腹泻,胸闷腹胀	口服(丸) (ml) (片)	2~3	$\frac{1}{4}$ 1 $\frac{1}{3}$	$\frac{1}{3}\sim\frac{1}{2}$ 2~3 $\frac{1}{2}\sim1$	1~2 5~10 2~4	1~2 10 4
妙灵丹	15g/丸	清热解表,化痰息风。用于肺,胃实热,外感风寒,咳嗽痰盛,内热惊风	口服(丸)	2~3	$\frac{1}{4}$	$\frac{1}{2}\sim1$	1~2	1~2

续表

药 名	规 格	主 治	用 法		各年龄组剂量			
			途径(给药单位)	次/日	<1岁	1~6岁	7~14岁	成人
上感片	0.35g/片	风热外感,发热咳嗽,咽喉痛,头痛	口服(片)	2~3	$\frac{1}{4}\sim\frac{1}{2}$	1~2	3~4	4~6
羚羊感冒片	片剂	风热外感,发热咳嗽,咽喉痛,头痛	口服(片)	2~3	$\frac{1}{4}\sim\frac{1}{2}$	1~2	2~3	4
小儿感冒退热糖浆	10mL/瓶	清热解毒,疏风解表。用于外伤风感冒,畏冷发热,咽喉肿痛,头痛咳嗽	口服(瓶)	3~4	$\frac{1}{4}\sim\frac{1}{2}$	$\frac{1}{2}\sim1$	1	
健儿清解液	10mL/瓶	清热解毒,祛痰止咳,消滞和中。用于口腔糜烂,咳嗽咽痛,食欲减退,脘腹胀满	口服(ml)	3	3~5	5~10	10	
小儿清咽冲剂	6g/袋	外感风热引起的发热,头痛,咽痛,音哑,咽喉肿痛	口服(g)	2~3	3	6	9~12	
感冒清热冲剂	12g/袋	风寒感冒,头痛发热,恶寒身痛,鼻流清涕,咳嗽咽干	口服(g)	2	3	6	12	12
小儿解表冲剂	8g/袋	清热解毒,宣肺解表。用于小儿感冒初起,恶寒发热,鼻塞咳嗽,鼻塞流涕	口服(袋)	2~3	$\frac{1}{4}$	$\frac{1}{2}$	1	
风寒感冒冲剂	15g/袋	辛温解表,祛风散寒,理气宽胸。用于风寒感冒引起的恶寒,发热,无汗,头痛,鼻塞,流清涕,四肢酸痛	口服(袋)	3	$\frac{1}{2}\sim1$	$\frac{1}{3}\sim\frac{1}{2}$	$\frac{2}{3}\sim1$	1
疏清颗粒	6g/袋	清热解表,宣泄肺胃。用于小儿感冒,咳嗽属风热证	口服(袋)	3	$\frac{1}{2}\sim1$	$1\sim1\frac{1}{2}$	2	

续表

药 名	规 格	主 治	用 法		各年龄组剂量			
			途径(给药单位)	次/日	<1岁	1~6岁	7~14岁	成人
小柴胡冲剂	10g/袋	清热解表,疏肝和胃。用于寒热往来,心烦喜呕,口苦咽干	口服(袋)	3	$\frac{1}{5}$	$\frac{1}{4}\sim\frac{1}{2}$	1	1
儿感退热宁	10ml/支	解表清热,化痰止咳,解毒利咽。用于小儿外感风热,内郁化火,发热头痛,咽喉肿痛	口服(ml)	3	3	5	10~15	
感冒软胶囊	0.45g/粒	疏风解热。用于外感风寒引起的头痛发热,鼻塞流涕,恶寒无汗,骨节酸痛,咽喉肿痛	口服(粒)	2	$\frac{1}{2}\sim1$	1~2	2~4	2~4
小儿双清颗粒	2g/袋	清热解毒,表里双解。用于小儿外感属表里俱热证,症见发热,流涕,咽红,口渴,便干,溲赤,舌红,苔黄	口服(袋)	3	$\frac{1}{2}\sim1$	1~2	$2\sim2\frac{1}{2}$	
抗感颗粒	5g/袋	清热解毒。用于外感风热引起的发热,头痛,鼻塞,喷嚏,咽痛,全身乏力,酸痛	口服(袋)	3		$2\frac{1}{2}\sim5$	5~10	10
小儿柴桂退热口服液	10ml/支	退热解表,清里和中。用于外感发热,四肢酸痛,流涕,口渴,咽红,溲黄,便干	口服(ml)	4	5	10~15	20	
小儿感冒宁糖浆	100ml/瓶	疏散风热,清热止咳。用于小儿感冒发热,汗出不爽,鼻塞流涕,咳嗽咽痛	口服(ml)	3~4	5	5~15	15~20	
馥感啉口服液	10ml/支	清热解毒,益气养阴,止咳平喘。用于小儿感冒所致发热,咳嗽,气喘及咽喉肿痛等症,亦适用成人体虚感冒	10ml/支	3~4	5	10	10	20

续表

药　名	规　格	主　治	用　法		各年龄组剂量			
			途径(给药单位)	次/日	<1岁	1~6岁	7~14岁	成人
柴连口服液	10ml/支	解表宣肺,化湿和中。用于感冒属风寒、风寒挟湿证者	口服(ml)	3		3~5	5~10	10
海克感冒冲剂	1g/袋	解热镇痛,解毒消炎	口服(袋)	3		$\frac{1}{2}$	1	
小儿清感灵片	0.23g/片	发汗解肌,清热透表。用于外感风寒引起的发热怕冷、肌表无汗、头痛口渴、咽痛鼻塞、咳嗽多痰、体倦	口服(片)	2	1~2	2~5	5	

二、清热解毒药

药　名	规　格	主　治	用　法		各年龄组剂量			
			途径(给药单位)	次/日	<1岁	1~6岁	7~14岁	成人
复方银黄口服液	10ml/瓶	用于流感、上呼吸道感染及各种发热疾病	口服(ml)	3	5	10	20	20
抗病毒口服液	10ml/瓶	清热祛湿,凉血解毒。用于风热感冒,温病发热,上呼吸道感染,流感,腮腺炎	口服(ml)(饭后)	2~3	5	10	20	20
黄栀花口服液	10ml/支	清肺泻热。用于小儿外感热证,症见发热,头痛,咽赤肿痛,心烦,口渴,大便秘结,小便赤短,痰涎壅喘	口服(ml)	3	2~5	5~10	15	20

续表

药 名	规 格	主 治	途径(给药单位)	次/日	<1岁	1~6岁	7~14岁	成人
新博柴黄冲剂	4g/袋	清热和表。主治咽喉肿痛,咳嗽发烧	口服(袋)	2	$\frac{1}{4}$	$\frac{1}{4}$~$\frac{1}{2}$	$\frac{1}{2}$~1	1
保婴丹	0.34g/瓶	疏风清热,化痰定惊。用于小儿感冒,风寒袭表,食滞化热所致发热恶寒,喷嚏流涕,咳嗽有痰,不思饮食,夜啼易惊	口服(瓶)	2	1	1~1$\frac{1}{2}$		
熊胆胶囊	0.25g/粒	清热,平肝,明目。用于惊风抽搐,咽喉肿痛	口服(粒)	3	$\frac{1}{2}$	1	1~2	2~3
葛根芩连丸	1g/丸	解肌,清热,止泻止痢	口服(丸)	3	1	1~2	2~3	3
热毒清片	0.5g/片	咽喉肿痛,口齿生疮,痈疖疔毒,胃肠湿热,小便赤涩	口服(片)	3	1	1~3	3~5	5
复方红根草片	0.12g/片	用于咽喉肿痛,肠炎赤痢	口服(片)	3~4	1	1~2	2~4	4
珠珀猴枣散	0.3g/瓶	祛风清热,安神定惊,化痰顺气,开胃消积	口服(瓶)	2~3	$\frac{1}{3}$~$\frac{1}{2}$	$\frac{1}{2}$~1	1$\frac{1}{2}$~2	
牛黄清宫丸	6g/丸	治疗心,胃火盛引起的头晕目眩,口舌生疮,牙龈肿痛,乳蛾咽痛,尿赤便秘	口服(丸)	2	$\frac{1}{4}$~$\frac{1}{2}$	$\frac{1}{2}$~1	1~2	2
万应锭(丸)	0.15g/丸	清热解毒,烦躁易惊,口舌生疮,牙龈肿痛。用于小儿高热,也可用于血热妄行,如咯血,衄血,还可用于中暑,痢疾,霍乱及无名肿痛	口服(丸)或外用	2	0.5	0.5~2	2~3	2

续表

药 名	规 格	主 治	用 法 途径(给药单位)	用 法 次/日	各年龄组剂量 <1岁	各年龄组剂量 1~6岁	各年龄组剂量 7~14岁	各年龄组剂量 成人
茵栀黄口服液	10ml/支	清热利湿，解毒退黄，降转氨酶。用于湿热蕴结所致新生儿黄疸,急性、迁延性、慢性肝炎及重症肝炎	口服(ml)	2~3	2.5	2.5~5	5~10	10
茵栀黄注射液	2ml/支	主治迁延性、慢性肝炎及重症肝炎	静滴(ml)	1~2	1~2	2~6	6~10	10
黄疸茵陈冲剂	20g/袋	清热解毒，利湿退黄。用于湿热郁滞所致急性黄疸型肝炎	口服(g)	2~3	2~4	4~7	10~20	20
小儿肝炎冲剂	10g/袋	清肝热,利水,止痛。由于小儿黄疸型肝炎或无黄疸型肝炎,肝区疼痛,腹胀发热、恶心呕吐,食欲减退,皮肤黄染	口服(袋)	3	$\frac{1}{2}$	$\frac{1}{2}$~$1\frac{1}{2}$	$1\frac{1}{2}$~2	
六应丸	19mg/5丸	解毒消肿,止痛。用于乳蛾,疔痈疮疡及虫咬	口服(丸)或外用	3	2	2~5	5~10	10
小儿清热片		清热解毒,祛风镇惊。用于小儿风热,烦躁抽搐,发热口疮,小便赤短利大便不利	口服(片)	2~3	1	1~2	2~3	
小儿消炎栓	1.5g/粒	清热解毒宣泄风寒,咳嗽,咽痛,肺火,湿热	直肠给药(粒)	2~3	1	1	1	
消炎解毒丸 消炎解毒散	0.17g/丸	清热解毒,凉血去火。用于热毒引起的疮疡肿痛,小儿疮毒	口服(丸)外用	2	5	5~10	10~20	20
小儿咽扁冲剂	8g/袋	清热利咽,解毒止痛。用于肺实热引起的咽喉肿痛,口舌糜烂,咳嗽痰盛,咽炎,喉炎,扁桃体炎	口服(g)	2~3	2	4	8	

续表

药名	规格	主治	用法		各年龄组剂量			
			途径(给药单位)	次/日	<1岁	1~6岁	7~14岁	成人
复方青黛丸 复方青黛胶囊	6g/袋 0.5g/粒	清热解毒，消斑化瘀，祛风止痒。用于进行期银屑病、玫瑰糠疹、药疹等	口服(g)	3	1.5 -	3 1~2	6 2~4	6 4
新清宁片	0.3g/片	清热解毒，活血化瘀，缓下。用于内结实热，喉肿牙痛，目赤便秘、下痢等感染性炎症、发热等	口服(片)(空腹)	3	1~2	3	5	5
清开灵冲剂	6g/袋	治疗湿热内盛，高热不退，烦躁不安，咽喉肿痛。适用于湿热型肝炎和上呼吸道感染	口服(袋)	2~3	$\frac{1}{4}$~$\frac{1}{2}$	$\frac{1}{2}$~1	1	1~2
铁笛口服液	100ml/支	治疗肺热津伤引起的咽喉疼痛，音嘶哑，口渴烦躁	口服(ml)	2	5	5~10	10~15	15~20
羚羊角胶囊(克比奇)	0.15g/粒	平肝息风，清肝明目，散血解毒。用于高热惊厥，子痫抽搐，癫痫发狂，头痛眩晕，目赤翳障，痉毒	口服(粒)	1	0.5~1	1~2	2~4	4
小儿清热解毒口服液	10ml/瓶	清热解毒。用于流感、咽炎、扁桃体炎等上呼吸道感染引起的发热性疾病	口服(ml)	3	3~5	5~10	15	
鼻咽清毒冲剂	10g/袋	清热解毒，消炎散结。适用于鼻咽部重度炎症及慢性疾患，特别对鼻咽癌患者放射治疗后能减消症状	口服(g)	1~2	5	5~10	20	20

续表

药名	规格	主治	用法		各年龄组剂量			
			途径(给药单位)	次/日	<1岁	1~6岁	7~14岁	成人
复方大青叶合剂	10ml/瓶	清温解毒。用于流感、腮腺炎、感冒、急慢性肝炎	口服(ml)	2~3	5	5~10	10~15	15~20
银黄片	0.5g/片	用于急性扁桃体炎、急性咽炎、肺炎、疔疮、脓肿	口服(片)	3~4	$\frac{1}{2}$	1	2	2~3
六神丸	30粒/瓶	清热解毒，消炎止痛。用于咽喉肿痛、扁桃体炎、疔疮疖毒	口服(粒)	2	1	2~6	7~10	10
喉症丸	30粒/瓶	清热解毒止痛。用于急性扁桃体炎、咽喉炎、疮疗	口服(粒)	2	1~2	2~6	7~10	10
双料喉风散	2.2g/瓶	治疗热毒引起的咽喉肿痛、口腔溃烂、牙龈肿痛、中耳化脓、皮肤溃烂	外用喷涂患处 内服、吹入咽部	1~5		1.1	2.2	
西瓜霜润喉片	24片/盒	清热解毒，消肿止痛，清音润喉、利咽祛腐。用于咽喉肿痛、声音嘶哑、口舌生疮、牙龈肿痛、上呼吸道感染	口含(片)	8~12	1	1~2	2~3	4
金银花露	500g (800ml)	用于热疖、痱肿、小儿胎毒、高热口渴	口服(ml)	2~3	5~10	10~60	60~100	100~150
牛黄解毒丸(片)	3g/丸 0.62g/片	用于咽喉肿痛、牙痛、口腔溃烂、大便秘结	口服(丸)(片)	2	$\frac{1}{8}\sim\frac{1}{4}$ $\frac{1}{4}\sim\frac{1}{3}$	$\frac{1}{4}\sim\frac{1}{2}$ $\frac{1}{3}\sim\frac{1}{2}$	$\frac{1}{2}\sim1$ 1~2	1~2 2~3

续表

药　名	规　格	主　治	用　法 途径(给药单位)	用　法 次/日	各年龄组剂量 <1岁	各年龄组剂量 1~6岁	各年龄组剂量 7~14岁	各年龄组剂量 成人
黄连上清丸(片)	小丸剂 0.4g/片	清热散风,泻火通便。用于风火赤眼,咽喉肿痛,口舌生疮,便秘,尿赤	口服(g)(片)	2	$\frac{1}{2}$	2~4 / 1~2	1~6 / 2~3	6~9 / 4
牛黄上清丸	6g/丸	清热疏风,泻火通便。用于头痛目眩,咽喉肿痛,口舌生疮,大便秘结	口服(丸)	2	$\frac{1}{8} \sim \frac{1}{4}$	$\frac{1}{3} \sim \frac{1}{2}$	$\frac{1}{2} \sim 1$	1~2
五福化毒丹	3g/丸	用于疔疮疖毒,鹅口疮疹,婴儿湿疹	口服(丸)	2	$\frac{1}{4} \sim \frac{1}{3}$	$\frac{1}{2}$	1~2	2
牛黄清火丸	3g/丸	清热散风,解毒通便。治疗肺胃蕴热引起的头晕目眩,口鼻生疮,风火牙痛,咽喉肿痛,痄腮红肿,耳鸣肿痛	口服(丸)	2	$\frac{1}{4} \sim \frac{1}{2}$	$\frac{1}{2} \sim 1$	1~2	2
五粒回春丹	5粒/瓶	用于头痛发热,咽痛腮肿,隐疹不出,热急惊风	口服(粒)	1~2		1~5	5	5
龙胆泻肝丸	小丸剂	通便利尿,泻肝火。用于肝胆火盛,头晕目眩,烦躁不安,便结溺赤	口服(g)	2	1	2~5	5~9	6~9
腮腺炎片	30片/瓶	清热解毒,消肿散结。用于腮腺炎	口服(片)	3		4~6	6	
小儿鼻炎片	30片/瓶	清热散风。小儿慢性鼻炎	口服(片)	2~3	1	2~3	4~5	
穿心莲片	20片/袋 30片/瓶	清热消炎。治疗扁桃体炎,气管炎,肺结核,百日咳,胃肠炎,菌痢	口服(片)	3	1	2~3	3~4	5

续表

药 名	规 格	主 治	用 法		各年龄组剂量			
			途径(给药单位)	次/日	<1岁	1~6岁	7~14岁	成人
复方草珊瑚含片	0.3g/片	适用于热毒上壅型的咽喉炎,扁桃体炎,口腔炎	口含(片)	6~8		1	2	2
小儿热速清口服液	10ml/支	治疗小儿外感温热引起的高热头痛,咽喉肿痛,鼻塞流涕,咳嗽有痰,大便秘结	口服(ml)	3~4	5	10~15	15~20	
复方双花口服液	10ml/支	用于金黄色葡萄球菌感染引起的扁桃体炎,淋巴结炎,上呼吸道感染等	口服(ml)	3~4	5~10	10~15	15~20	20
冬凌草片	100片/瓶	清热利咽。用于急性扁桃体炎、咽炎,口腔炎	口服(片)	3	1	2~3	3~4	4~5
金莲花片金莲花冲剂	100片/瓶	清热解表,利咽消肿。用于上呼吸道感染,扁桃体炎、咽炎,喉炎	口服(片)口服(袋)	3	$\frac{1}{3}\sim\frac{1}{2}$	2~3 $\frac{1}{2}\sim1$	3~4 1	5 1
西黄丸	3g/瓶 124g/瓶 248g/瓶	清热散痈,消坚化结。治疗疔疮、痈肿,丹毒、瘰疬、恶疮肿痛	口服(g)	2	0.5	1~2	2~3	3
醒消黄丸	同西黄丸	同西黄丸	口服(g)	2	0.5	1~2	2~3	3
紫金化毒散	1.5g/支	清热化毒,活血消肿,治疗内热积滞,痄后余毒,咽喉腮肿,疮疖溃疡,胎毒,丹毒,痱毒	口服(g)或外用敷患处	2	0.25	0.25~0.5	0.5	0.75

续表

药 名	规 格	主 治	用 法 途径(给药单位)	用 法 次/日	各年龄组剂量 <1岁	各年龄组剂量 1~6岁	各年龄组剂量 7~14岁	各年龄组剂量 成人
小金丹	0.6g/丸	化瘀止痛、消肿散结,用于阴疽初起、瘰疬恶疮、乳痈疖疬、丹毒	口服(丸)	2		$\frac{1}{2}$~1	1~2	2
双黄连口服液	10ml/支	辛凉解表,清热解毒。用于上呼吸道感染、咽炎、扁桃体炎、肺炎	口服(ml)	3	5	5~10	10~20	20
喉疾灵胶囊	0.25g/粒	清热、解毒、散肿、止痛。用于腮腺炎、急性咽喉炎及喉炎	口服(粒)	3	1	2~3	3~4	4
功劳去火片	0.3g/片	清热解毒。用于实热火毒型急性咽炎、急性扁桃体炎、急性胃肠炎、痈疖疔毒	口服(片)	3	$\frac{1}{2}$~1	1~3	3~5	5
金果含片 金果饮口服液	0.3g/片 15ml/支	养阴生津,清热利咽。治疗喉痹	含服(片) 口服(ml)	3~4	5	1~2 5~7	1~3 7~15	2~4 15~30
锡类散	0.3g/瓶	治疗热毒内壅引起的咽喉糜烂肿痛	外用,吹入咽部 口服(g)	2		0.15	0.3	
蓝芩口服液	10ml/支	清热解毒,利咽消肿。主治急性咽炎、肺胃实热所致的咽痛、咽干、咽部灼热等	口服(ml)	3	3	5~10	10~20	20

447

三、止咳、化痰、平喘药

药　名	规　格	主　治	用　法		各年龄组剂量			
			途径(给药单位)	次/日	<1岁	1~6岁	7~14岁	成人
小儿清肺冲剂	6g/袋	清热化痰,止咳平喘。用于肺热感冒引起呼咳气促,咳嗽,痰喘	口服(g)	2~3	3	6	9~12	
东圣止咳灵	100ml/瓶	清热润肺,化痰止咳。用于小儿感冒肺热引起的各种咳嗽	口服(ml)	3	5~15	15~25	25~30	
小葫芦散	0.3g/袋	用于痰喘咳嗽,脘腹胀满,胸膈不利,吐乳不食,小儿惊风	口服(袋)	1~2	$\frac{1}{2}$	1	1~2	
蜜炼川贝枇杷膏	150ml/瓶	治久咳,除顽痰,治伤风,补中气	口服(羹匙)	2	$\frac{1}{4}$	$\frac{1}{2}$	1	1
止嗽定喘口服液	10ml/支	辛凉宣窍,清肺定喘。用于表寒里热,身热口渴,咳嗽痰盛,喘促气逆,胸膈满闷	口服(ml)	2~3	3	5	10	10
宝咳宁冲剂	5g/袋	解表清热,止咳化痰。用于小儿感冒风寒内热,停食引起的头痛发烧,咳嗽痰盛,气促作喘,咽喉肿痛,烦躁不安	口服(袋)	2~3	$\frac{1}{3}$	$\frac{1}{3}\sim\frac{1}{2}$	$\frac{1}{2}\sim1$	
蛇胆川贝枇杷膏	100ml/瓶	润肺止咳,祛痰定喘。用于肺燥所致的咳喘	口服(ml)	3	5~10	10~15	20	

续表

药　名	规　格	主　治	用　法		各年龄组剂量			
			途径（给药单位）	次/日	<1岁	1~6岁	7~14岁	成人
小儿清热止咳口服液	10mL/支	清热，宣肺，平喘。用于小儿外感引起的发热恶寒，咳嗽痰黄，气促喘息，口干音哑，咽喉肿痛，乳蛾红肿	口服（ml）	2~3	3	3~10	10~15	
小儿参贝散	0.3g/瓶	清热泻火，化痰止咳，定喘平喘	口服（g）	2	0.15	0.15~0.6	0.6~0.9	
消咳喘糖浆	100mL/瓶	止咳，祛痰，平喘。用于寒痰咳嗽	口服（ml）	3	3	5~10	10	20
返魂草冲剂	10g/袋	清热祛痰，镇咳平喘	口服（袋）	3	$\frac{1}{3}$	$\frac{1}{2}$~1	1	1
小儿宣肺止咳颗粒	8g/袋	宣肺，祛热化痰。用于小儿外感咳嗽，痰热壅肺所致的咳嗽痰多，痰黄黏稠，咯痰不爽	口服（袋）	3	$\frac{1}{3}$	$\frac{2}{3}$~1	$1\frac{1}{2}$	
肺力咳合剂（肺力露）	100mL/瓶	清热解毒，镇咳祛痰。用于小儿热犯肺所引起的咳嗽，痰黄、气喘	口服（ml）	3	5	10	15	20
小儿肺热咳喘口服液	10mL/支	清热解毒，镇咳化痰。用于肺上所致发热汗出，微恶风寒，咳嗽，痰黄兼喘息，口干渴	口服（ml）	3	5	10	20	
小儿肺咳颗粒（小儿肺宝颗粒）	3g/袋	健脾益肺，止咳平喘。用于肺脾不足，痰湿内壅所致咳嗽或痰多稠黄，咳吐不爽，气短喘促，动辄汗出，食少纳呆，周身无力，舌红苔厚	口服（袋）	3	$\frac{1}{2}$	1~2	2	

续表

药　名	规　格	主　治	用　法		各年龄组剂量			
			途径（给药单位）	次/日	<1岁	1~6岁	7~14岁	成人
消积止咳口服液	10ml/支	清热疏肺，消积止咳。用于小儿食积咳嗽，属痰热热证，症见咳嗽，夜间加重，喉间痰鸣，腹胀，口臭、便秘	口服（ml）	3	5	10~20	20	
金振口服液	10ml/支	清热解表，祛痰止咳。用于小儿痰热咳嗽，症见发热，咳吐黄痰，痰滞不爽，舌质红、苔黄腻	口服（ml）	3	5	5~10	15	20
小儿百部止咳糖浆	100ml/瓶	清肺，止咳、化痰。用于小儿痰热咳嗽，痰多黄稠	口服（ml）	3	5	5~10	10	
十味龙胆花颗粒	3g/袋	清热化痰，止咳平喘。用于痰热壅肺所致的咳嗽，喘鸣，痰黄、发热，流涕、咽痛，口渴尿黄，便干	口服（g）	3	$\frac{1}{2}$	1~1.5	1.5~3	3
川贝枇杷糖浆	150ml/瓶	镇咳祛痰。用于伤风咳嗽、支气管炎	口服（ml）	3	5	10	10~15	15
小儿咳露	60ml/瓶	伤风，流行性感冒，上呼吸道感染所引起的痰多咳嗽，干咳，敏感性咳嗽	口服（ml）	3	5	5~10	10	
解肌宁嗽丸	3g/丸	解表清热，止嗽化痰、咽喉肿痛。用于上呼吸道感染，气管炎	口服（丸）	2	$\frac{1}{4}$~$\frac{1}{2}$	$\frac{1}{2}$~1	1	
鹭鸶咯丸	1.5g/丸	宣肺，化痰，止咳。用于感冒，气管炎，百日咳	口服（丸）	2	$\frac{1}{2}$	$\frac{1}{2}$~1	2	

续表

药 名	规 格	主 治	途径(给药单位)	次/日	<1岁	1~6岁	7~14岁	成人
			用 法		各年龄组剂量			
儿童咳液	100ml/瓶	用于急、慢性支气管炎,有润肺、祛痰、止咳作用	口服(ml)	2~3	3~5	5~10	15~20	
奇力咳康口服液	10ml/支	清热解表;止咳化痰。用于感冒发热,头痛、鼻塞、伤风咳嗽、咽喉疼痛、四肢倦	口服(ml)	3	3	3~5	5~10	10
桂龙咳喘宁胶囊	0.3g/粒	止咳化痰,降逆平喘。用于痰湿阻肺引起的咳嗽、气喘、痰涎壅盛以及急慢性气管炎	口服(粒)慢性气管炎(疗程1个月)	2~3	1	2~3	4~5	5
至圣保元丹	1g/丸	痰热内闭,气促作喘,急热惊风,祛风化痰	口服(丸)	2~3	$\frac{1}{4}$~$\frac{1}{2}$	$\frac{1}{2}$~1	1	1~2
通宣理肺丸 通宣理肺口服液	6g/丸 10ml/支	清热解表;宣肺止咳。用于感冒咳嗽,头痛,无汗,四肢酸痛	口服(丸)(ml)	2~3	$\frac{1}{4}$ / 2.5~5	$\frac{1}{3}$~$\frac{1}{2}$ / 5~10	1~1.5 / 10~20	20
橘红丸 橘红片	6g/丸	清肺祛湿,化痰止咳。用于感冒咳嗽多痰	口服(丸)(片)	2~3	$\frac{1}{4}$ / $\frac{1}{2}$	$\frac{1}{3}$~$\frac{1}{2}$ / $\frac{1}{2}$~1	1~1.5 / 2~3	2 / 4
蛇胆川贝散 蛇胆川贝液	0.3g/瓶 10ml/瓶	清肺,化痰,止咳。用于风热咳嗽,痰多	口服(g)(ml)	3	0.05 / 2~3	0.1~0.2 / 3~5	0.3~0.4 / 5~10	0.3~0.6 / 10

451

续表

药名	规格	主治	用法		各年龄组剂量			
			途径/给药单位	次/日	<1岁	1~6岁	7~14岁	成人
蛇胆陈皮末	0.3g/瓶	顺气化痰,祛风健胃。用于风寒咳嗽、痰多气逆	口服(g)	3	0.05	0.1~0.15	0.3	0.3~0.6
川贝止咳糖浆	250ml/瓶	镇咳、祛痰。用于伤风,咳嗽,痰多	口服(ml)	4	5	5~10	10~15	15~20
急支糖浆	100ml/瓶	清热、止咳、化痰。用于急性支气管炎、感冒咳嗽。慢性支气管炎急性发作性咳嗽	口服(ml)	3~4	3~5	5~15	15~20	20~30
射麻口服液	10ml/支	用于外感风寒,入里化热,热郁于肺所致咳嗽,痰多黏稠,气喘胸闷	口服(ml)	3	3	3~5	5~10	10
羚羊清肺散	2g/瓶	清热、解毒、祛痰止咳。用于肺热咳嗽,小便短赤,便燥实热	口服(g)	2~6	0.5~1	1~2	2~4	4
咳喘舒	10ml/瓶	用于风热咳嗽,咳痰不止,痰盛气促,心胸郁结	口服(ml)	2~3	3~5	5	10	10
儿童清肺丸 儿童清肺口服液	2g丸 10ml/瓶	用于小儿肺经痰热,感冒引起发烧、咳嗽、咽痛、声音嘶哑	口服(丸)(ml)	3	$\frac{1}{4}$~$\frac{1}{2}$ 3~5	$\frac{1}{2}$~1 5~10	1~2 10~20	10
咳嗽糖浆	100ml/瓶	肃肺、化痰、止咳。主治咳嗽、多痰、支气管炎	口服(ml)	3~4	3	3~5	5~10	10
小儿止咳糖浆	100ml/瓶	肃肺、化痰、止咳。主治咳嗽、多痰、支气管炎	口服(ml)	3~4	3	3~5	5~10	

续表

药　名	规　格	主　治	用法 途径(给药单位)	用法 次/日	各年龄组剂量 <1岁	各年龄组剂量 1~6岁	各年龄组剂量 7~14岁	各年龄组剂量 成人
小儿化痰止咳冲剂	7.5g/袋	祛痰、镇咳药。用于伤风咳嗽、支气管炎	口服(袋)	3~4	$\frac{1}{4}\sim\frac{1}{2}$	$\frac{1}{2}\sim1$	1~2	3~4
银黄平喘平雾剂	6.85ml/支	用于支气管哮喘、气促痰鸣不易咯出、胸胁胀满不能平卧	口腔内气雾吸入(揿)	3	1	1~2	2~3	3~4
王氏保赤丸	0.15g/瓶(60粒)	用于小儿乳滞疳积、痰厥惊风、喘咳痰鸣、止泻发热、大便秘结、四时感冒、脾胃虚弱	口服(粒)	1~2	5~10	10~40	40~60	
黄氏响声丸	400粒/瓶	适用于阴虚肺热型咽喉急慢性炎症引起的声音嘶哑、对早期声带结节、息肉有疗效	口服(粒)饭后服	3	5~10	10~15	15~20	20
清音丸	1.5g/丸	清热、利咽、止渴、生津。主治肺热炽盛、咽喉不利、失音声哑、口舌干燥	口服(丸)	3		$\frac{1}{2}\sim1$	1~2	2
养阴清肺膏、养阴清肺丸	62g/瓶 124g/瓶 6g/丸	养阴清热、润肺止咳。主治阴虚肺热、干咳少痰、痰中带血、喉痒咽干、午后低热、颧红盗汗	口服(g)、口服(丸)	3	1~3 $\frac{1}{6}\sim\frac{1}{4}$	3~5 $\frac{1}{4}\sim\frac{1}{2}$	10~15 1~2	15 1~2
养阴清肺糖浆	120ml/瓶	养阴清肺、清热利咽。用于咽喉干燥、疼痛干咳、少痰、痰中带血	口服(ml)	2	2.5~5	5~10	10~20	20
救急散	1.2g/瓶 3g/瓶	清热解表、镇惊化痰。主治内热食滞、外感风寒、恶寒发热、咳嗽咽痛、烦躁不安、隐疹不出、惊风抽搐、便秘等	口服(g)	2~3	0.1	0.2~0.6	0.6~1.2	

续表

药名	规格	主治	用法		各年龄组剂量			
			途径(给药单位)	次/日	<1岁	1~6岁	7~14岁	成人
小儿咳喘宁糖浆	100ml/瓶	治疗小儿表邪入里,肺热壅盛,喘咳嗽,痰多色黄,纳差便秘	口服(ml)	3	3~5	5~10	10~20	
川贝清肺糖浆	100ml/瓶	治疗燥热,润肺止咳化痰,痰黄黏稠带血,不易咯出,咽干口渴,声哑喉痛	口服(ml)	3	3~5	5~10	10~15	15~20
小儿咳喘灵口服液	10ml/支	治疗小儿痰热壅肺,外感风寒引起的面赤发热,咳嗽气促,痰多黏稠,咽痛声哑	口服(ml)	3	3~5	5~10	10~20	
小儿牛黄散	0.9g/瓶	清热化痰,镇惊解毒。用于急热惊风,手足抽搐,痰涎壅盛,烦躁不安	口服(g)	2~3	0.15~0.3	0.3~0.6	0.9	
珠黄散	1.2g/瓶	清热,导滞,安神。主治脾胃不和,宿食积滞,停乳停食,发热惊烦,咳嗽痰盛,烦躁,便秘,尿赤	口服(g)	2~3	0.1	0.2~0.6	0.6~1.2	
复方鲜竹沥液(祛痰灵)	10ml/支 20ml/支 100ml/瓶	治疗肺热引起的咳嗽痰多,色黄黏稠,咽喉不利,口渴胸闷	口服(ml)	3	3~5	5~10	10~20	20

四、息风开窍药

药名	规格	主治	途径(给药单位)	次/日	<1岁	1~6岁	7~14岁	成人
牛黄清心丸 牛黄清心片	3g/丸 0.25g/片	益气养血，镇惊安神，化痰熄风。用于热入心包、痰涎壅盛、神志不清、惊风抽搐	口服(丸)(片)	1~2	$\frac{1}{6}\sim\frac{1}{4}$ $\frac{1}{4}\sim\frac{1}{2}$	$\frac{1}{4}\sim\frac{1}{2}$ $\frac{1}{2}\sim1$	$\frac{1}{2}\sim1$ 1~2	1~2 4
安宫牛黄丸 安宫牛黄散	3g/丸 0.3g/瓶	清热解毒，镇惊开窍。用于脑炎、脑出血、败血症，有高热昏迷、惊厥者	口服(丸)	1	$\frac{1}{6}\sim\frac{1}{4}$ 0.05	$\frac{1}{4}\sim\frac{1}{2}$ 0.1~0.2	$\frac{1}{2}\sim1$ 0.2~0.3	1 0.3
局方至宝丹 局方至宝散	3g/丸 0.6g/瓶	清热解毒，开窍定惊。用于高热烦躁、急热惊风，神志不清、惊厥抽搐	口服(丸)(g)	1~2	$\frac{1}{6}\sim\frac{1}{4}$ 0.05~0.1	$\frac{1}{4}\sim\frac{1}{2}$ 0.2~0.3	1 0.3~0.6	1 0.6
牛黄镇惊丸	1.6g/丸	息风开窍。用于急热惊风、痰热气促，心烦急躁、神志不清	口服(丸)	2	$\frac{1}{4}\sim\frac{1}{2}$	$\frac{1}{2}\sim1$	1~2	
紫雪散	1.5g/瓶	清热镇惊，除痰开窍。用于高热烦躁、惊风抽搐	口服(g)	1	0.2	0.3~1	1.5	1.5~3
苏合香丸	3g/丸	治疗痰迷心窍引起的语言不清、神志昏迷，痰涎壅盛、牙关紧闭，心胃气痛，用于脑血管意外、癫痫、精神忧郁	口服(丸)	1~2	$\frac{1}{4}$	$\frac{1}{4}\sim\frac{1}{2}$	$\frac{1}{2}\sim1$	1

续表

药名	规格	主治	用法		各年龄组剂量			
			途径(给药单位)	次/日	<1岁	1~6岁	7~14岁	成人
牛黄抱龙丸	1.5g/丸	治疗小儿高热神昏,惊风抽搐,痰盛气促,烦躁不安	口服(丸)	2	$\frac{1}{4}$~$\frac{1}{2}$	$\frac{1}{2}$~1	1~2	
小儿惊风散	1.5g/袋	治疗小儿痰热生风引起的神昏惊搐,身热面赤,气粗烦躁,痰涎壅盛,四肢抽搐	口服(袋)	2	$\frac{1}{4}$~$\frac{1}{2}$	1~2	2	
绿雪	3g/瓶	外感风邪,面赤腮肿,高烧神昏,头痛咽胀,咽痛口渴,大便燥结	口服(g)	1~2	0.5~1	1~2	2~3	3
礞石滚痰丸	小丸剂	清热逐痰,开窍止抽,用于痰热壅塞,大便秘结,神志昏迷,癫狂惊痫	口服(g)	1~2		1~2	3~5	4~6
小儿奇应丸	0.5g/瓶	治疗小儿痰热,咳嗽多痰,恶食呕吐,热极生风引起的惊风发热,并治虫积	口服(粒)	3	5~10	10~20	30~40	
醒脑静注射液	2ml/支	醒脑止痉,清热凉血,行气活血,解毒止痛。用于脑炎,脑膜炎,脑血管病,新生儿脑缺氧所致的脑瘫及其后遗症;也用于重症肝炎,肝昏迷,肺源性心脏病病和脑病,以及各种原因引起的高热,药物和乙醇中毒	肌内或静滴(支)	1~2	$\frac{1}{2}$~1	1~2	2	2

续表

药 名	规 格	主 治	用 法 途径(给药单位)	用 法 次/日	各年龄组剂量 <1岁	各年龄组剂量 1~6岁	各年龄组剂量 7~14岁	各年龄组剂量 成人
医痫丸	3g/袋	祛风化痰,定痫止搐。用于诸痫时发,双目上窜,口吐涎沫,抽搐昏迷(本品含毒剧药,不宜多服,久病气虚,有慢性胃肠病及心血管病者忌用)	口服(袋)	2	$\frac{1}{6}$	$\frac{1}{6}\sim\frac{2}{3}$	$\frac{2}{3}\sim1$	1
小儿惊风七厘散	0.2g/瓶	祛风化痰,解热镇惊。用于小儿外感风邪,惊风抽搐,痰涎壅盛	口服(瓶)	1~2	$\frac{1}{2}$	$1\sim1\frac{1}{2}$		
小儿回春丸	0.6g/粒	熄风镇惊,化痰开窍。用于小儿急惊抽搐,痰涎壅盛,神昏气喘,烦躁发热	口服(粒)	1~3	1	2~3	4~5	
多动宁胶囊	0.38g/粒	滋养肝肾,开窍,宁心安神。用于肝肾阴虚所致儿童多动症及多动多语,冲动任性,烦急易怒	口服(粒)	3		1~2	2~5	3~5
正天丸	6g/袋	疏风活血,养血平肝,通络止痛。用于外感风邪,瘀血阻络,血虚失养,肝阳上亢引起的偏头痛,紧张性头痛,神经性头痛,颈椎病型头痛,经前头痛	口服(袋)	2~3			$\frac{1}{2}$	1
小儿抽风散	1g/袋	治疗小儿热极生风引起神昏易惊,四肢抽搐,口眼歪斜,牙关紧闭	口服(g)	2	0.3	0.3~1	1~2	
琥珀抱龙丸	1.8g/丸	治疗小儿痰热生风引起神昏惊悸,身热面赤,气粗烦躁,痰涎壅盛,四肢抽搐	口服(丸)	2	$\frac{1}{3}$	$\frac{1}{2}\sim1$	1	

五、调理脾胃药

药　名	规　格	主　治	用　法 途径(给药单位)	用　法 次/日	各年龄组剂量 <1岁	各年龄组剂量 1~6岁	各年龄组剂量 7~14岁	各年龄组剂量 成人
小儿百寿丹	3g/丸	小儿内热停食、停乳、咳嗽痰多、大便不调	口服(丸)	2	$\frac{1}{2}$	1	1~2	
儿童清热导滞丸	3g/丸	治疗小儿食积、虫积引起的胸膈满闷、积聚脘块、腹痛腹胀、面黄肌瘦、烦躁口渴、不思饮食	口服(丸)	3	$\frac{1}{4}$~$\frac{1}{2}$	$\frac{1}{2}$~1	1	
小儿胃宝片	0.5g/粒	消食化积、健脾养胃、增进食欲、肥儿壮体。用于伤食、伤乳、呕吐腹泻、脾胃虚弱、消化不良	口服(袋)	3	1~2	2~5	5~8	
小儿康冲剂	10g/袋	治疗小儿食滞虫积引起的烦躁不安、神疲倦、脘腹胀满、不思饮食、面色萎黄	口服(袋)	3	$\frac{1}{2}$	$\frac{1}{2}$~1	1~2	
儿康宁口服液	150ml/瓶	小儿偏食、厌食引起的食欲不佳、消化不良、智力低下、注意力不集中、腹泻便干、夜哭、贫血虚弱、抵抗力差、生长发育迟缓	口服(ml)	3	3~5	5~10	10~15	
七珍丹	小粒丸剂	镇惊祛风、消食导滞、大便秘结、痰热惊风	口服(粒)	2	5~10	10~15	20	

续表

药　名	规　格	主　治	用　法		各年龄组剂量			
			途径（给药单位）	次／日	<1岁	1~6岁	7~14岁	成人
一捻金	散剂 1.5g/袋	内热积滞，停食停乳，痰涎壅盛，咳嗽气促，腹胀便秘，烦躁不安	口服（g）	2	0.3	0.3~0.75	1~1.5	
健儿消食口服液	10ml/支	健脾益胃，理气消食。用于饮食不节，损伤脾胃引起的纳呆食少，脘腹胀满，大便不调，厌食、恶食等症	口服（ml）	2	5	5~10	10~20	
一新小儿喜食糖浆	10ml/支	改善各种厌食所致的脾胃虚弱，饮食不调，胃肠功能紊乱，身体消瘦、面色萎黄积食等症，并能促进发育	口服（ml）	3	3	3~5	10~15	
气滞胃痛冲剂	10g/袋	治疗脾胃不和引起的脘腹胁胀满疼痛，肠鸣腹泻，食欲减退，妇女月经不调，乳房胀痛	口服（g）	2		3~5	5~10	10
香砂养胃丸	10/袋	治疗脾胃不和，湿阻中焦引起的胃脘胀满，不思饮食。呕吐酸水，四肢倦怠，小便不利，大便溏泻	口服（g）	2		3~5	5~10	10
三九胃泰冲剂	20g/袋	适用于肝胃不和型浅表性胃炎，糜烂性胃炎引起的胃脘胀痛，嗳逆嘈杂，口苦食少	口服（g）	2		5~10	10~20	20
胃苏冲剂	15g/袋	治疗肝胃不和引起的胃脘胀痛，掣引两肋，胸闷食少，大便不爽	口服（g）	3		5~10	10~15	15

续表

药名	规格	主治	用法		各年龄组剂量			
			途径(给药单位)	次/日	<1岁	1~6岁	7~14岁	成人
肠胃康冲剂	8g/袋	清热除湿化浊,调节胃肠功能。用于急慢性浅表性胃炎、食滞、胃肠湿热或消化不良引起的胃脘痛、腹胀满、恶心欲吐、腹泻等	口服(g)	3 急性胃肠炎服1~3日,浅表性胃炎、慢性结肠炎15日为一疗程,可连服3~5疗程	2~4	4~6	6~8	8
通便灵	0.5g/粒	清热润肠,调肝益肾,宁心安神,交通水火。用于习惯性便秘,大便燥结引起的腹胀痛等	口服(粒)	1~2	$\frac{1}{4}$~$\frac{1}{2}$	$\frac{1}{2}$~1	1~2	1~2
一厘金	散剂 0.18g/袋	胃肠湿热,食积腹胀,大便燥结,内热惊风,烦躁不安	口服(袋)	1	$\frac{1}{2}$	1	1~2	
四磨汤口服液	10ml/瓶	用于新生儿、婴幼儿乳食内滞,不思乳食,啼哭难眠,腹胀腹痛;中老年人脘腹胀满痛,消化不良,便秘及术后促进胃肠功能恢复	口服(ml)	3	5	10~20	20~30	30
止泻保童冲剂	5g/袋	治疗小儿脾胃虚弱,寒热凝结引起的水泻痢疾,肚腹疼痛,口干舌燥,四肢倦怠,恶心呕吐,小便不利	口服(g)	2	2~5	5~10	10	

续表

药名	规格	主治	用法 途径(给药单位)	用法 次/日	各年龄组剂量 <1岁	各年龄组剂量 1~6岁	各年龄组剂量 7~14岁	各年龄组剂量 成人
导赤丹(丸)	3g/丸	心经郁热,口舌生疮,咽喉疼痛,小便赤短,大便干燥	口服(丸)	2	$\frac{1}{4}$~$\frac{1}{2}$	$\frac{1}{2}$~1	1	
保赤万应散	0.15g/袋	痰食积滞,壮腹胀满,呕吐乳食,痰涎壅盛,大便燥结,惊悸不安	口服(袋)	2	$\frac{1}{2}$~1	1~2	2	
小儿化食丸	1.5g/丸	消食化滞,泻火通便,治疗腹部胀满,恶心,呕吐,烦躁口渴,大便干燥	口服(丸)	2	$\frac{1}{2}$	$\frac{1}{2}$~1	1~2	
小儿健脾丸	3g/丸	脾胃虚弱,消化不良,大便溏泻,体弱无力	口服(丸)	3	$\frac{1}{2}$	1	2	
启脾丸	3g/丸	脾胃虚弱,食欲减退,消化不良,溏泻	口服(丸)	2~3	$\frac{1}{2}$	1	2	
小儿健胃糖浆	10ml/瓶	健脾消食,清肝养阴,用于脾虚,肝热所致的食欲减退,消化不良	口服(ml)	3	5	5~10	10	
小儿香橘丹	3g/丸	小儿脾胃不和,呕吐腹泻,不思饮食,腹满胀痛,面黄肌瘦	口服(丸)	3	$\frac{1}{2}$	$\frac{1}{2}$~1	1	
温脾止泻丸	3g/丸	脾胃虚寒,腹痛溏泻,饮食少进,面黄肌瘦	口服(丸)	2	$\frac{1}{2}$	$\frac{1}{2}$~1	1	
泻痢保童丸	3g/丸	脾胃虚弱,久泻久痢,腹中作痛,不思饮食,精神倦怠	口服(丸)	2	$\frac{1}{2}$	$\frac{1}{2}$~1	1	

续表

药 名	规 格	主 治	用法途径(给药单位)	用法次/日	各年龄组剂量 <1岁	各年龄组剂量 1~6岁	各年龄组剂量 7~14岁	各年龄组剂量 成人
肥儿散	1g/袋	脾虚泻泄、消化不良、面黄肌瘦、疳积腹胀	口服(g)	3	0.5	0.5~1	1	
肥儿丸	3g/丸	脾胃虚弱、食积、面黄肌瘦、腹痛腹泻	口服(丸)	2~3	$\frac{1}{4}\sim\frac{1}{2}$	$\frac{1}{2}\sim1$	1~2	
大山楂丸	9g/丸	调和脾胃、消食化滞、食欲减退、消化不良、脘腹胀满	口服(丸)	2~3	$\frac{1}{3}$	$\frac{1}{2}$	1~2	1~2
婴儿散	0.5g/袋	健脾、消食、止泻。用于婴幼儿消化不良、乳食不进、腹痛腹泻	口服(g)	2	0.5	0.5~1		
疳积散	9g/袋	消疳积、腹脘胀满、消化不良	口服(g)	1~2	1~2	2~6	6~9	
保儿安冲剂	10g/袋	健脾消滞、利湿止泻、清热除烦、驱虫治积	口服(袋)	2	$\frac{1}{6}\sim\frac{1}{4}$	$\frac{1}{2}\sim1$	1~2	
化积口服液	10ml/瓶	用于疳积、腹胀、腹痛、面黄肌瘦、消化不良、杀虫消积	口服(ml)	2~3	5	10	20	
健脾消食丸	3g/丸	健脾、消食、化积。用于脾虚气滞引起脘腹胀满、食欲减退、面黄肌瘦、大便不调及小儿乳食停滞等症	口服(丸)	2	$\frac{1}{4}$	$\frac{1}{4}\sim\frac{1}{2}$	$\frac{1}{2}\sim1$	1
苍苓止泻口服液	10ml/支	除湿清热、运脾止泻。用于婴儿腹泻。症见:水样蛋花样粪便,或挟有黏液、无热或发热、腹胀、舌红、苔黄等	口服(ml)	3	5	5~10	10~20	

续表

药名	规格	主治	用法		各年龄组剂量			
			途径(给药单位)	次/日	<1岁	1~6岁	7~14岁	成人
葛根芩连微丸	1g/袋	解肌清热,止泻止痢。用于泄泻痢疾,身热烦渴,下痢臭秽	口服(袋)	3		$\frac{1}{2}$	1~2	3
儿宝膏	180ml/瓶	健脾益气,生津开胃。用于小儿面黄体弱,纳呆厌食,脾虚久泻,精神困倦,口干燥渴,盗汗	口服(ml)	2~3	5	10~15	20~25	
小儿增食片	0.25g/片	消食导滞,增进食欲。用于小儿厌食,偏食,面黄肌瘦,便干,食积	口服(片)	3	$\frac{1}{2}$	1	2	
胃肠安丸	0.4g/丸	芳香化浊,理气止痛,健脾导滞。用于小儿消化不良引起的腹泻,肠炎、菌痢,脘腹胀满,腹痛和食积乳积	口服(丸)	2~3	4~6	6~20	20	
香苏正胃丸	20丸/3g	解表和中,消食行滞。用于小儿暑热感冒,停食停乳,头痛发热,呕吐泄泻,腹痛胀满,小便不利	口服(丸)	1~2	4~6	6~20	20	
加味逍遥丸	30粒/6g	舒肝清热,健脾养血	口服(粒)	2		5~15	15~30	30
婴儿健脾散(微粉细粒型)	1g/袋	健脾,消食,止泻。用于消化不良,乳食不进,腹胀,大便次数增多	口服(袋)	2	$\frac{1}{4}$	$\frac{1}{2}$~1		

续表

药　名	规　格	主　治	用　法		各年龄组剂量			
			途径(给药单位)	次/日	<1岁	1~6岁	7~14岁	成人
参术儿康糖浆（保儿康糖浆）	100ml/瓶	健脾和胃,益气养血。用于小儿疳积,脾胃虚弱,食欲减退,睡眠不安,贫血	口服(ml)	2	2.5	5~10	10~20	
醒脾养儿	2g/袋	醒脾开胃,养血安神,厚肠止泻,儿童厌食、偏食,贫血消瘦,腹胀,腹泻,遗尿,多汗	口服(袋)	2~3	1	2	2	
婴儿健脾颗粒（脾可欣颗粒）	4g/袋	健脾,消食,止泻。用于婴儿腹泻,属脾虚挟滞证候者:症见,大便次数增多,粪质稀,气臭,腹胀腹痛,面色无华,乳食少进,睡眠不宁	口服(g)	2	1	2~6	8	
好娃友口服液	10ml/支	消食开胃,温脾健脾,调中行气。用于食欲减退,饮食积滞所致的胃胀腹痛,小儿偏食及厌食	口服(ml)	2	5	5~10	10~20	
健脾生血颗粒	7g/袋	用于小儿脾胃虚弱及心脾两虚型缺铁性贫血。症见:面色萎黄或㿠白,食少纳呆,腹胀脘闷,大便不调,烦躁多汗,倦怠乏力,舌脾色淡,苔薄白,脉细弱	口服(g)	3	3.5	7	14	
胃康胶囊	0.35g/粒	健胃,制酸,止痛。用于胃痛,胃炎,胃酸过多,胃及十二指肠溃疡	口服(粒)	3	3	1~3	3~4	

续表

药名	规格	主治	用法		各年龄组剂量			
			途径(给药单位)	次/日	<1岁	1~6岁	7~14岁	成人
保利丸	12g/袋	消食、导滞、和胃。用于食积停滞,脘腹胀满,嗳腐吞酸,不欲饮食	口服(袋)	2	$\frac{1}{6}$	$\frac{1}{2}$~1	1	1
香连片(丸)	片剂(丸剂)	清热燥湿,行气止痛。用于湿热痢疾,里急后重,泄泻腹痛,菌痢肠炎	口服(片)(丸)	3	1	2~3	3	3
金黄抱龙丸	1.56g/丸	祛风健脾。用于小儿风痰吐乳腹泻	口服(丸)	2~3	1	1~2	2	
理中丸	9粒/1g	温中散寒,理脾健胃。用于脾胃虚寒引起的呕吐泄泻	口服(粒)	2~3	2	3~5	5~9	9
小儿止泻片	0.25g/片	益气健脾,利水止泻。用于小儿脾胃虚弱,饮食失调所引起的腹泻、腹痛,小便不利等症	口服(片)	3	2	3~4		

六、补益药

药名	规格	主治	用法		各年龄组剂量			
			途径(给药单位)	次/日	<1岁	1~6岁	7~14岁	成人
玉屏风散	小丸剂	补气,固表,止汗。用于体虚自汗,易感伤风	口服(g)	2	1	2~4	5~8	6~9

续表

药 名	规 格	主 治	用 法		各年龄组剂量			
			途径(给药单位)	次/日	<1岁	1~6岁	7~14岁	成人
玉屏风合剂	10ml/支	益气固表止汗。用于中气虚弱、卫阳不固引起的自汗不止者,并有增强机体免疫功能的作用,用于免疫低下或免疫缺陷病的治疗	口服(ml)	2	5	5~10	10~20	20
归脾丸	小丸剂	健脾益气,补血养心。用于气血虚弱、体倦乏力,惊悸盗汗,失眠健忘	口服(g)	2~3	1	2~4	5~8	6~9
童康片	80片/瓶	补肺固表,补血养心。提高机体免疫功能。用于体弱儿童,反复感冒及气管炎反复发作,气虚多汗,食欲减退	口服(片)	2	2~4	4~6	8	
六味地黄丸	9g/丸	肾阴亏损,滋补肾阴,头晕耳鸣,腰膝酸软,盗汗遗精,消渴	口服(丸)	2~3	$\frac{1}{6}$~$\frac{1}{4}$	$\frac{1}{4}$~$\frac{1}{2}$	$\frac{1}{2}$~1	1
乌鸡白凤丸	9g/丸	补气益血,调经止带。用于气血两亏引起的月经不调,行经腹痛,崩漏带下,少腹冷痛,体弱乏力,腰酸腿软,产后虚弱,阴虚盗汗	口服(丸)	2		$\frac{1}{2}$~1	$\frac{1}{2}$~1	1
益气维血颗粒	10g/袋	补血益气。用于血虚证,气血两亏症见:面色萎黄或苍白,头晕目眩,神疲乏力,少气懒言,自汗,唇舌色淡,脉细弱	口服(袋)	3		$\frac{1}{2}$~1	1	1

续表

药名	规格	主治	用法		各年龄组剂量			
			途径（给药单位）	次/日	<1岁	1~6岁	7~14岁	成人
槐杞黄颗粒（还尔金）	10g/袋	益气养阴。适用于气阴两虚引起的体质虚弱，反复感冒，病后体虚，头昏乏力，口干气短，心悸，易出汗，食欲减退，大便秘结，舌红少苔，脉细弱	口服（袋）	2	$\frac{1}{4}$	$\frac{1}{2}\sim1$	1	1~2
黄芪颗粒	15g/袋	补气固表，利尿，托毒排脓，生肌。用于气短心悸，虚脱自汗，体虚浮肿，慢性肾炎，大泻脱肛，疮口不愈	口服（袋）	2	$\frac{1}{5}$	$\frac{1}{4}\sim\frac{1}{2}$	$\frac{1}{2}\sim1$	1
甘草锌颗粒	1.5g/袋	用于锌缺乏引起的儿童厌食，异食癖，生长发育不良。促进各种伤口、溃疡、创伤、烧伤的愈合	口服（袋）	2~3		$\frac{1}{2}$	$1\sim1\frac{1}{2}$	1~2
稳心颗粒	9g/袋	益气养血，定悸复脉，活血化瘀。主治气阴两虚兼心脉瘀阻所致的心悸不宁，气短乏力，头晕心悸，胸闷胸痛。适用于心律失常，室性早搏，房性早搏等	口服（袋）	3		$\frac{1}{4}\sim\frac{1}{2}$	$\frac{1}{2}\sim1$	1
安多霖胶囊	0.32g/粒	益气补血，扶正解毒。主治气血两虚证，适用于气血两虚，化疗引起的白细胞减少，免疫功能低下，食欲减退，神疲乏力，头晕气短等症。对肿瘤放射治疗中因辐射造成的淋巴细胞微核率增高等有改善作用。可用于辐射损伤	口服（粒）	3	$\frac{1}{2}$	1~2	2~4	4

续表

药名	规格	主治	用法		各年龄组剂量			
			途径(给药单位)	次/日	<1岁	1~6岁	7~14岁	成人
升血小板胶囊	0.38g/粒	清热解毒,凉血止血,散瘀消斑。用于原发性血小板减少性紫癜,症见:全身瘀点或瘀斑,发热烦渴,小便短赤,大便秘结,或见鼻衄,齿衄,舌红苔黄,脉涩数或瘀数	口服(粒)	3	$\frac{1}{2}$	1~2	2~4	4
玉丹荣心丸	1.5g/丸	治疗病毒性心肌炎,心肌病	口服(丸)	3	1	2~4	4	
坤宝丸	100粒/10g	滋补肝肾,镇静安神,养血通络	口服(丸)	2		25~50	50	
海欣平胶囊	0.33g/粒	益气,扶阳,固表,用于气短心悸,表虚自汗,乏力眩晕,易感风邪	口服(粒)	2~3	1~2	1~2	3	
云芝多糖胶囊	0.5g/粒	增强免疫功能	口服(粒)	3	1	1	1~2	2
生血丸	5g/瓶	补肾健脾,填精补髓。用于失血血亏,放,化疗后全血细胞减少及再生障碍性贫血	口服(g)	3	1	1~3	3~5	5
补中益气丸	50粒/3g	补中益气,养血补肾,升阳举陷。用于脾胃虚弱,食少腹胀,小儿麻疹不透,尿频,脱肛,腹泻,精热,复发性肠套叠	口服(粒)	2~3	30	50~65	80~100	100
大补阴丸	60g/瓶	滋阴降火。用于阴虚火旺,潮热盗汗,咳嗽咯血,耳鸣遗精;也用于小儿暴喑及性早熟阴虚阳亢者	口服(g)	2~3	2	3~4	5~6	6~10

续表

药名	规格	主治	用法		各年龄组剂量			
			途径(给药单位)	次/日	<1岁	1~6岁	7~14岁	成人
知柏地黄丸	9g/丸	滋阴降火。用于阴虚火旺，潮热盗汗，口干咽痛，耳鸣遗精，小便短赤及小儿性早熟	口服(g)	2~3	1	2~4	4~8	9
河车大造丸	4.5g/丸	肾阴不足，元气亏损引起身体消瘦、精神疲倦怠，腰酸腿软，自汗盗汗	口服(丸)	2	$\frac{1}{2}$	$\frac{1}{2}$~1	1~2	2
金匮肾气丸	9g/丸	温补肾气，化气行水。主治肾虚水肿、腰酸腿软，尿频量少、痰饮咳喘	口服(丸)	2~3	$\frac{1}{6}$~$\frac{1}{4}$	$\frac{1}{4}$~$\frac{1}{2}$	$\frac{1}{2}$~1	1
缩泉丸	小丸剂 12g/袋	温补脾肾，缩小便。用于肾亏、尿频、遗尿	口服(g)	1	2~4	5~8	6~9	
肾气丸	小丸剂	温肾、利水、消肿。主治肾虚水肿、腰酸腿软，尿频量少、痰饮喘咳	口服(g)	2	0.5	1~4	5~8	9
小儿智力糖浆	10ml/瓶	补益心肾，开窍益智。用于心肾两亏、面黄肌瘦，健忘、偏食以及小儿多动症，久服可促进小儿大脑发育	口服(ml)	3	5	5~10	10	
芪冬颐心口服液	10ml/支	用于病毒性心肌炎所致的心悸、胸闷、腹痛，气短乏力、失眠、多梦，盗汗、心烦，气阴两伤	口服(ml)	3	5	5~15	15~20	20
生脉饮	10ml/支	益气复脉，养阴生津。用于气阴两伤，心悸气短，脉微虚汗	口服(ml)	3		5~10	10	10

续表

药名	规格	主治	途径（给药单位）	次/日	<1岁	1~6岁	7~14岁	成人
静灵口服液	10ml/瓶	滋阴潜阳,宁神益智。用于儿童多动症,注意力涣散,多动多语,冲动任性,学习困难,舌质红,脉细数等属于肾阴不足,肝阳偏旺者	口服（ml）	2~3		5~10	10	
杞菊地黄口服液	10ml/支	治疗肝肾阴亏引起的耳鸣眩晕,目涩畏光,迎风流泪,视物昏花,腰膝酸软,消渴梦遗	口服（ml）	3		5~10	10	10
复方阿胶浆	20ml/支	补气养血,用于气血两虚,头晕目眩,心悸失眠,食欲减退及白细胞减少和贫血	口服（ml）	3		5~10	10~20	20
健儿片	0.2g/片	治疗小儿脾虚胃弱,表虚不固,少食多汗,身倦乏力,睡眠不宁,反复感冒	口服（片）	2		1~3	3~6	
降糖舒胶囊	0.3g/粒	滋阴补肾,生津止渴。用于气阴亏损型糖尿病	口服（粒）	3			3~6	6
黄芪精	10ml/支	补气养血,固本止汗。用于气虚血亏,表虚自汗,四肢乏力,精神不足或久病衰弱,脾胃不壮	口服（ml）	2	2.5	2.5~5	5~10	10
保肾康	50mg/片	具有抗凝,抗血小板聚集及扩张微血管增加冠脉血流量,解除血管痉挛,活血化瘀作用。用于各种原因所致的肾小球疾病,如肾炎、慢性肾炎、肾病综合征、早期尿毒症及冠心病、肿梗死、脉管炎等	口服（片）	3		1~2	2~4	4

七、活血化瘀药

药　名	规　格	主　治	用　法		各年龄组剂量			
			途径（给药单位）	次／日	<1岁	1～6岁	7～14岁	成人
复方丹参片	50片/瓶	活血化瘀，芳香开窍，理气止痛。用于气滞血瘀所致胸闷，心绞痛	口服（片）	3	$\frac{1}{2}$	1	2	3
当归丸	200粒/瓶	补气活血，调经止痛。用于气血亏损，月经不调，先天不足	口服（粒）	2	3～5	5～10	10～15	20
五虎丹	6g/袋	活血化瘀，消肿止痛。用于跌打损伤，闪腰岔气，瘀血不散，红肿疼痛	口服（g）或白酒调敷外用	2	0.5	1～4	4～5	6
七厘散	3g/瓶	作用同五虎丹，并适于金创出血，内脏出血	口服（g）	2	0.1	0.1～0.5	0.5～0.8	0.5～1
九分散	1.5g/管	跌打损伤，闪腰岔气，伤筋动骨，皮肤青肿，瘀血不散	口服（g）	2	0.5	1	1～1.5	1.5
回生第一丹	1.5g/支	跌打损伤，闪腰岔气，伤筋动骨，皮肤青肿，瘀血不散	口服（g）	2	0.1	0.2～0.4	0.4～0.75	0.75
活血止痛散	3g/瓶	活血散瘀，消肿止痛。主治腰酸背痛，四肢麻木，跌打损伤	口服（g）	2	0.5	1～2	2～3	3

续表

药 名	规 格	主 治	途径(给药单位)	次/日	<1岁	1~6岁	7~14岁	成人
云南白药	4g/瓶	活血化瘀,消肿止痛。用于跌打损伤、瘀血疼痛,内伤出血	口服(g)	2~3	0.05~0.1	0.1~0.3	0.4	0.5
跌打丸	3g/丸	活血散瘀,消肿止痛。用于跌打损伤、伤筋动骨,瘀滞疼痛	口服(丸)	2		$\frac{1}{2}$~1	1~2	3
血康口服液	10ml/支	活血化瘀,消肿散结,凉血止血。用于血热妄行,皮肤紫斑,特发或继发性血小板减少性紫癜	口服(ml)	3~4	3	5~10	10~15	10~20
速效救心丸	25粒/瓶	行气活血,祛瘀止痛。增加冠脉血流量缓解心绞痛。用于气滞血瘀型冠心病、心绞痛	含服(粒)	3			4~6	10~15
健胃生丸	4.5g/袋	活血化瘀,通经活络,养骨生骨。用于瘀血阻络、筋骨失养所引起的股骨头坏死等	口服(袋)	3	$\frac{1}{4}$	$\frac{1}{2}$~1	1~2	1~2
益母草膏	100g/瓶	养血调经,化瘀生新	口服(g)	2~3		5~10	10~20	20
愈风宁心片	60mg/片	解经止痛,增强脑及冠脉血流	口服(片)	3			3~5	5

八、固涩药

药　名	规　格	主　治	用　法		各年龄组剂量			
			途径（给药单位）	次/日	<1岁	1~6岁	7~14岁	成人
小儿止泻安	12g/袋	治疗小儿脾虚引起的腹痛腹泻，久泻不止，不思饮食，身体乏力	口服（g）	3	3~6	6~12	12	
小儿泻速停冲剂	5g/包	治疗小儿湿盛困脾引起的泄泻，腹痛，纳差。适用于秋季腹泻及慢性腹泻	口服（包）	3~4		0.5~1	2	

九、泻下药

药　名	规　格	主　治	用　法		各年龄组剂量			
			途径（给药单位）	次/日	<1岁	1~6岁	7~14岁	成人
麻仁润肠丸	6g/丸	清热导滞，润肠通便。治疗胃肠热结，津液亏少引起的面赤身热，口干舌燥，腹胀腹痛，小便短赤，大便秘结	口服（丸）	1~2	$\frac{1}{4}$	$\frac{1}{4}$~$\frac{1}{2}$	1~2	2
复方芦荟胶囊	0.5g/粒	清热润肠，调肝益肾，宁心安神。治疗热结津亏引起的便秘	口服（粒）空腹服	1~2	$\frac{1}{4}$	$\frac{1}{4}$~$\frac{1}{2}$	1~2	2

十、祛暑药

药 名	规 格	主 治	用 法		各年龄组剂量			
			途径(给药单位)	次/日	<1岁	1~6岁	7~14岁	成人
十滴水	5ml/瓶	清热祛暑,避秽止呕。用于中暑,晕车,胸闷,头晕	口服(ml)(温开水稀释)	prn		1~2.5	2.5~5	5
仁丹	60粒/袋	治疗中暑引起的头晕目眩,身热自汗,恶心呕吐,胸中满闷,水土不服,晕车晕船	口服(粒)	3	1~2	2~5	5~10	10

十一、祛湿药

药 名	规 格	主 治	用 法		各年龄组剂量			
			途径(给药单位)(片)	次/日	<1岁	1~6岁	7~14岁	成人
雷公藤片	0.3g/片	类风湿性关节炎,原发性肾小球肾炎	口服(片)	3		1~2	2~3	3

续表

药　名	规　格	主　治	用　法		各年龄组剂量			
			途径（给药单位）	次/日	<1岁	1~6岁	7~14岁	成人
正清风痛宁（盐酸青藤碱）	20mg/片	祛风除湿，活血通络，利水消肿。用于风湿与类风湿性关节炎，属风寒湿痹证，症见：肌肉酸痛，关节肿胀，疼痛，屈伸不利，麻木重僵硬等。亦可用于慢性肾炎，属湿邪瘀阻证者，症见：反复浮肿，腰部酸痛，肢体困重，尿少，舌质紫暗或有瘀斑，苔腻等	口服（片）	3			1~2	1~4
	60mg/片		口服（片）	2			$\frac{1}{2}$~1	1~2
昆明山海棠片	0.25g/片	祛风除湿，舒筋活血，清热解毒。用于类风湿性关节炎，慢性肾炎和肾病综合征和红斑狼疮等	口服（片）	3	$\frac{1}{2}$	$\frac{1}{2}$~1	1~2	2
湿热痹冲剂	5g/袋	湿热痹，肌肉关节红肿热痛，发热，口渴不思饮，烦闷不安。治疗风湿、类风湿性关节炎	口服（g）	3	1~2	2~4	4~5	5
尪痹冲剂	10g/袋	风湿性关节炎，类风湿性关节炎	口服（g）	3	2~5	5~10	10~20	20
小活络丹	3g/丸 15片/瓶	祛风活络，除湿止痛。用于风湿痹痛，肢体酸痛，麻木拘急	口服（丸）（片）p.c.	1~2		$\frac{1}{2}$~1	1	1~2
小活络片	18片/瓶					1~2	2~3	3
壮骨关节丸	水丸 60g/瓶	补益肝肾，养血活血，祛风通络，理气止痛。用于退行性关节关节病，腰肌劳损等	口服（g）p.c.	2		1~3	4~6	6
追风透骨丸	水丸 36g/瓶	风寒湿痹，四肢麻痹，神经麻痹，手足麻木，关节酸痛	口服（g）	2	1~2	2~4	4~6	6

续表

药 名	规 格	主 治	用 法		各年龄组剂量			
			途径(给药单位)	次/日	<1岁	1~6岁	7~14岁	成人
滑膜炎冲剂	12g/袋	活血化瘀，舒筋通络，除湿痛，镇痛消炎，养阴补气，清热利湿，强心利尿。适用于急慢性滑膜炎、膝关节增生性炎症，对膝关节术后患者亦有效	口服(g)	3		3~6	6~12	12

十二、其他类

药 名	规 格	主 治	用 法		各年龄组剂量			
			途径(给药单位)	次/日	<1岁	1~6岁	7~14岁	成人
乌梅丸	3g/丸	温脾和胃，安蛔止痛。用于胆道、肠蛔虫症及脾虚久痢	口服(丸)	1~2	$\frac{1}{4}\sim\frac{1}{2}$	$\frac{1}{2}\sim1$	1~2	2~3
五苓散	小丸剂	化气行水，用于浮肿、腹胀、吸逆泄泻、渴不思饮、小便不利	口服(g)	2		1~5	5~8	6~9
十枣丸	小丸剂	攻逐水饮，用于浮肿、胸腹水	口服(g)	1~2		0.5~1	1~2	1.5~3
荷叶丸	9g/丸	凉血，止血，用于咯血、尿血、便血、衄血、崩漏	口服(丸)	2~3		$\frac{1}{2}\sim1$	1	1

续表

药名	规格	主治	用法		各年龄组剂量			
			途径(给药单位)	次/日	<1岁	1~6岁	7~14岁	成人
心肝宝	0.25g/粒	治疗房室性早搏及抗心律失常,乙型慢性活动性肝炎(伴有肝硬化),顽固性失眠症,可提高机体免疫功能,用于癌症辅助治疗,对肾病综合征也有效	口服(粒)(a.c.) 1月为一疗程	3		1~2	2~4 肝炎: 6~8	2~4 肝炎: 6~8
龙牡壮骨冲剂	7g/包	强筋壮骨,和胃健脾。用于治疗和预防营养不良佝偻病,软骨病,对多汗夜啼,夜惊及食欲减退,消化不良,发育迟缓也有效	口服(包)	3	0.5~1	1~1.5	2	2
牛黄降压丸	1.6g/丸	清心化痰,镇静降压。主治肝火旺盛,头目眩晕,烦躁不安,痰火壅盛,高血压病	口服(丸)	1	0.25~0.5	0.5~1	1~2	1~2
利肝隆	冲剂 10g/袋	疏肝解郁,清热解毒。用于急,慢性肝炎,迁延性肝炎,慢性活动性肝炎,对ALT,TTT黄疸指数,均有显著降低作用,对乙型肝炎表面抗原转阴,有较好的效果	口服(g)	3	2~3	3~5	5~10	10
复方垂盆草糖浆	500mL/瓶	降ALT。用于慢性肝炎迁延性肝炎	口服(ml)	3	3~5	5~10	15~20	25~30

续表

药 名	规 格	主 治	用 法		各年龄组剂量			
			途径(给药单位)	次/日	<1岁	1~6岁	7~14岁	成人
小儿肝炎冲剂	30g/袋	清利湿热。用于小儿肝炎，腹胀恶心、身热体倦、食欲减退，肝区疼痛，黄疸性肝炎	口服(g)	3	5	5~10	15	
乙肝清热解毒冲剂	10g/袋	清肝利胆，解毒逐瘟。用于肝胆湿热型急、慢性病毒性乙型肝炎初期或活动期，乙型肝炎病毒携带者	口服(袋) 3个月一疗程	3	$\frac{1}{4}$~$\frac{1}{2}$	$\frac{1}{2}$~1	1~2	2
金胆片	片剂	消炎利胆。用于急、慢性胆囊炎利胆管炎	口服(片)	3	1	1~3	3~4	4
利胆片	0.3g/片	清热利湿，消炎止痛。用于急、慢性胆囊炎，胆管炎，胆石症	口服(片)	3	1~2	2~4	4~6	6
化虫丸	50粒/3g	杀虫驱虫，消积导滞。用于治疗肠道寄生虫及所致的腹痛、腹胀、呕吐、面黄肌瘦，大便燥结	口服(粒)	1~2	5~10	15~50	50~80	80
亮菌糖浆	250ml/瓶	消炎利胆，褪黄降酶	口服(ml)	3	5~10	10~20	20~40	20~40
鼻窦炎口服液	10ml/支	通利鼻窍。用于慢性鼻炎，鼻窦炎引起的鼻塞不通，流黄稠涕	口服(ml)	3	3	3~5	5~10	10~20

十三、外用药

药名	规格	主治	用法		各年龄组剂量			
			途径(给药单位)	次/日	<1岁	1~6岁	7~14岁	成人
消白灵	50mL/瓶	治疗白癜风	外搽	1~2				
如意金黄散	12g/袋	解毒、消肿、止痛。用于疮疡初起、丹毒、痄腮、乳痈、无名肿毒	醋或茶水调敷(已破者禁外用)	1~2				
冰硼散	3g/瓶	治鹅口疮、牙龈肿痛	涂患处	2~3				
京万红软膏	10g/支	主治灼伤、止痛、消炎、生肌、解毒	外用 涂患处	2~3				
獾油	31g/瓶	烧伤(皮肤未溃)	外涂	2~3				
拔毒膏	0.6g/贴 0.9g/贴 1.2g/贴	毛囊炎、疖肿(未溃)	外贴患处	每1~2日1次				
紫金锭(玉枢丹)	锭剂 0.3g/锭 3g/锭 散剂 6g/瓶	散瘟解毒、消肿止痛。主治内脏实热、时疫瘟邪、腮肿、疔毒、恶疮肿毒、虫咬伤、无名肿毒、腹痛吐泻	口服(g)或醋研涂患处(已破者禁用)	1~2		0.15~0.75	0.75~1.5	1.5

药　名	规　格	主　治	用　法 途径(给药单位)	用　法 次/日	各年龄组剂量 <1岁	各年龄组剂量 1~6岁	各年龄组剂量 7~14岁	各年龄组剂量 成人
正红花油	60mL/瓶	跌打损伤,风湿关节痛,烫伤刀伤,蚊咬蜂毒	外用	3~4				
骨友灵搽剂	50mL/瓶	治疗骨质增生引起的功能性障碍,软组织损伤伤及关节肿胀疼痛	外用(热敷30min)	3				
消伤痛搽剂	30mL/瓶	治疗急性软组织损伤,运动创伤和其他挫伤	外用	3				
三黄膏	60g/盒	治疗热毒引起的痈疡肿痛,红热肿痛,烫火烧伤	外用	隔日换药1次				
麝香止痛膏	5cm×7cm	治疗扭挫伤,风湿关节痛	外用	1				
跌打镇痛药膏	10cm×400cm/卷	闭合性骨折,扭伤,挫伤,慢性腰腿痛,风湿关节炎,肌腱痛,神经痛	外用	1				
三黄珍珠膏	50g/瓶	治疗热毒型中小面积II度烧伤,烫伤,疮面	外用	1				
生肌散	3g/瓶	治疗血瘀热毒引起的疮疖久溃,肌肉不生,久不愈合	外用	1~2				
紫花烧伤膏	20g/支	清热凉血,化瘀解毒,止痛生肌,抗炎抑菌。主治各类烧烫约伤	外用	1~2				
正骨水	45mL/瓶	活血去瘀,舒筋活络,消肿止痛	外用	3~4				

续表

药名	规格	主治	用法		各年龄组剂量			
			途径(给药单位)	次/日	<1岁	1~6岁	7~14岁	成人
口腔炎喷雾剂	20mL/瓶	清热解毒,消炎止痛。对口腔内急、慢性脓性炎症有特殊疗效	口腔喷雾	3~4				
默打万花油	10mL/瓶	止血,止痛,消炎生肌,消肿散瘀,舒筋活络	外用	1~3				
山宝皮宁	30mL/瓶	清热解毒,消肿散瘀,舒经止痛。主治带状疱疹,疔痈疖肿,虫咬皮炎,皮肤瘙痒及流行性腮腺炎等	外用	3~4				
皮肤康洗液	50mL/瓶	清热解毒,凉血除湿,杀虫止痒。用于湿疹,皮炎,头面癣疮,脓疱疮,体癣,手足癣,麻疹,尿布疹,外阴湿疹,阴道炎,肛门周围炎及外痔等	涂患处 或用1:200 稀释洗浴患处	1~2				
小儿暖脐膏	5g/张	治疗小儿脾虚寒盛引起的脘腹疼痛,积聚痞块,疝气痞坚,虚寒泻痢,胃寒腹胀等症	外用	隔日1次换药				
开喉剑喷雾剂(儿童用)	10mL/支	清热解毒,消肿止痛。用于急、慢性咽喉炎,扁桃体炎,咽喉肿痛,口腔炎,口唇溃疡,牙眼肿痛	喷患处	4~6				
金喉剑喷雾剂	10mL/支	祛风解毒,消肿止痛,清咽利喉。急、慢性咽炎,扁桃体炎,咽喉肿痛,牙眼肿痛,口腔溃疡	喷患处	4~6				

续表

药名	规格	主治	用法		各年龄组剂量			
			途径(给药单位)	次/日	<1岁	1~6岁	7~14岁	成人
克伤喷剂	150ml/瓶	舒筋活络，祛风定痛。外用喷患处，或喷于药稀上按摩患处	外用	3				
麝香壮骨膏	7cm×10cm	镇痛消炎	外用贴患处	1				
日舒安洗液	150ml/瓶	清热解毒，利湿止痒。用于女性外阴瘙痒，男性阴囊湿疹	外用	1				
重楼解毒酊	30ml/瓶	清热解毒，散瘀止痛。用于肝经火毒所致的带状疱疹，皮肤瘙痒，虫咬皮炎，腮腺炎	外用	3				
珠黄散喷剂	1g/瓶	清热解毒，祛腐生肌。用于咽喉肿痛，糜烂，口腔溃疡久不愈合	喷于患处	1~2				
老鹳草软膏	软膏	消炎解毒，收敛生肌。用于湿疹，痈疔、疮疖及小面积烫伤	外用	1				
百部苦参酊	酊剂	清热燥湿，杀虫止痒。用于体癣或神经性皮炎，对人体寄生虫如头虱，体虱有杀灭作用	外用	1				
蛲虫药膏	软膏	驱除蛲虫。用于蛲虫病	涂肛门处	1 q. n.				
珍视明（珍珠明目）	8ml/支	消炎明目。用于视力疲劳症和慢性结膜炎。长期使用可以保护视力	滴眼	3~5				

续表

药名	规格	主治	用法		各年龄组剂量			
			途径(给药单位)	次/日	<1岁	1~6岁	7~14岁	成人
康复新液	50ml/瓶	通利血脉,养阴生肌。用于瘀血阻滞,胃痛出血,胃、十二指肠溃疡以及阴虚肺痨,外用于金疮、外伤、溃疡、瘘管、烧伤烫伤、褥疮等	外用(4倍稀释)口服(ml)	2		5	10	10
儿肤康搽剂	200ml/瓶	清热除湿,祛风止痒。用于儿童湿疹、热痱、荨麻疹,证属实热或风热证的辅助治疗	外用	3~4				
好得快	60g/瓶	止痛止痒,止血消炎。外用喷患处	外用	3~4				
博科滴通通鼻炎水	15ml/支	祛风清热,宣肺通窍,鼻塞,鼻衄,鼻渊。用于伤风鼻塞、鼻窒、鼻衄、鼻渊	滴鼻	3~4				

中 文 索 引

α – 甘露聚糖肽　375
L – 赖氨酸　341

A

阿苯达唑　73
阿法骨化醇　305
阿卡波糖　300
阿米洛利　234
阿莫西林/克拉维酸　15
阿莫西林　12
阿扑吗啡　209,394
阿奇霉素　39
阿柔比星　360
阿司咪唑　268
阿司匹林　79,262
阿糖胞苷　354
阿糖腺苷　55
阿替洛尔　183
阿托品　123,179,206,388
阿昔洛韦　54
埃索美拉唑　201
艾司唑仑　96
安贝氯铵　121
安达美　340

安西他滨　355
氨苯蝶啶　234
氨苄西林　12
氨苄西林/舒巴坦　15
氨茶碱　161
氨丁三醇　329
氨酚待因片　84
氨基己酸　243
氨基葡萄糖　82
氨甲苯酸　244
氨甲环酸　244
氨酪酸　77,218
氨力农　170
氨氯地平　185
氨肽素　259
氨溴索　140
奥苯达唑　72
奥昔拉定　148
奥硝唑　45

B

巴曲酶　246
白消安　349
白血生　258

班布特罗　155
半慢胰岛素锌混悬液　291
贝美格　391
贝那普利　197
贝诺酯　80
倍氯米松　167
倍他唑　423
苯巴比妥　92
苯丙醇　224
苯丙酸诺龙　278
苯丁酸氮芥　348
苯海拉明　266
苯海索　106
苯妥英钠　89,174
苯溴马隆　88
苯乙酸睾酮　278
苯佐那酯　149
比哌立登　106
比索洛尔　137
吡格列酮　300
吡喹酮　66
吡美诺　177
吡嗪酰胺　49
吡柔比星　361
吡斯的明　119
苄达明　81
苄氟噻嗪　232
苄星青霉素　11
表柔比星　360
别嘌醇　87
丙胺太林　127,205
丙吡胺　173

丙泊酚　111
丙谷胺　202
丙磺舒　87
丙卡巴肼　368
丙卡特罗　156
丙硫氧嘧啶　286
丙米嗪　100,239
丙泮尼地　112
丙酸睾酮　278
丙戊酰胺　90
玻璃酸酶　315
菠萝蛋白酶　315
博来霉素　358
布地奈德　167,276
布桂嗪　86
布美他尼　235
布氏菌素　403

C

茶苯海明　267
茶碱　160
长春地辛　363
长春碱　362
长春新碱　362
川芎嗪　193
垂体后叶粉鼻吸入剂　240
促肝细胞生长素　221
促皮质素　273
醋碘苯酸钠　427
醋甘氨酸乙二胺　247
重组人白介素－2　378

重组人粒细胞 – 巨噬细胞集落刺激因子 261

重组人粒细胞集落刺激因子 261

重组人生长激素 272

重组人胰岛素 292

D

达卡巴肼 369

达那唑 282

大蒜素 47

胆维丁 305

胆影葡胺 425

氮芥 344

低精蛋白胰岛素 289

地尔硫䓬 187

地菲林葡萄糖苷 257

地高辛 169

地塞米松 275

地西泮 94

颠茄 124,206

碘/碘化钾 288

碘奥酮 428

碘苯酯 428

碘番酸 425

碘化钾 144,287

碘化油 429

碘解磷定 386

碘卡酸 430

碘帕醇 431

碘普胺 431

碘曲仑 432

碘塞罗宁 284

碘酞葡胺 428

靛胭脂 421

丁溴东莨菪碱 125,207

东莨菪碱 125,207

冻干人纤维蛋白原 247,400

冻干铜绿假单胞菌免疫人血浆 401

毒扁豆碱 121

短棒菌苗 371

多巴胺 131

多巴酚丁胺 133

多巴丝肼 104

多黏菌素 B 42

多潘立酮 208

多柔比星 359

多塞平 101

多索茶碱 165

多糖铁复合物 252

多种氨基酸 335

多种维生素注射液 339

E

厄贝沙坦 198

厄多司坦 142

恩波维铵 72

恩氟烷 108

二磷酸果糖 181

二羟丙茶碱 162

二氢麦角碱 136

二巯丙醇 382

二巯丙磺钠　383
二巯丁二钠　382
二氧丙嗪　147

F

泛癸利酮　318
泛影葡胺　427
泛影酸钠　426
放线菌素 D　357
非布丙醇　225
非洛地平　189
非普拉宗　82
芬太尼　83
酚苄明　136,192
酚磺酞　422
酚磺乙胺　243
酚酞　213
酚妥拉明　134,193
呋布西林　14
呋喃嘧酮　68
呋塞米　230
伏格列波糖　301
氟苯达唑　71
氟桂利嗪　190
氟卡尼　176
氟马西尼　391
氟尿嘧啶　353
氟氢可的松　277
氟替卡松　167
福尔可定　150
福米诺苯　149

福莫特罗　159
辅酶 A　228,318
复方 α 酮酸　337
复方氨基酸　336
复方颠茄片　124
复方电解质葡萄糖－M3A　332
复方电解质葡萄糖－R4A　331
复方电解质葡萄糖注射液－MG₃　326
复方甘草合剂　139
复方甲苯咪唑　71
复方利多卡因　116
复方铝酸铋　204
复方氯丙嗪　98
复方氯化钾　325
复方氯化钠注射液　322
复方氢氧化铝片　200
复方炔雌醚片　283
复方乳酸钠注射液　322
复方樟脑酊　85,212
复合睾酮酯　281
复合磷酸酯酶　317
复合维生素 B　308
富马酸亚铁　251
腹膜透析液　332
蝮蛇抗毒血清　397

G

钆喷酸葡胺　434
改良达罗液　325
干扰素　379
干扰素 α　58

甘草酸二铵 224

甘露醇 236

甘油果糖注射液 238

甘油栓 214

杆菌肽 43

肝安注射液 336

肝素钠 248

刚果红 422

高锰酸钾 395

高能要素合剂 343

高三尖杉酯碱 365

高渗氯化钠注射液 323

高血糖素 302

格列本脲 294

格列吡嗪 296

格列波脲 296

格列喹酮 295

格列美脲 297

格列齐特 294

更昔洛韦 55

枸橼酸钾 236

枸橼酸钠 248

枸橼酸哌嗪 69

谷氨酸 217

谷氨酸钙 219

谷氨酸钾 218

谷氨酸钠 218

骨化三醇 306

桂利嗪 190

桂美辛 81

果糖 331

H

核苷酸 260

核糖霉素 34

鹤草酚 74

红霉素 36

红细胞生成素 256

琥珀胆碱 117

琥乙红霉素 37

华法林 249

环磷酰胺 345

环磷腺苷 320

环戊噻嗪 231

磺吡酮 88

磺溴酞钠 424

灰黄霉素 50

茴拉西坦 78

茴三硫 226

茴香烯 259

混合人胰岛素 290

活性炭 395

J

肌醇 227

肌苷 227

肌苷 320

肌苷磷酸钠 260

吉西他滨 355

己氨胆碱 118

己二酸哌嗪 70

加兰他敏　120

甲氨蝶呤　350,373

甲苯磺丁脲　293

甲苯咪唑　70

甲泛葡胺　430

甲睾酮　277

甲钴胺　254

甲萘氢醌　242

甲泼尼龙　274

甲巯咪唑　286

甲噻嘧啶　70

甲硝唑　43

甲氧氟烷　109

甲氧氯普胺　207

甲氧明　132

甲状腺粉　284

间羟胺　131

降钙素　285

交沙霉素　40

结核菌素纯蛋白衍化物　403

金刚烷胺　107

精蛋白锌胰岛素　289

静脉用人血丙种球蛋白　399

酒石酸锑钾　64

旧结核菌素　402

聚肌胞　372

K

卡巴肭　62

卡比多巴　103

卡比马唑　287

卡铂　368

卡介苗多糖核酸　376

卡马西平　90

卡莫司汀　346

卡托普利　195

开塞露　214

抗人 T 细胞免疫球蛋白　374

抗痫灵　91

可待因　84,145

可的松　273

可乐定　191

克拉霉素　38

克林霉素　42

克仑特罗　157

克霉唑　52

口服补液盐　328

奎尼丁　171

喹碘方　63

L

来氟米特　374

兰索拉唑　201

雷公藤多苷　372

利巴韦林　53

利多卡因　115

利可君　258

利奈唑胺　46

联邦小儿止咳露　145

联苯双酯　220

磷酸胆碱　222

磷酸氯喹　63

磷酸哌嗪 69
膦甲酸钠 57
硫代硫酸钠 390
硫鸟嘌呤 352
硫喷妥钠 110
硫酸钡 424
硫酸奎宁 60
硫酸镁 194,213,331,396
硫酸钠 396
硫酸锌 341
硫酸亚铁 250
硫酸亚铁维生素复合物 251
硫酸鱼精蛋白 245
硫唑嘌呤 352,372
芦丁 311
铝镁加 203
铝碳酸镁 200
氯胺酮 113
氯丙那林 156
氯丙嗪 97
氯地孕酮 282
氯化铵 139
氯化钙 325
氯化钾 180,324
氯化钠乳酸钠注射液 327
氯化钠注射液 322
氯磺丙脲 241,293
氯解磷定 386
氯卡尼 177
氯雷他定 269
氯哌斯汀 147
氯噻酮 233

氯硝柳胺 75
氯硝西泮 96
罗格列酮 299
罗红霉素 37
螺内酯 233
洛贝林 76
洛莫司汀 347
洛哌丁胺 210

M

妈咪爱 216
麻黄碱 128,151
麻醉乙醚 108
马洛替酯 222
吗啡控释片 83
吗氯贝胺 100
麦迪霉素 40
麦角胺咖啡因片 86
麦考酚吗乙酯 373
慢胰岛素锌混悬液 291
毛果芸香碱 120
没食子酸锑钠 65
美芬丁胺 133
美喹他嗪 267
美罗培南 31
美司钠 142,370
美托洛尔 183
美西律 173
美雄酮 279
门冬氨酸钾镁 180
门冬酸钾镁 228

门冬酰胺酶　366
门冬胰岛素　293
蒙脱石　212
孟鲁司特　167
糜蛋白酶　145,314
米力农　171
米索比妥　112
米托蒽醌　366
免疫核糖核酸　381

N

那格列奈　298
纳洛酮　392
能量注射液　229
尼卡地平　186
尼麦角林　77
尼莫地平　186
尼莫司汀　348
尿激酶　249
尿素　238
凝血酶　245
凝血酶原复合物　246
牛磺酸　223

O

偶氮蓝　420

P

帕司烟肼　48

哌甲酯　102
哌库溴铵　117
哌拉西林　14
派达益儿　340
泮库溴铵　117
培菲康　217
喷他咪　67
喷托维林　150
匹多莫德　377
匹莫林　102
平阳霉素　358
破伤风免疫球蛋白　401
扑米酮　90
葡醛内酯　221
葡萄糖氯化钠钾注射液　327
葡萄糖氯化钠注射液　324
葡萄糖酸钙　330
葡萄糖酸锌　342
葡萄糖酸亚铁　251
葡萄糖注射液　323
普鲁卡因　113
普鲁卡因胺　172
普罗帕酮　178
普萘洛尔　182
七氟烷　109

Q

齐多夫定　56
茜草双酯　260
羟苄唑　57
羟丁酸钠　111

羟基脲　356
羟甲烯龙　281
青霉胺　385
青霉素　10
青霉素 V 钾　11
氢氯噻嗪　231
氢氧化铝　199
庆大霉素　32
球红霉素　50
巯嘌呤　351
曲安奈德　275
曲古霉素　52
曲克芦丁　263
曲马多　85
曲尼司特　270
曲匹布通　225
去氨加压素　239
去甲肾上腺素　129
去氯羟嗪　268
去氢胆酸　225
去铁胺　384

R

人血白蛋白　398
人血丙种球蛋白　398
绒促性素　283
溶菌酶　317
柔红霉素　359
鞣酸蛋白　210
鞣酸小檗碱　47
乳果糖　220

乳酶生　215
乳酸钙　329
乳酸菌素　211
乳酸钠　326
瑞格列奈　297

S

塞替派　349
噻苯唑　73
噻氯匹定　263
噻吗洛尔　137
噻帕米　188
噻乙啶　74
三磷酸胞苷　320
三磷腺苷　178,318
色甘酸钠　164,269
沙丁胺醇　153
沙普特罗　158
鲨肝醇　257
山莨菪碱　126,205
山梨醇　237
舍曲林　101
肾上腺素　129
生长激素　272
十一酸睾酮　280
石杉碱甲　122
嗜酸乳杆菌　215
双碘喹啉　64
双复磷　387
双链酶　316
双嘧达莫　262

双歧杆菌　216

水飞蓟宾　223

水飞蓟宾葡甲胺盐　223

水合氯醛　93

水解蛋白　400

顺铂　367

司可巴比妥　93

司来吉兰　105

司莫司汀　347

司坦唑醇　279

丝裂霉素　357

羧苄西林　13

羧甲司坦　141

索他洛尔　138

T

他克林　122

他克莫司　373

酞丁胺　57

碳酸锂　99

碳酸氢钠　199,328

糖精钠　421

特比萘芬　53

特布他林　154

特慢胰岛素锌混悬液　292

替加氟　353

替尼泊苷　364

替培啶　148

替普瑞酮　203

替硝唑　44

酮替芬　165,270

筒箭毒碱　116

头孢氨苄　17

头孢吡肟　29

头孢丙烯　19

头孢泊肟酯　20

头孢布烯　28

头孢地尼　29

头孢呋辛　21

头孢甲肟　24

头孢克洛　19

头孢拉定　18

头孢美唑　22

头孢米诺　23

头孢哌酮　25

头孢哌酮钠/舒巴坦钠　26

头孢曲松　27

头孢噻啶　17

头孢噻吩　16

头孢噻肟　25

头孢他定　27

头孢西丁　23

头孢唑啉　18

托拉塞米　232

脱氧核糖核酸酶　141

妥布霉素　32

妥卡胺　175

妥拉苏林　135

妥拉唑林　192

妥洛特罗　158

W

维 A 酸　369

维丙胺　228

维拉帕米　187

维生素 K_1　312

维生素 A　303

维生素 AD　303

维生素 B_1　307

维生素 B_2　308

维生素 B_4　256

维生素 B_6　308

维生素 B_{12}　253

维生素 C　310

维生素 D_2　304

维生素 D_3　305

维生素 E　307

维生素 K_1　242

维生素 K_3　312

维生素 K_4　312

维他利匹特　339

胃蛋白酶　207

胃膜素　203

文拉法辛　102,103

乌苯美司　380

乌拉地尔　192

五肽胃泌素　423

戊巴比妥　92

X

西拉普利　196

西沙必利　209

西索米星　34

息可宁糖浆　140

烯丙吗啡　393

锡克试验毒素　404

细胞色素 C　76,319

腺苷钴胺　254

香菇多糖　379

硝苯地平　185

硝卡芥　344

硝普钠　194

硝西泮　95

小檗胺　258

小儿氨基酸注射液(18)　335

小儿九维他　313

小儿善存　312

小儿增食乐　341

小诺米星　33

小施尔康　313

缬沙坦　197

新霉素　35

新斯的明　119

胸腺肽　377

熊去氧胆酸　226

溴苄铵　175

溴化钾　94

溴化钠　94

溴己新　143

溴甲阿托品　206

溴隐亭　105

Y

亚胺培南 – 西拉司丁　30

亚甲蓝　389

亚硫酸氢钠甲萘醌　242

亚铁血红素　253

亚硒酸钠　342

亚硝酸钠　390

亚叶酸钙　255,370

烟酸　309

烟酸肌醇酯　310

烟酰胺　310

盐酸二甲双胍　298

盐酸精氨酸　219

盐酸奎宁　60

洋地黄　168

洋地黄毒苷　169

氧烯洛尔　182

药用炭　210

叶酸　255

液体石蜡　214

伊达比星　361

依地酸钙钠　384

依那普利　195

依帕司他　301

依普拉酮　148

依他尼酸　230

依托泊苷　364

胰蛋白酶　314

胰岛素　288

乙胺嘧啶　61

乙胺嗪　68

乙碘[^{131}I]油　429

乙醚　420

乙酰胺　388

乙酰半胱氨酸　143,394

乙酰丙嗪　98

乙酰螺旋霉素　41

乙酰麦迪霉素　40

乙酰唑胺　235

乙型肝炎免疫球蛋白　401

异丙东莨菪碱　163

异丙肌苷　380

异丙嗪　266

异丙肾上腺素　130,152,179

异丙托溴铵　163

异环磷酰胺　346

异帕米星　35

异山梨醇　237

异烟肼　48

抑肽酶　316

吲达帕胺　189

吲哚洛尔　184

吲哚美辛　79

蚓激酶　250

荧光素钠　421

优奎宁　61

右美沙芬　146

右旋糖酐　330

右旋糖酐铁　252

愈创甘油醚　139

云芝多糖　380

Z

扎鲁司特　166

樟柳碱　127

支链氨基酸 3H　336

脂肪乳　338

制霉菌素　51

中分子羟乙基淀粉　264

转移因子　376

紫杉醇　365

组胺　423

左甲状腺素钠　285

左洛啡烷　392

左旋多巴　103

左旋咪唑　377

英 文 索 引

A

Acarbose 300
Acepromazine 98
Acetamide 388
Acetazolamide 235
Acetylcysteine 143,394
Acetylspiramycin 41
Aciclovir 54
Aclarubicin 360
Actived Charcoal 395
Addamel 340
Adenosine Triphosphate 178,318
Agrimophol 74
Albendazole 73
Alfacalcidol 305
Allitrid 47
Allopurinol 87
Almagate 203
Aluminium Hydroxide 199
Amantadine 107
Ambenonium 121
Ambroxol 140
Amiloride 234
Amino Acid Compound 336

Aminobutyric Acid 77,218
Aminocaproic Acid 243
Aminomethylbenzoic Acid 244
Aminophylline 161
Aminoplasmal Paed 335
Amlodipine 185
Ammonium Chloride 139
Amoxicillin 12
Ampeptide Elemente 259
Ampicillin 12
Amrinone 170
Ancitabin 355
Anesthetic Ether 108
Anethol Trithione 226
Anethole 259
Aniracetam 78
Anisodamine 126,205
Anisodine 127
Anti – human T Lymphocyte Immuno-
    globulin 374
Antiepilepsirin 91
Antihepatitis Human Immunoglobulin
    401
Antimony Potassium Tartrate 64
Antimony Sodium Subgallate 65

Antitetanus Human Immunoglobulin 401

Apomorphine 209,394

Aprotinin 316

Arginin Hydrochloride 219

Asparaginase 366

Aspirin 79,262

Astemizole 268

Atenolol 183

Atropine Methobromide 206

Atropine Sulfate 179

Atropine 123,206,388

Azathioprine 352,372

Azithromycin 39

Azoblue 420

B

Bacillus Calmette – Guerin Vaccine 376

Bacitracin 43

Bambuterol 155

Barium Sulfate 424

Batiol 257

Batroxobin 246

Beclomethasone 167

Belladonna 124,206

Bemegride 391

Benazepril 197

Bendrofluazide 232

Benorilate 80

Benzathine Benzylpenicillin 11

Benzbromarone 88

Benzhexol 106

Benzonatate 149

Benzydamine 81

Benzylpenicillin 10

Berbamine 258

Berberin Tannate 47

Betazole 423

Bifendate 220

Bifico 217

Bifidobacteria 216

Biperiden 106

Bisoprolol 137

Bleomycin 358

Bretylium 175

Bromelains 315

Bromhexine 143

Bromocriptine 105

Brucellin 403

Bucinnazine 86

Budesonide 167,276

Bumetanide 235

Busulfan 349

C

Calcitonin 285

Calcitriol 306

Calcium Chloride 325

Calcium Disodium Edetate 384

Calcium Folinate 255,370

Calcium Glutamate 219,330

Calcium Lactate   329
cAMP   320
Captopril   195
Carbamazepine   90
Carbarsone   62
Carbenicillin   13
Carbidopa   103
Carbimazole   287
Carbocisteine   141
Carboplatin   368
Carmustine   346
Cefaclor   19
Cefalexin   17
Cefaloridine   17
Cefalotin   16
Cefazolin   18
Cefdinir   29
Cefepime   29
Cefmenoxime   24
Cefmetazole   22
Cefminox   23
Cefoperazone Sodium/Sulbactam
   Sodium   26
Cefoperazone   25
Cefotaxime   25
Cefoxitin   23
Cefpodoxime Proxetil   20
Cefprozil   19
Cefradine   18
Ceftazidime   27
Ceftibuten   28
Ceftriaxone   27

Cefuroxime   21
Centrum JR   312
Chiniofon   63
Chloral Hydrate   93
Chlorambucil   348
Chlormadinone   282
Chlormethine   344
Chloroquine Phosphate   63
Chlorpromazine   97
Chlorpropamide   241,293
Chlorthalidone   233
Chorionic Gonadotrophin   283
Chymotrypsin   145,314
Cilazapril   196
Cinmetacin   81
Cinnarizine   190
Cisapride   209
Cisplatin   367
Clarithromycin   38
Clenbuterol   157
Clindamycin   42
Clonazepam   96
Clonidine   191
Cloperastine   147
Clorprenaline   156
Clotrimazole   52
Cobamamide   254
Codeine   84,145
Coenzyme A   228,318
Compound Bismuth Aluminate   204
Compound Electrolyte and Glucose –
   M3A   332

Compound Sodium Chloride Injection 322

Compound Sodium Lactate Injection 322

Compound α – Ketoacids 337

Congo Red 422

Corticotropine 273

Cortisone 273

Cyclopenthiazide 231

Cyclophosphamide 345

Cytarabine 354

Cytidine Triphosphate 320

Cytochrome C 76,319

D

Dacarbazine 369

Dactinomycin 357

Danazol 282

Daunorubicin 359

Decloxizine 268

Deferoxamine 384

Dehydrocholic Acid 225

Deoxyribonuclease 141

Desmopressin 239

Dexamethasone 275

Dextran 330

Dextriferron 252

Dextromethorphan 146

Diammonium Glycyrrhizinate 224

Diazepam 94

Diethylcarbamazine 68

Digitalis 168

Digitoxin 169

Digoxin 169

Dihydroergotoxine 136

Diiodohydroxyquinoline 64

Diisopropylamine Ascorbate 228

Diltiazem 187

Dimeglumine Gadopentetate 434

Dimenhydrinate 267

Dimercaprol 382

Diodone 428

Dioxopromethazine 147

Diphenhydramine 266

Diphyllin Glycoside 257

Diprophylline 162

Dipyridamole 262

Disopyramide 173

Dobutamine 133

Domperidone 208

Dopamine 131

Doxepin 101

Doxofylline 165

Doxorubicin 359

E

Enalapril 195

Enflurane 108

Epalrestat 301

Ephedrine 128,151

Epinephrine 129

Epirubicin 360

Eprazinone 148

Erdosteine 142

Ergotamine and Caffeine Tablet 86

Erythromycin 36

Erythromycin Ethylsuccinate 37

Erythropoietin 256

Esomeprazole 201

Estazolam 96

Etamsylate 243

Ethacrynic Acid 230

Ether 420

Ethiodized Oil[^{131}I] 429

Ethylenediamine Diacetruate 247

Etoposide 364

Euquininum 61

F

Fat Emulsion 338

Febuprol 225

Felodipine 189

Fentanyl 83

Feprazone 82

Ferrous Fumarate 251

Ferrous Gluconate 251

Ferrous Sulfate and Vitamin Compound 251

Ferrous Sulfate 250

Flecainide 176

Flubendazole 71

Fludrocortisone 277

Flumazenil 391

Flunarizine 190

Fluorescein Sodium 421

Fluorouracil 353

Fluticasone 167

Folic Acid 255

Fominoben 149

Formoterol 159

Foscarnet Sodium 57

Fructose diphosphate 181

Fructose 331

Ftibamzone 57

Furapyrimidone 68

Furbenicillin 14

Furosemide 230

G

Galanthamine 120

Ganciclovir 55

Gastric Mucin 203

Gemcitabine 355

Gentamicin 32

Glibenclamide 294

Glibornuride 296

Gliclazide 294

Glimepiride 297

Glipizide 296

Gliquidone 295

Globorubermycin 50

Glucagon 302

Gluconase Sodium Potassium Chloride 327

Glucosamine 82

Glucose and Sodium Chloride Injection 324

Glucose Injection 323

Glucurolactone 221

Glutamic Acid 217

Glycerin and Fructose Injection 238

Glycerin Suppositories 214

Glycyrrhiza Compound Mixture 139

Griseofulvin 50

Guaifenesin 139

H

Heme 253

Heparin Sodium 248

Hepatocyte Growth-Promoting Factors 221

Hexcarbacholine 118

Histamine 423

Homoharringtonine 365

Human Fibrinogen Dried 400

Human Fibrinogen 247

Human Granulocyte Colony Stimulating Factor 261

Human Granulocyte Macrophage Colony Stimulating Factor 261

Human Normal Immunoglobulin 398

Human Serum Albumin 398

Huperzine A 122

Hyaluronidase 315

Hydrobenzole 57

Hydrochlorothiazide 231

Hydrotalcite 200

Hydroxycarbamide 356

Hydroxyethyl Starch 130/0.4 264

I

Idarubicin 361

Ifosfamide 346

Imipenem – Cilastatin Sodium 30

Imipramine 100,239

Immune RNA 381

Indapamide 189

Indicarmine 421

Indometacin 79

Inosine Pranobex 380

Inosine 227,320

Inositol Nicotinate 310

Inositol 227

Insufflation Posterior Pituitary 240

Insulin Aspart 293

Insulin Zinc Protamine 289

Insulin 288

Interferon – α 58

Interferon 379

Iocarmic Acid 430

Iodinated Oil 429

Iodine/Potassium Iodide 288

Iopamidol 431

Iopanoic Acid 425

Iophendylate 428

Iopromide 431

Iotrolan 432

Ipratropium Bromide 163

Irbesartan 198

Isedyl Cough Syrup 145

Isepamicin 35

Isoniazid 48

Isophane Insulin 289

Isoprenaline Sulfate 179

Isoprenaline 130,152

Isopropylscopolamine 163

Isosorbide 237

J

Josamycin 40

K

Ketamine 113

Ketotifen 165,270

Krestin 380

L

L – Lysine 341

Lactasin 215

Lactobacillin 211

Lactobacillus Acidophius 215

Lactulose 220

Lansoprazole 201

Leflunomide 374

Lente Insulin Zinc Suspension 291

Lentinan 379

Leucogen 258

Levallorphan 392

Levamisole 377

Levodopa/Benserazide 104

Levodopa 103

Levothyroxine Sodium 285

Lidocaine Compound 116

Lidocaine 115

Ligustrazine 193

Linezolid 46

Liothyronine 284

Liquid Paraffin 214

Lithium Carbonate 99

Lobeline 76

Lomustine 347

Loperamide 210

Loratadine 269

Lorcainide 177

Lumbrukinase 250

Lysozyme 317

M

Magnesium Sulfate 194,213,331,396

Malotilate 222

Mannitol 236

Mebendazol Compound 71

Mebendazole 70

Mecobalamin 254

Medicinal Charcoal 210

Medilac – Vita 216

Meglucamine Adipiodon 425

Meglucamine Diatrizoate 427

Meglumine Iothalamate 428

Menadiol 242

Menadione Sodium Bisulfite 242

Mephentermine 133

Mequitazine 267

Mercaptopurine 351

Meropenem 31

Mesna 142,370

Metandienone 279

Metaraminol 131

Metformin Hydrochloride 298

Methohexital 112

Methotrexate 350,373

Methoxamine 132

Methoxyflurane 109

Methylphenidate 102

Methylprednisolone 274

Methyltestosterone 277

Methylthioninium Chloride 389

Metoclopramide 207

Metoprolol 183

Metrizamide 430

Metronidazole 43

Mexiletine 173

Micronomicin 33

Midecamycin 40

Milrinone 171

Miocamycin 40

Mitomycin 357

Mitoxantrone 366

Moclobemide 100

Modified Darrow's Solution 325

Montelukast 167

Morantel 70

Morphine Controlled – release Tablets 83

Mycophenolate Mofetil 373

N

Nalorphine 393

Naloxone 392

Nandrolone Phenylpropionate 278

Nateglinide 298

Neomycin 35

Neostigmine 119

Nicardipine 186

Nicergoline 77

Niclosamide 75

Nicotinamide 310

Nicotinic Acid 309

Nifedipine 185

Nimoldipine 186

Nimustine 348

Nitrazepam 95

Nitrocaphane 344

Norepinephrine 129

Normal Immunoglobulin Intravenous 399

Nucleic Acid 260

Nystatin 51

O

Obidoxime 387

Old Tuberculin 402

Oral Rehydration Salt 328

Ornidazole 45

Oxeladin 148

Oxibendazole 72

Oxprenolol 182

Oxymetholone 281

P

Paclitaxel 365

Paediatric Amino Acid Compound Injection(18) 335

Pancuronine Bromide 117

Pasiniazid 48

Ped – el 340

Pemoline 102

Penicillamine 385

Penicillin V Potassium 11

Pentagastrin 423

Pentamidine 67

Pentobarbital 92

Pentoxyl 258

Pentoxyverine 150

Pepsin 207

Peritoneal Dialysis Solution 332

Phenobarbital 92

Phenolphthalein 213

Phenolsulfonphthalein 422

Phenoxybenzamine 136

Phentolamine 134

Phenylpropanol 224

Phenytoin Sodium 174

Phenytoin Sodium 89

Pholcodine 150

Phosphoesterases Complex 317

Phosphorylcholine 222

Physostigmine 121

Pidotimod 377

Pilocarpine 120

Pindolol 184

Pingyangmycin 358

Pioglitazone 300

Pipecuronium Bromide 117

Piperacillin 14

Piperazine Adipate 70

Piperazine Citrate 69

Piperazine Phosphate 69

Pirarubicin 361

Pirmenol 177

Polyactin A 375

Polyinosinic – Polycytidylic Acid 372

Polymyxin B 42

Polysaccharide Iron Complex 252

Potassium Bromide 94

Potassium Chloride Compound 325

Potassium Chloride 180 ,324

Potassium Citrate 236

Potassium Glutamate 218

Potassium Iodide 144 ,287

Potassium Magnesium Aspartate 180,228
Potassium Permanganate 395
Praziquantel 66
Primidone 90
Probenecid 87
Procainamide 172
Procaine 113
Procarbazine 368
Procaterol 156
Proglumide 202
Promethazine 266
Propafenone 178
Propanidid 112
Propantheline 127,205
Propionibacteroium Acnes 371
Propofol 111
Propranolol 182
Propylthiouracil 286
Protamin Sulfate 245
Protein Hydrolysate 400
Prothrombin Complex 246
Purifed Protein Derivative Tuberculin 403
Purified Autivenene Agkistrondon Halys 397
Pyraloxime Iodide 386
Pyraloxime Methylchloride 386
Pyrazinamide 49
Pyridostigmine 119
Pyrimethamine 61
Pyrvinium Pamoate 72

Q

Quinestrol Compound Tablet 283
Quinidine 171
Quinine Hydrochloride 60
Quinine Sulfate 60

R

Recombinant Human Insulin 292
Recombinant Human Interleukin – 2 378
Recombinant Human Somatropin 272
Repaglinide 297
Ribavirin 53
Ribostamycin 34
Rosiglitazone 299
Roxithromycin 37
Rubidate 260
Rutin 311

S

Saccharin Sodium 421
Salbutamol 153
Salmeterol 158
Scopolamine Butylbromide 125,207
Scopolamine 125,207
Secobarbital 93
Selegiline 105
Semilente Insulin Zinc Suspension 291

Semustine   347

Sertraline   101

Sevoflurane   109

Shick Test Toxin   404

Silibinin – N – Methylglucamine   223

Silibinin   223

Sisomicin   34

Smectite   212

Sodium Acetrizoate   427

Sodium Bicarbonate   199,328

Sodium Bromide   94

Sodium Chloride Injection   322

Sodium Citrate   248

Sodium Cromoglicate   164

Sodium Cromoglycate   269

Sodium Diatrizoate   426

Sodium Dimercaptosuccinate   382

Sodium Glutamate   218

Sodium Inosinmonophosphate   260

Sodium Lactate and Sodium Chloride
   Injection   327

Sodium Lactate   326

Sodium Nitrite   390

Sodium Nitroprusside   194

Sodium Oxybate   111

Sodium Selenite   342

Stanozolol   279

Streptokinase – Streptodornase (SK –
   SD)   316

Sulfinpyrazone   88

Sulfobromophthalein Sodium   424

Suxamethonium   117

Syrup Secorine   140

T

Tacrine   122

Tacrolimus   373

Tannalbin   210

Taurine   223

Tegafur   353

Teniposide   364

Teprenone   203

Terbinafine   53

Terbutaline   154

Testosterone Phenylacetate   278

Testosterone Propionate   278

Testosterone Undecanoate   280

Testosterone – Mixt of Esters   281

Theophylline   160

Theragran Junior   313

Thiamazole   286

Thievinyl   74

Thioguanine   352

Thiopental Sodium   110

Thiotepa   349

Thrombin   245

Thymosin   377

Thyroid Gland Powder　284
Tiabendazole　73
Tiapamil　188
Ticlopidine　263
Tictura Comphor Compound　85,212
Timolol　137
Tinidazole　44
Tipepidine　148
Tobramycin　32
Tocainide　175
Tolazoline　135
Tolbutamide　293
Torasemide　232
Tramadol　85
Tranexamic Acid　244
Tranilast　270
Transfer Factor　376
Trepibutone　225
Tretinoin　369
Triamcinolone Acetonide　275
Triamterene　234
Trichomycin　52
Tripterygium Glucosides　372
Trishydroxymethylaminomethane　329
Troxerutin　263
Trypsin　314
Tubocurarine　116
Tulobuterol　158

U

Ubenimex　380

Ubiquinone – 10　318
Ultralente Insulin Zinc Suspension　292
Unithiol　383
Urapidil　192
Urea　238
Urokinase　249
Ursodeoxycholic Acid　226

V

Valpromide　90
Valsartan　197
Venlafaxine　102,103
Verapamil　187
Vidarabine　55
Vigantol Cholecalciferol　305
Vinblastine　362
Vincristine　362
Vindesine　363
Vitalipid N　339
Vitamin A　303
Vitamin AD　303
Vitamin B$_1$　307
Vitamin B$_2$　308
Vitamin B$_4$　256
Vitamin B$_6$　308
Vitamin B$_{12}$　25
Vitamin C
Vitamin D$_3$
Vitar

Vitamin K$_1$ 242,312

Vitamin K$_3$ 312

Vitamin K$_4$ 312

Voglibose   301

W

Warfarin   249

Z

Zafirlukast   166

Zidovudine   56

Zinc Sulfate   341